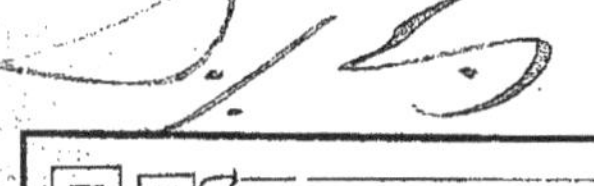

CLINIQUES

CHIRURGICALES

DE L'HOTEL-DIEU

PAR

LE DR PAUL RECLUS

CHIRURGIEN DE L'HOSPICE DE BICÊTRE
PROFESSEUR AGRÉGÉ A LA FACULTÉ DE MÉDECINE DE PARIS
MEMBRE DE LA SOCIÉTÉ DE CHIRURGIE

PARIS

G. MASSON, ÉDITEUR
LIBRAIRE DE L'ACADÉMIE DE MÉDECINE
120, BOULEVARD SAINT-GERMAIN, 120

M DCCC LXXXVIII

CLINIQUES
CHIRURGICALES
DE L'HOTEL-DIEU

CLINIQUES

CHIRURGICALES

DE L'HOTEL-DIEU

PAR

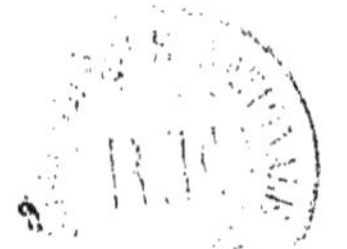

LE DR PAUL RECLUS

CHIRURGIEN DE L'HOSPICE DE BICÊTRE

PROFESSEUR AGRÉGÉ A LA FACULTÉ DE MÉDECINE DE PARIS

MEMBRE DE LA SOCIÉTÉ DE CHIRURGIE

PARIS

G. MASSON, ÉDITEUR

LIBRAIRE DE L'ACADÉMIE DE MÉDECINE

120, BOULEVARD SAINT-GERMAIN, 120

—

M DCCC LXXXVIII

Je publie ces cliniques pour marquer par un livre le souvenir de mon passage dans une chaire que j'ai due aux hasards heureux de l'agrégation : je voudrais fixer un instant les heures passées autour du lit des malades avec les élèves dont l'affluence a été pour moi la récompense de mes soins.

C'est pour eux que j'ai recueilli ces leçons ; c'est à eux que je les dédie, et si je remercie une fois encore les maîtres qui nous ont transmis le flambeau dont j'essaie à mon tour d'agiter les lueurs, je remercie surtout mes élèves qui, par leur zèle, leur entrain et leur dévouement, ont su réduire les difficultés de ma tâche.

PAUL RECLUS.

CLINIQUES CHIRURGICALES

DE L'HOTEL-DIEU

CHAPITRE PREMIER

PATHOLOGIE GÉNÉRALE

I

Traitement des blessures par balle de revolver.

Messieurs,

L'honneur m'est échu de suppléer le professeur Richet qui veut, au cours de cette année, se reposer des fatigues de l'enseignement. Je lui succède, mais sans le remplacer ; je sais tout ce qui me manque pour être digne de cette chaire de clinique chirurgicale : avant tout cette expérience qui, dit-on, dépasse la science elle-même.

Je ne vous tracerai point de programme ; je ne dirai pas comment je comprends la clinique. Les grandes leçons d'ouverture sont le fait de nos maîtres ; ils ont pour eux l'autorité, et je ne veux point me risquer à boire plus haut que mes lèvres. Comme l'instituteur Bonnefoi, de Töpffer, je ferai pour le mieux et comme je peux.

Je peux être exact, attentif, patient, soigneux des malades et soucieux des élèves, je le serai. Mon ambition ne va pas plus loin, et j'espère que vous trouverez ici des paroles simples, une exposition claire et des enseignements pratiques.

La nuit de samedi à dimanche a été orageuse : le matin deux jeunes gens sont entrés dans notre service, l'un, pour s'être donné, l'autre pour avoir reçu un coup de revolver. L'occasion me semble favorable pour vous exposer et aussi pour défendre le mode de traitement que j'ai adopté. Je dis défendre, car cette pratique a été attaquée vivement par le professeur Servier du Val-de-Grâce, dans de récents et remarquables articles de la *Gazette hebdomadaire*.

De nos deux blessés, le premier est un bijoutier de vingt-huit ans, qui, dans une querelle, a reçu, un coup de revolver à bout portant ; une balle de sept millimètres a pénétré dans la joue gauche au niveau du menton, et, par un trajet oblique et ascendant, est allée se loger en avant du conduit auditif, en arrière du masséter où on la sent sous la peau. La muqueuse buccale, sans doute comprimée contre l'arcade dentaire par le choc du projectile, est contusionnée et même ouverte en un point. L'artère, la veine et le nerf facial paraissent sains. L'orifice d'entrée, un peu déchiqueté et noir de poudre, a été lavé avec un liquide antiseptique, puis oblitéré par du collodion iodoformé. Ajoutons qu'aucune recherche n'a été faite, qu'il n'a été introduit aucun stylet dans la plaie et que nous avons laissé la balle en pleine chair.

Notre second blessé est un jeune homme de dix-huit ans, qui, abandonné par sa maîtresse, s'est tiré un coup de revolver dans la région du cœur, au-dessus du mamelon et un peu en dehors, dans le cinquième espace intercostal : la balle a pénétré dans la poitrine. La palpation, d'ailleurs, ne révèle aucun point douloureux, aucune saillie anormale, en avant ou en arrière de la paroi thoracique, près ou loin de l'orifice cutané. D'autre part il n'y a ni douleurs profondes, ni point pleurétique; les hémoptysies ont été légères et de peu de durée. Même traitement que plus haut : pas d'exploration dans le trajet du projectile dont l'ouverture, lavée avec soin, a été recouverte d'une couche de collodion iodoformé; nous avons entouré la poitrine d'une lame de ouate, maintenue par un bandage de corps, un peu serré.

En somme, Messieurs, notre traitement est l'abstention, l'abstention systématique : nous professons qu'on ne doit point s'occuper du projectile; tout au plus l'enlèvera-t-on lorsqu'il est, pour ainsi dire, à fleur de peau, sous le doigt ou l'instrument du chirurgien, et qu'aucune incision, aucun délabrement nouveau n'est nécessaire pour le saisir ; je vais essayer de vous démontrer que, dans les plaies simples à un seul orifice, l'absence d'exploration du trajet et l'abandon de la balle en pleine chair, doivent être la règle à peu près immuable. Il en est absolument de même lorsqu'une grande cavité splanchnique est ouverte, le crâne, le thorax ou l'abdomen ; les interventions que nous admettons alors ont pour but, non l'extraction du projectile, — que font quelques grammes de plomb de plus ou de moins dans l'épaisseur des tissus? — mais la réparation d'un dommage causé par son passage : ouverture d'une artère ou d'une veine, section d'un nerf, d'un tendon, déchirure d'un réservoir naturel, estomac, intestin ou vessie.

Cette doctrine est nouvelle et tous ne l'acceptent point; le professeur Servier n'a pas de peine à nous prouver que l'extraction immédiate du projectile a pour elle, non seulement tous les grands ancêtres de la chirurgie, mais beaucoup de nos contemporains. Ambroise Paré, Le Vacher, Boucher, Bordenave, La Martinière, Ledran, Percy, Larrey, Boyer, Nélaton, Velpeau, Begin, sont unanimes pour déclarer indispensable la recherche rigoureuse du corps étranger dans les blessures par armes de guerre. Nos lectures confirment celles de notre distingué contradicteur, et, dans un article de la *Gazette hebdomadaire* sur le sujet qui nous occupe, j'avais aussi montré que l' « autorité » n'était pas favorable à notre pratique.

En effet, consultons les traités classiques; le *Compendium de chirurgie*, au delà duquel nous ne remonterons pas, dit : « Quand la balle s'est enfermée profondément dans les tissus et qu'il n'existe qu'une seule ouverture, il est utile de faire des incisions assez étendues pour que la plaie représente un cône dont la base serait vers la peau et le sommet vers les parties les plus profondes. C'est le meilleur moyen pour prévenir l'étranglement des tissus enflammés, le séjour et la stagnation des liquides. » Pour s'assurer de la présence de la balle, on engage dans le trajet le doigt, le meilleur instrument explorateur, ou, lorsque le trajet est trop petit, un stylet, une sonde métallique. Le projectile, s'il restait dans les tissus, ne provoquerait-il pas des accidents nerveux ou inflammatoires? Il entretient d'ailleurs la suppuration et retarde la guérison : il faut donc le chercher et l'extraire. Même doctrine dans Nélaton.

Si Terrier est très net dans sa pratique, si, comme nous, ainsi que le démontrent les observations publiées dans la *Gazette hebdomadaire*, il ne cherche point à extraire le projectile, son *Manuel* de 1876 et même ses *Éléments* de 1885, sont moins explicites; il y parle encore d'explorations, de débridements, de contre-ouverture, de tire-balles; il ajoute, il est vrai : « Lorsque le projectile est d'un petit calibre, comme les balles de revolver, l'abstention est *souvent* préférable. » Poulet et Bousquet pensent que l'exploration est inutile et *souvent* dangereuse; mais d'autre part, ils nous disent qu'on doit enlever le projectile : « Autant que possible, il faut extraire le corps étranger. »

A feuilleter ainsi les livres qui sont dans nos mains, on voit le chemin qu'a parcouru la question dans les cinquante dernières années. Au début, débridement préventif des tissus au niveau de la plaie, exploration rigoureuse du trajet, extraction du projectile, voilà la règle; plus tard, des doutes surviennent sur l'utilité des débridements préventifs, mais il faut pratiquer l'exploration du trajet et l'extraction de la balle; à notre époque, l'exploration est vue d'assez mauvais œil par quelques-uns, mais beaucoup préconisent encore l'extraction, et le professeur Servier n'est pas le seul à la considérer comme à peu près obligatoire.

Avec quelques-uns de mes collègues, et plusieurs de mes maîtres, je condamne cette pratique ; je prétends qu'il faut s'abstenir de toucher une plaie par arme à feu ; on n'explore pas le trajet, on laisse le projectile dans les chairs, lorsqu'il ne s'offre pas, pour ainsi dire de lui-même, aux instruments du chirurgien. Introduire le doigt, un stylet, une sonde, d'abord, et les pinces ensuite, n'est-ce pas augmenter la blessure, dilacérer les muscles, léser les nerfs, détruire peut-être un caillot oblitérateur, et enfin inoculer la plaie de matière septique ? — Accidents autrement graves que ceux qui pourraient naître de l'enkystement d'une balle au milieu des tissus. Voyons d'ailleurs ce que disent nos observations, et commençons par les faits où le projectile entre dans les chairs sans pénétrer dans les grandes cavités splanchniques.

Nous pouvons vous citer de nombreux cas personnels : un major d'artillerie jouait avec un revolver de poche ; le coup part et une balle de petit calibre se loge dans l'index gauche, en plein os, tout près de l'articulation métacarpo-phalangienne. Peu d'heures après l'accident, nous voyons le blessé : à travers la peau déchirée, on aperçoit le projectile que nous essayons de saisir avec un davier ; mais l'instrument dérape sur la balle que nous ne parvenons pas à ébranler. Nous la laissons, malgré les prières, non pas du blessé, mais de sa femme qui « ne voulait pas d'un mari infirme ». Au bout de huit jours, la solution de continuité des téguments était cicatrisée sous un pansement à l'iodoforme; plus de trois ans après la blessure, nous avons revu notre major; il revenait du Tonkin : en dehors de la cicatrice linéaire de la peau, aucun signe, subjectif ou objectif, ne permettait de soupçonner l'accident antérieur.

Deuxième fait : un dimanche d'août, après avoir couru vainement chez dix de nos confrères, on vint nous chercher pour soigner la directrice d'une brasserie mal famée, une fille sur qui un amant éconduit avait tiré, presque à bout portant, avec un revolver de faible calibre. La balle avait traversé la mamelle gauche et, après un trajet de quelques centimètres, s'était arrêtée aux limites du grand pectoral, sur le muscle et sous la peau : une incision très courte eût suffi pour l'extraire; nous l'avons laissée cependant, et, sous un pansement antiseptique des plus modestes, le trajet s'est cicatrisé. La guérison a été complète et, autant la blessée était désireuse, lors de l'accident, d'être débarrassée du projectile, autant elle demande à le garder maintenant.

Il y a deux ans, un étudiant en droit descendait le boulevard Saint-Michel, lorsque sa maîtresse, qui se croyait abandonnée, lui tira, par derrière, un coup de revolver. La balle pénétra dans les muscles de la région cervicale postérieure et vint s'aplatir sur l'occipital. Notre blessé insistait beaucoup pour qu'on retirât le projectile; je m'y opposai absolument et me contentai de recouvrir la plaie d'iodoforme, puis d'immobiliser le cou avec de la ouate et de la tarlatane amidonnée. En quelques jours la cicatrisation fut complète et, aux dernières nouvelles, les mouvements les plus étendus peuvent se faire dans la région blessée, sans que notre jeune homme y ressente la moindre souffrance.

Un soir, un de nos collègues des hôpitaux prenait le frais sur un balcon, quelques jours après la fête du 14 juillet, lorsque son frère, qui causait avec lui, s'affaissa à ses côtés; une balle, partie d'un tir voisin, venait de le frapper à la cuisse; un flot de sang jaillissait de la saphène interne, coupée par le projectile, qui s'était perdu sans doute dans les muscles du creux poplité. Les gros nerfs et les gros vaisseaux sont intacts. Je recouvre la plaie d'iodoforme; j'immobilise le membre; aucune complication n'est survenue; le trajet s'est oblitéré, et, vers le dixième jour, le blessé reprenait la vie active qu'il menait avant l'accident. Seize mois se sont écoulés depuis et aucun trouble ne rappelle au frère de notre ami la balle qui s'est enkystée dans les tissus de la cuisse.

A côté de ces observations d'une marche si simple, rappelez-vous le fait relaté dans les journaux d'il y a trois ans; un commissaire de police reçoit une balle dans la cuisse; on cherche le projectile, on sonde, on dilate, on explore en vain le trajet qui suppure; des hémorragies secondaires se produisent et, s'il m'en souvient, des accidents septicémiques ne tardent pas à emporter le blessé. Rappelez-vous encore les résultats obtenus pendant la guerre : on essayait toujours d'extraire la balle; à Beaumont, à Bazeilles, à Sedan, nous en avons vu retirer des centaines par le trajet primitif ou par des contre-ouvertures; la pourriture d'hôpital, les érysipèles, les phlegmons diffus, les lymphangites, sans parler de l'infection purulente, étaient le résultat fatal de ces exploits. Plus près de nous, rappelez-vous le martyrologe du président Garfield, dont la plaie a été explorée, incisée, parcourue en tout sens par des instruments de tout ordre, et finalement irritée, enflammée jusqu'à la mort du patient.

Cette année nous avons vu un cas qui, pour ne s'être pas terminé si malheureusement, n'en a pas été moins instructif. Une bijoutière de trente-cinq ans est frappée de trois balles de revolver ; une première au bras gauche, un deuxième en pleine poitrine, un troisième dans la paroi thoracique. Celle-ci seule est extraite, mais la réunion de la plaie n'est pas obtenue et le trajet suppure, tandis que l'orifice des premières, oblitéré après lavage, se cicatrise sans encombre.

Passons maintenant aux plaies pénétrantes des grandes cavités splanchniques. Lorsque la boîte crânienne est ouverte, il m'est avis que l'explorateur le plus hardi, l'extracteur le plus acharné ne va pas sonder la substance molle et délicate du cerveau pour chercher le point où se cache le projectile. Si la doctrine de la localisation continue à prévaloir, on trépanera plus souvent et plus largement, lorsque certains troubles fonctionnels révéleront une compression limitée de l'écorce cérébrale. Mais ce sera une esquille osseuse, un épanchement sanguin, une collection purulente que l'on trouvera plus souvent qu'une balle, en général trop petite pour provoquer elle-même ce genre de désordres.

J'ai vu quatre cas de plaie crânienne, et jamais, malgré l'imminence de la méningo-encéphalite, on n'a agité la question de l'intervention chirurgicale. Le père de notre chef de laboratoire, M. Rémy, a publié, autrefois, un fait où une balle, enkystée dans la substance cérébrale, y séjourna de longues années sans provoquer le moindre accident. Les journaux ne publiaient-ils pas, il y a quelques semaines, l'histoire d'un procureur de la République qui reçut en plein crâne une balle d'assez gros calibre? Un pansement antiseptique suffit pour conjurer tous les processus morbides et, en peu de jours, la guérison était complète. Du reste, la Société de chirurgie s'est prononcée sur ce point; il ressort d'un nombre important d'observations que les plaies pénétrantes du crâne n'entraînent qu'une mortalité relativement faible, si on se borne à désinfecter l'orifice d'entrée sans intervention intempestive.

Il en est de même pour les plaies de poitrine. La jurisprudence, à cette heure, nous paraît fixée sans recours. Nul ne songe à extraire une balle perdue dans les poumons. On peut multiplier les exemples de ceux à qui cette abstention ne fut certes pas nuisible : n'avons-nous pas eu Gubler? n'avons-nous pas maintenant Rochard, que leur projectile n'ont guère incommodé? Ne voit-on pas, à cette heure, dans le service de M. Verneuil, un malheureux qui a cinq balles dans la poitrine; les chances sont pour qu'il réchappe de cette terrible aventure ; il est maintenant en convalescence.

Il n'en sera pas toujours ainsi; et vous observerez des terminaisons plus graves. Hier même, j'étais consulté pour un enfant de quatre ans, qui a reçu en pleine poitrine une balle de carabine Flobert. Il a une pleurésie purulente et je conseille l'opération de l'empyème. Mais cet accident redoutable est-il, je vous le demande, en faveur de l'incision immédiate du thorax et de la recherche primitive du projectile? Le vrai moyen et le plus sûr pour provoquer un épanchement de pus dans la plaie ne serait-il pas d'ouvrir sa cavité, d'inciser les poumons et d'aller à la recherche d'une balle perdue dans le parenchyme?

D'ailleurs, Messieurs, la doctrine de la non-intervention gagne du terrain, et nous constatons avec plaisir que les idées du professeur Servier ne sont pas acceptées par tous les chirurgiens militaires. M. Paul Gouzien, aide-médecin de marine, vient de publier une excellente thèse sur : « les plaies pénétrantes de la poitrine par coup de feu, et particulièrement celles observées à Formose et au Tonkin pendant la campagne de Chine de 1883-1885. » Il y proscrit l'exploration; il préconise l'occlusion antiseptique et nous dit que l'abstention a été, par presque tous ses collègues, érigée en système. C'est évidemment à cette conduite raisonnable, à cette saine pratique que doivent être attribués les remarquables succès obtenus : « Les plaies pénétrantes de la poitrine par coup de feu n'ont donné qu'une proportion de 10 pour 100 de décès, alors que la statistique des dernières guerres européennes et de la guerre de Sécession, donne un rapport de 60 pour 100. »

Dans notre service, les succès ont été remarquables et voici la statistique intégrale des blessés par balle de revolver que nous avons soignés : sept individus sont entrés chez nous; un seul est mort. Il s'agissait d'un jeune homme de vingt ans, qui s'était tiré dans la région du cœur un coup de pistolet; il succombait au bout de quelques heures. Les six autres ont survécu; or, chez trois d'entre eux, le projectile était entré en plein poumon,

comme en témoignent les crachements de sang prolongés
qu'ils ont eus au cours de leur traitement.

Si vous avez bien suivi ma pensée, vous voyez que je
proscris absolument la recherche de la balle ; les interventions que je conseille ont pour but, non l'extraction
du projectile, mais la réparation d'un dommage quelconque produit par son passage. Une artère a été ouverte,
on débride pour la lier ; un nerf, un tendon ont été sectionnés, on débride encore pour les suturer ; une anse
intestinale, l'estomac, la vessie sont perforés et, de leur
cavité, des matières s'écoulent, qui provoquent des inflammations redoutables, on oblitère comme l'on peut
ces orifices anormaux. Maintenant, si, dans ces manœuvres, facilement, sans délabrement nouveau, sans agran-
dir une perte de substance déjà trop grande, sans dilacérer encore les tissus, on rencontre la balle, il est
évident qu'on s'empressera de l'extraire ; mais, je le
répète, pour obtenir ce résultat, on ne consentira à aucun
sacrifice de quelque importance.

Le projectile n'est en effet responsable que des accidents immédiats ; s'il ne coupe pas un gros nerf, s'il
n'ouvre pas une artère ou une veine importante, s'il ne
lèse pas un os, le mal n'est pas très grand d'un trou à la
peau et d'un trajet à travers un muscle ; le danger n'éclate
que si les matières septiques pénètrent à la suite du
corps étranger, et c'est cette distinction capitale que l'on
ne trouve pas assez exprimée dans nos auteurs. Quand
une plaie s'infecte, l'inoculation en est due, non au projectile, mais aux manœuvres du chirurgien.

Le projectile lui-même n'est pas septique, et nos tissus

le tolèrent parfaitement. Un chroniqueur donnait un moyen d'ôter tout danger au duel : « La cartouche sera stérilisée, la balle passée à une solution phéniquée forte. » Ces précautions sont inutiles, la balle, libre et arrondie, n'offre qu'un médiocre abri aux spores qui glissent sur elle ; d'ailleurs la pression, le frottement, la chaleur auxquels elle est soumise pendant l'explosion, auraient bientôt fait de détruire tous les germes.

Nous ne trouvons qu'un argument en faveur de l'extirpation immédiate : Servier insiste sur les souffrances provoquées parfois par la présence du corps étranger et sur les suppurations qui peuvent se produire autour du projectile, 10, 15, 30 ans après la blessure. En vérité cet argument est faible : si le projectile, comme il arrive dans l'immense majorité des cas, ne réagit point et ne révèle sa présence par aucun symptôme gênant, on s'abstient ; on interviendra, au contraire, si des douleurs éclatent, si des collections purulentes s'amassent ; et cette opération retardée aura double avantage : d'abord on saura où est le corps étranger, ce qu'on ignore d'habitude après l'accident : la douleur et la collection purulente en indiqueront le siège précis ; puis le champ opératoire sera limité, et l'on sait combien sont bénignes ces opérations secondaires où les incisions sont nettes, franches, où le chirurgien sait où il va et ce qu'il fait.

Aussi, Messieurs, et telle sera la conclusion formelle de cette longue clinique, nous érigeons l'abstention immédiate en système et ne craignons pas de terminer par cet aphorisme : « Dans toute plaie simple par balle de revolver, ce n'est pas le projectile, c'est le chirurgien qui, le plus souvent, crée le danger par ses manœuvres intempestives. »

II

Traitement des abcès froids.

Messieurs,

J'ai longtemps traité la plupart des abcès froids par l'incision de la poche et son grattage rigoureux avec la curette tranchante. M. Verneuil a proposé une méthode nouvelle : il vide, par une ponction aspiratrice, la cavité où il injecte ensuite une quantité plus ou moins grande d'éther iodoformé. Je désire vous exposer les raisons qui me font préférer cette méthode à sa devancière.

L'ancienne chirurgie, la chirurgie d'avant la méthode antiseptique, n'osait toucher aux abcès froids. Ceux qui avaient pour point de départ le rachis inspiraient surtout une véritable terreur, qui n'était pas dissipée encore il y a huit ans et, nous lisions dans une thèse d'agrégation soutenue à Paris en 1878 : « Dans les caries vertébrales, tout faire pour éviter la formation de l'abcès ; mais, s'il se forme, tout mettre en œuvre pour en éviter l'ouverture. » En effet, les décompositions putrides ne tardaient pas à envahir la poche, et la résorption des matières septiques engendrait l'infection purulente dont la mort était la conséquence nécessaire. Aussi, que de petits soins, que de précautions délicates, que de menues attentions pour les abcès migrateurs qui, du dos ou des lombes, gagnaient la racine de la cuisse! Tout au plus, lorsque la peau trop tendue menaçait de s'ulcérer, on tentait, par une ponction capillaire, d'enlever, à la collection, un peu de son trop-plein.

Après la grande révolution de Lister, on prit une fière revanche, on éventra sans souci les abcès froids. Nous étions de cette fête et, comme Bœckel, Volkmann et Lannelongue, nous avons aussi taillé en plein drap. J'ai publié, dans mes *Cliniques et critiques chirurgicales,* un certain nombre de mes observations d'alors; l'une était un succès remarquable : Une femme de trente-sept ans entre à l'hôpital pour une collection purulente, qui, de la région dorsale, avait envahi les lombes et descendait jusque sous les téguments de la fesse. La moelle est comprimée, et la pauvre paraplégique, baignée dans ses urines, ne peut imprimer aucun mouvement à ses membres inférieurs douloureux. L'état général est déplorable : fièvre vive, sueurs profuses, amaigrissement rapide. Je fends au thermocautère la tumeur qui menace de s'ouvrir, j'en gratte avec la cuiller tranchante les parois, épaisses de plus d'un centimètre. Au sommet de la poche débouche un couloir qui contourne la colonne et va se perdre dans un foyer supérieur que nous ne pouvons atteindre; les parties accessibles en sont ruginées et nous insinuons un drain qui, peut-être, remonte jusqu'à la caverne creusée dans l'os malade. Au bout d'un mois et demi, la cicatrisation était complète et notre opérée voulut — et put — quitter à pied l'hôpital.

J'ai publié d'autres observations importantes : à l'hô-

pital Trousseau, dans le service de Lannelongue, sur
une fillette de vingt-deux mois, sur un garçonnet de
cinq ans, j'ai ouvert, par une double incision aux lombes et sur la fosse iliaque, une vaste poche qui remplissait la moitié du ventre : l'index gauche introduit par
la brèche postérieure et l'index droit, qui pénétrait par
la division antérieure, se rencontraient sur la colonne
vertébrale où l'ongle parvenait à détacher quelques débris d'os, dont l'un atteignait le volume d'un haricot.
Les parois de ces énormes cavités, aussi considérables
dans un cas que dans l'autre, furent raclées avec la
curette et désinfectées par une solution au chlorure de
zinc. Elles furent drainées et pansées sous l'iodoforme.
Le résultat immédiat fut excellent, mais nous aurions
dû attendre avant de communiquer ces faits au public :
six mois après, un de nos élèves revoyait ces deux
malades, et nous écrivait que des fistules persistaient
encore : l'état général était assez médiocre, menaçant,
même, chez la petite fille. On ne pouvait, en tout cas,
parler de guérison.

A la Salpêtrière, il m'est arrivé pis encore : femme
de cinquante ans ; vaste abcès de la cuisse dont il est
impossible, malgré des recherches multipliées, de découvrir le point de départ. La tumeur menace de s'ouvrir. Je pratique une large ouverture dans la collection,
dont les parois sont extirpées avec la cuiller tranchante ;
je crois atteindre les limites supérieures de la poche et
ne vois pas un trajet tortueux, étroit, imperceptible,
qui remontait jusqu'au bassin et que la nécropsie devait
nous révéler. Tout va bien pendant un mois, sous un
pansement à l'iodoforme ; mais la suppuration ne se

tarit pas et, malgré de grandes précautions, la cavité finit par s'infecter. Une nouvelle intervention n'arrête pas le progrès du mal, et notre opérée s'éteint, minée par une septicémie à marche lente.

Nous avons soigné, avec les docteurs Verneuil et Raymond, une dame, dont la collection puriforme saillait dans le triangle de Scarpa : ponction simple à laquelle succède une fistule intarissable. La malade découragée prend un autre chirurgien, qui pratique plusieurs grattages et plusieurs évidements ; elle devait mourir à la suite de l'un d'eux, malgré l'habileté, la science et la conscience de l'opérateur. Je suis persuadé que les injections avec l'éther iodoformé, si nous les eussions connues alors, auraient sauvé ces deux malheureuses.

Le grattage ou l'extirpation de la poche avec la curette tranchante ne présente pas le même danger dans le traitement des adénites tuberculeuses et des abcès froids du tissu cellulaire. Cette opération n'en a pas moins un triple inconvénient : d'abord l'auto-inoculation possible. J'ai déjà trop insisté sur ce point pour y appuyer longuement, mais l'instrument ouvre les vaisseaux de la zone suspecte au milieu de laquelle on travaille ; des bacilles sont absorbés et les observations sont déjà nombreuses, où une méningite, une pneumonie tuberculeuse ou une granulie a suivi ces opérations sanglantes. En deuxième lieu, la récidive est très fréquente : on laisse quelques petits ganglions atteints déjà, quelques follicules, quelques traînées nodulaires perdues dans les mailles conjonctives, et, au bout d'un temps plus ou moins long, le foyer caséeux se reforme. Le

troisième désavantage n'est pas moindre : il faut faire
une large incision pour manœuvrer à l'aise dans les
tissus malades ; or une incision implique une cicatrice,
fût-elle linéaire, et l'on sait le désagrément d'une cicatrice, surtout chez une femme, surtout au cou, le siège
le plus fréquent des adénites tuberculeuses.

Malgré ces graves inconvénients, la curette tranchante
fut un immense progrès et nous avons dit combien
était indigente, avant Lister, la thérapeutique des abcès
froids. Si nous avons, avec quelque complaisance, insisté sur ses côtés faibles, c'est que nous possédons, à
cette heure, une meilleure méthode : l'injection à l'éther
iodoformé imaginée par Verneuil en 1885, et maintenant bien connue, grâce à la note lue par l'auteur
au premier congrès des chirurgiens français et à son
mémoire publié dans la *Revue de chirurgie;* de plus
par un article que ce même journal contenait, l'année
suivante, sous la signature du docteur Verchère.

Le manuel opératoire est très simple : on plonge
la plus grosse aiguille de l'appareil de Potain ou de
Dieulafoy dans le point le plus saillant de la tumeur, si
du moins la peau y est encore saine. La matière puriforme est aspirée et l'on vide ainsi la poche. Parfois
de gros flocons albumineux chargés de leucocytes obstruent la canule : il faut alors se garder soigneusement
d'exercer une pression pour forcer l'obstacle, car les
parois de l'abcès sont vasculaires, des canaux sanguins
se rompent et des caillots peuvent se former qui gêne-
raient les ponctions ultérieures. On se contentera donc,
et Verneuil insiste à juste titre sur ce point, de pratiquer

l'aspiration ou la ponction simple sans manipulation d'aucune sorte. Plutôt que de violenter la poche, si le liquide est trop grumeleux, on prendra un gros trocart dont on débarrassera la lumière par le ramonage avec un mandrin.

La collection évacuée, on pratique l'injection. Lorsque la cavité est grande, comme, par exemple, dans les abcès migrateurs d'origine vertébrale, le mieux est de prendre une solution au vingtième, 5 grammes d'iodoforme dissous dans 100 grammes d'éther. L'intoxication n'est pas à craindre : on n'a observé d'accidents qu'avec des doses de 10, 15 et 20 grammes d'iodoforme; encore les cas en sont-ils fort rares. L'éther, infiniment diffusible, se répand dans les plus petits diverticules, dans les moindres anfractuosités de l'abcès, dont les parois — une autopsie de Verneuil l'a montré — se recouvrent d'un léger enduit jaune, d'une couche pulvérulente mince, comme celle qui se dépose dans les opérations galvanoplastiques. C'est là l'immense avantage de l'éther. Il pénètre partout et partout il entraîne avec lui et répand, sur les tissus morbides, le médicament qu'il contient.

L'éther se vaporise à la température du corps humain. Aussi la poche se distend et les téguments soulevés ré-sonnent comme un tambour. La première fois qu'on a recours à cette méthode, on est effrayé du brusque développement de la cavité : j'ai pratiqué en ville une injection dans un abcès migrateur de la cuisse. Après mon départ, les douleurs furent assez vives pour que les parents appelassent le médecin du quartier. Lorsque celui-ci vit la peau tendue, violette, sonore à la percussion, il crut à une gangrène gazeuse à marche foudroyante, et prévint les parents d'une mort certaine et prochaine. Au bout de quelques heures, les souffrances diminuent, la tension est moindre, la peau reprend un peu de sa souplesse et de sa vitalité primitives. Il en est toujours ainsi lorsque le derme est sain ; mais s'il est déjà infiltré, ramolli, les accidents peuvent survenir.

Vous venez d'observer un malade, phthisique avéré, que nous traitions pour un volumineux abcès ossifluent de la région lombaire. Avant la ponction évacuatrice, nous avions remarqué que la peau était violacée, amincie, sur le point de se perforer; nous n'en injectâmes pas moins 100 grammes d'éther iodoformé dans la poche qui se distendit. Le soir, on constatait déjà une large phlyctène et le lendemain une eschare noire, de l'étendue d'une pièce de cinq francs. Nous avons alors, par une ponction nouvelle, retiré le trop-plein et diminué la tension. Le sphacèle s'est limité et, chose remarquable, notre eschare, dure, sèche, parcheminée, déjà vieille de vingt et un jours, n'irrite nullement les tissus qui l'enchâssent; le sillon d'élimination n'existe pas, tant il est vrai que dans les gangrènes, l'inflammation est le fait des vibrions qui viennent du dehors; lorsque l'eschare est aseptique, les phénomènes phlegmoneux font défaut.

Ces eschares par distension exagérée de la peau sont chose peu commune. L'opuscule de Verneuil et le mémoire de Verchère se taisent sur ce point. Nous savons cependant que nos collègues Gérard Marchand et Berger en ont observé chacun un exemple. Il faut être averti de la possibilité de cet accident, et lorsque les téguments seront enflammés, amincis et violets, on devra, comme nous venons de le faire chez un de nos malades, laisser la canule en place après l'injection. Les vapeurs d'éther s'échappent par l'aiguille, que l'on retire quand la tension est assez faible pour ne pas compromettre la vitalité déjà si précaire des tissus. D'ailleurs, à la première phlyctène, au premier signe précurseur du sphacèle, il faudra, comme chez notre phthisique, pratiquer une ponction pour évacuer les vapeurs d'éther.

Lorsque la peau est altérée sur toute la surface convexe de la collection puriforme, il serait à craindre que le court trajet creusé par le trocart dans ces tissus sans vitalité ne pût revenir sur lui-même. Les vapeurs d'éther, l'iodoforme, les secrétions de la poche s'écouleraient alors par le petit orifice, et l'opération serait compromise. Pour éviter cette fistule malencontreuse, nous proposons de planter l'aiguille en tissu sain, à quelques millimètres de la cavité que l'on atteint en dessous par un trajet long et oblique ; après enlèvement de l'aiguille, l'orifice interne et l'orifice externe ne se correspondent plus et les liquides de la poche ne peuvent arriver au dehors. Ici d'ailleurs, comme dans l'opération la plus régulière, on doit, lorsqu'on a retiré le trocart, oblitérer le point d'entrée par de la baudruche et du collodion.

En résumé, pour les grands abcès ossifluents, 60 à 120 grammes d'éther iodoformé au vingtième suffisent entièrement ; ils sont sans danger, car l'éther est inoffensif et jamais on n'a noté de phénomènes d'empoisonnement ou de narcotisme ; quant à l'iodoforme, les 3 à 6 grammes injectés ne sauraient produire d'accident. Les premiers jours, le mélange du pus et des vapeurs d'éther se traduit, lors des mouvements, par un bruit de clapotement particulier, puis, peu à peu, les vapeurs se résorbent et parfois la poche s'aplatit et disparaît, ne laissant après elle qu'un noyau fibreux, vestige de sa paroi rétractée. D'ordinaire, la cavité se tend encore, et une nouvelle ponction est indispensable, que l'on ne pratique guère avant trois semaines ou un mois. Le liquide que l'on retire est visqueux, filant, brunâtre; il sent l'iodoforme dont il contient des quantités appréciables. Les examens micrographiques, les cultures et les inoculations pratiqués par Chantemesse y prouvent l'absence de bacilles tuberculeux. Une troisième, une quatrième ponction sont parfois nécessaires jusqu'à rétraction complète de la poche.

Les choses ne se passent pas toujours aussi simplement : au bout d'un temps plus ou moins long, la peau s'ulcère en un point et la poche se vide tout à coup. Une fistule s'établit par où s'échappent une substance puriforme et des lambeaux bourbillonneux, débris de la membrane pyogénique. Deux fois nous avons assisté à ces phénomènes; chez un enfant de six ans, chez un garçon de dix-huit ans, après la deuxième et la quatrième ponction, l'ouverture spontanée se fit. Nous ne fûmes pas sans inquiétude, mais la fistule s'est vite tarie, la collection ne s'est pas reformée, et à cette heure, la guérison est parfaite. Verneuil et Verchère connaissent bien cette terminaison favorable, dont ils ont publié de remarquables exemples.

Je ne citerai pas ici d'observations d'abcès ossifluents traités par les injections d'éther iodoformé. J'ai cepen-

dant par devers moi des faits fort remarquables; dans
plusieurs, le succès a été complet et obtenu en cinq et
treize mois. J'entends par succès la disparition de la
collection puriforme et la guérison du mal de Pott;
un de mes malades est encore dans la gouttière de
Bonnet, mais par prudence, car nous ne trouvons
aucun signe de carie vertébrale encore en activité. Chez
un autre, l'énorme collection purulente qui remplissait
la fosse iliaque et distendait la cuisse, s'est vidée;
depuis trois mois, nous avons une fistule non encore
tarie, mais qui ne donne qu'une petite quantité de sérosité inodore. Vous avez vu une femme de trente-trois
ans dont l'abcès qui bombait à la racine de la cuisse a
été guéri en un mois et par une seule ponction suivie
d'injection iodoformée : c'est une des guérisons les plus
rapides que nous ayons observées. Le mémoire de Verchère contient de très nombreux cas de ce genre,
quelques-uns d'une importance majeure, car les lésions
étaient telles qu'une intervention chirurgicale eût été
vraiment insensée : pour extirper les poches superposées de l'abcès migrateur, il aurait fallu disséquer toute
la cuisse, ouvrir le ventre, la fosse iliaque, gratter la
région lombaire et jusqu'au médiastin postérieur!

Je n'insisterai guère sur le traitement des abcès des
parties molles, adénites et gommes scrofuleuses : la
collection est en général moins étendue, et l'on peut,
sans crainte d'intoxication, injecter de l'éther plus riche
en iodoforme, une solution au dixième, par exemple.
Que fait-on pénétrer dans la poche? Tout au plus 15 à
40 grammes de liquide, qui représentent au maximum
4 grammes de substance active, incapable, à cette dose,

de produire des accidents. Le manuel opératoire doit subir certaines modifications, lorsque la poche est très petite et la peau altérée. Une grosse aiguille est nécessaire, car le pus est souvent grumeleux; mais comment oblitérer ensuite l'orifice d'entrée de l'aiguille, entr'ouvert par la distension de la peau sous les vapeurs d'éther? Verchère conseille de plonger d'abord dans la tumeur une aiguille de Pravaz à laisser en place; on évacue le pus avec une aiguille de Potain, que l'on retire bientôt et dont on ferme facilement la porte, puisque la poche est affaissée encore. On peut alors injecter l'éther par la seringue de Pravaz : l'orifice qu'a créé son aiguille est si mince qu'on l'obture sans peine, même après la distension des téguments.

Ces petits détails assurent le succès dans des régions où il importe fort de réussir, au cou par exemple; j'ai été consulté cette année pour une charmante fille de vingt ans, fiancée depuis peu. Elle portait, dans la région sous-hyoïdienne, deux petits abcès froids, du volume d'un œuf de pigeon et qui reposaient sur une masse ganglionnaire indurée. Une saison à Salies-de-Béarn n'avait produit qu'une amélioration médiocre et l'on craignait une ulcération de la peau, une fistule intarissable, une cicatrice déprimée, stigmate indélébile et de médiocre attrait pour une jeune et jolie fille. Une ponction aspiratrice discrète, une injection à faible tension m'a donné un très beau succès : pas de cicatrice, à peine un léger aspect chagriné de la peau. Un traitement médical bien conduit, l'huile de foie de morue et la liqueur de Fowler ont amené la disparition des masses tuberculeuses sous-jacentes.

Lorsque l'abcès est dans le voisinage d'un organe important, trachée ou œsophage, la trop grande distension de la poche pourrait provoquer une compression qui ne serait pas sans danger. A l'hôpital Broussais, j'ai injecté 50 grammes d'éther iodoformé dans un abcès rétro-sternal d'origine osseuse : il y eut un peu de suffocation et surtout de la dysphagie ; « la rue au pain était fermée, » comme disait le malade. Mais n'en est-on pas quitte, en pareil cas, pour ponctionner la tumeur avec une seringue de Pravaz, qui permet l'évacuation de l'excès de vapeurs d'éther ? Verchère a eu recours à cette petite manœuvre dans un cas fort intéressant ; l'abcès se distendit après l'injection et comprima la trachée, la douleur fut vive et la gêne respiratoire inquiétante ; mais ces accidents cessèrent après la nouvelle ponction. N'avez-vous pas vu ce petit drame se dérouler chez un de nos jeunes opérés de la salle Saint-Landry ?

Ces injections d'éther iodoformé voient encore s'étendre leur domaine. Une adénite tuberculeuse est en voie d'évolution, mais non encore suppurée : en dehors du traitement médical long et souvent infidèle, nous n'avions à proposer, jadis, que l'extirpation de la masse caséeuse, opération toujours délicate. Il y a mieux maintenant : on enfonce la seringue de Pravaz en pleine tumeur ganglionnaire ; on y injecte le contenu ; le tissu morbide se ramollit et se transforme en abcès froid ; la réaction est peu vive, comme l'ont observé Verneuil et Verchère, qui ont imaginé ce nouveau traitement. Lorsque la matière purulente est collectée, on la traite comme un abcès froid que l'on évacue et où l'on injecte de l'éther iodoformé.

J'ai eu recours plusieurs fois à cette méthode pour des noyaux caséeux de la glande spermatique. M. Verneuil m'a, paraît-il, précédé dans cette voie, et dès l'année dernière il avait ainsi traité une épididymite tuberculeuse. Nos exemples sont trop récents pour que nous puissions les publier, mais nous augurons bien de nos essais. Un de nos malades, qui avait quitté l'Hôtel-Dieu, est revenu y mourir d'une méningite ; nous avons pu examiner l'épididyme : le foyer ramolli, où nous avions fait nos injections, était rétracté et ne contenait plus qu'une petite quantité de bouillie brunâtre sentant encore l'iodoforme, bien que la dernière injection soit déjà vieille de plus d'un mois ; une ébauche de membrane fibreuse enkystante s'était formée aux limites de l'ancien foyer.

Certainement le traitement par les injections d'éther iodoformé est long : l'ouverture large et l'extirpation des parois, le grattage, le raclage, l'évidement ou l'extirpation totale semblent plus expéditifs ; mais la guérison ne se maintient pas toujours ; les récidives sont fréquentes, tandis qu'elles sont plus rares avec la nouvelle méthode. Puis l'intervention est si simple que les opérés continuent à se livrer à leurs occupations habituelles. Ce n'est pas tout, l'absorption de l'iodoforme modifie souvent l'état général en même temps que le mal local, et nous pourrions citer un phthisique de l'Hôtel-Dieu qui a paru bénéficier singulièrement d'injections pratiquées dans un abcès ossifluent de provenance costale.

Je veux, en terminant, vous donner une rapide statistique des abcès froids traités, en un semestre, par les injections d'éther et d'iodoforme ; les malades sont au nombre de dix-neuf. Cinq étaient du dehors ; ils ne sont pas revenus se montrer et nous ignorons si notre intervention a été efficace. Restent quatorze individus. Chez un, l'insuccès a été complet et, malgré plusieurs ponctions successives, le pus a de nouveau distendu la poche. Nous avons encore, dans le service, cette femme atteinte d'un abcès ossifluent juxta-articulaire et dû à une ostéite de l'extrémité supérieure du tibia. Nos sept ou huit injections ont été infructueuses.

Chez cinq de nos malades l'amélioration a été considérable ; après une, deux ou trois ponctions, les poches ont diminué de volume dans de très grandes proportions ; leurs parois sont devenues fibreuses, épaissies, et c'est avec la plus grande difficulté qu'on pouvait sentir au travers un vestige de fluctuation. Je m'imagine même que si nos opérés avaient pu ou voulu rester plus longtemps dans nos salles nous aurions assisté sous peu à la disparition complète de la collection puriforme. Malheureusement, malgré leur promesse formelle, ils ne sont point revenus se montrer.

Enfin les huit qui demeurent ont été guéris. Et lorsqu'on songe au volume énorme que présentait parfois la tumeur, à son siège, à l'impossibilité souvent de l'attaquer par une autre méthode, la pratique des injections iodoformées nous devient un agent thérapeutique de premier ordre. Un de nos malades avait un abcès rétro et présternal gros comme une tête de fœtus ; deux autres étaient entrés pour une collection considérable de la racine de la cuisse ; un quatrième avait dans la fesse, et jusque dans la fosse iliaque, une poche qui contenait huit cents grammes de pus. Une ou deux ponctions ont suffi pour guérir ces abcès.

III

De la suture des nerfs.

Messieurs,

Une grande obscurité plane encore sur les modifications anatomiques et fonctionnelles que subit un nerf après sa section, sa suture et sa soudure; malgré plus de vingt ans d'observations patientes et de recherches, la physiologie expérimentale et la chirurgie pratique n'ont pu se mettre d'accord. Aussi, je désire poser devant vous les termes du problème; vous verrez que, si nous sommes mal éclairés sur le pourquoi et le comment de nos succès, ces succès, du moins, sont assez éclatants pour que, à cette heure, la suture primitive et la suture secondaire s'imposent.

Vous connaissez les travaux de Waller, de Vulpian, de Ranvier et de Tripier sur la section et la régénération des nerfs : lorsqu'un cordon nerveux a été divisé, au bout d'un temps variable selon l'espèce animale, vers le quatrième ou le cinquième jour chez l'homme, le segment périphérique a perdu ses propriétés; il devient inexcitable, et l'examen histologique nous donne la clef de cette déchéance. Les cellules appliquées contre la gaine de Schwann se gonflent : elles s'entourent de protoplasma et creusent, aux dépens de la myéline, une échancrure en forme de nacelle. Le protoplasma s’accroît encore ; sa masse atteint le cylindraxe entamé d’abord, puis coupé, et l’élément essentiel du nerf est ainsi détruit dans toute l’étendue du bout périphérique.

Cette destruction du cylindraxe est le point capital, et les transformations ultérieures sont de moindre importance : le filament axile fragmenté, englobé dans des boules de myéline, disparaît bientôt devant la prolifération des cellules dont le noyau se subdivise à l’infini. Aussi, le tube nerveux n’est-il, au vingtième jour, qu’une gaine de Schwann remplie de protoplasma et de noyaux. Encore, ces éléments ne tardent-ils pas à s’atrophier : ils tendent à disparaître d’une manière graduelle, et, en fin de compte, les gaines à peu près vides se perdent au milieu du tissu fibreux péritubulaire.

Le bout central, celui qui reste en rapport avec l’axe nerveux, subit aussi des modifications importantes ; mais au lieu d’être atteint dans sa totalité, seule l’extrémité de ses tubes s’altère ; les lésions ne dépassent jamais le premier étranglement annulaire situé au-dessus de la section. C’est dans ce court espace que les cellules prolifèrent et que la myéline se fragmente. Ici, le processus destructeur respecte le cylindraxe qui devient, au contraire, le siège d’une activité formatrice spéciale, et c’est grâce à lui que commencent, vers le vingtième jour, les phénomènes de régénération nerveuse.

Au niveau de l’étranglement, chacun des cylindraxes bourgeonne et donne naissance tantôt à un, tantôt à trois tubes recouverts de myéline et formés de segments inter-annulaires très courts ; ces tubes parcourent les

gaines de Schwann au milieu des noyaux et du protoplasma et atteignent le bout périphérique. Le cylindraxe
peut être nu, et ce n'est qu'après une première bifurca-
tion qu'il s'entourera de myéline. Grâce à ses ramifica-
tions successives, un seul tube engendre de trente à
quarante tubes nouveaux : aussi, le nombre des cylindraxes qui vont régénérer le bout périphérique est-il
très considérable.

Lorsque les deux extrémités sectionnées sont au contact ou très rapprochées, les tubes du bout supérieur
n'ont qu'un très faible espace à parcourir pour atteindre
le bout inférieur. Si la distance est beaucoup plus
grande, les deux bouts se cicatrisent d'une manière indépendante ; la solution de continuité persiste et le bout
inférieur isolé ne se régénère pas, mais il faut que l'intervalle dépasse cinq à six centimètres ; sans cela, les
jeunes cylindraxes du segment central s'avancent au
travers du tissu fibreux cicatriciel, déposé entre les
deux bouts ; ils gagnent ainsi le segment périphérique
dont les gaines de Schwann affaissées contiennent à
peine quelques boules réfringentes, vestiges de l'ancienne myéline, un peu de protoplasma et des noyaux.

Maintenant ces gaines reçoivent un plus ou moins
grand nombre de tubes nouveaux, fort grêles sans
doute, mais complètement formés. Ils ne sont pas tous
contenus dans la gaine de Schwann, nous dit J. Renaut ;
parfois, ils sont placés en dehors et s'enroulent autour
d'elle comme une touffe de liane autour du tronc
d'arbre qui la soutient ; parfois, ils sont absolument
libres et forment soit des faisceaux rectilignes, dont les
tubes respectifs se branchent plus ou moins fréquem-

ment en Y, soit des sortes de nattes entremêlées en lacis inextricables.

Le nerf est désormais régénéré : les tubes de formation nouvelle peuvent transmettre jusqu'aux muscles l'excitation des centres, et conduire jusqu'aux centres les excitations périphériques. La démonstration de ce fait est maintenant hors de doute et, lorsque les animaux sont jeunes, quand la section du nerf a été pratiquée avec toutes les précautions désirables, on voit reparaître, au bout d'un temps variable, les propriétés essentielles du nerf dont les fonctions ne tardent pas à se rétablir. Voilà ce que la physiologie nous enseigne et les espérances qu'elle nous permet de concevoir. Les tra-vaux des chirurgiens vont-ils nous en montrer la réalisation chez l'homme?

Une observation ancienne de Béclard, un cas de Paget qui datait de 1853, celui de Laugier, en 1864, semblaient plaider en faveur de la régénération nerveuse. Aussi, croyait-on à l'utilité de la suture, lorsqu'en 1867, un fait de Richet vint singulièrement compromettre la théorie ; dans une section complète du médian, ce chirurgien explora la sensibilité avant la suture, et il constata, non sans surprise, qu'elle persistait dans presque toute l'étendue du territoire animé par le nerf coupé. On chercha des explications et Richet, puis Arloing et Tripier, montrèrent que ce phénomène était dû à la sensibilité récurrente.

Ces auteurs ont prouvé que, au membre supérieur, la sensibilité persiste, affaiblie certainement, mais indiscutable dans le territoire animé par un nerf dont on a pratiqué la section. Cette conservation de la sensibilité est due « aux fibres récurrentes que s'envoient mutuellement les différents nerfs ». Les anastomoses s'abordent les unes les autres au niveau du réseau terminal, au voisinage de la peau ou dans son épaisseur; elles remontent alors le long des différents tissus pour s'épuiser et disparaître plus tard. Après la diérèse, tandis que dégénèrent les fibres directes, celles du nerf lui-même, ces fibres récurrentes restent intactes dans le bout périphérique, et c'est à elles que nous devons la persistance de la sensibilité, puisque, seules, elles sont inaltérées.

Cette théorie, inattaquable d'ailleurs, et qui seule nous explique les observations fort nombreuses analogues à celle de Richet, est bien vite devenue exclusive; la sensibilité *conservée* a remplacé la sensibilité *recouvrée,* et la régénération n'était plus considérée par nombre de chirurgiens que comme l'apanage des animaux jeunes. Elle avait perdu tout crédit en pathologie humaine et, en 1883, Richelot déclarait à la Société de chirurgie que la suture est incapable d'amener la régénération d'un nerf; l'influx nerveux ne saurait traverser la cicatrice. Si la sensibilité persiste, c'est grâce aux voies collatérales, et comme des routes analogues « font à peu près complètement défaut dans les filets moteurs, la motilité ne reparaît jamais; dans les cas tout à fait exceptionnels où elle réapparaît, on peut invoquer certaines anastomoses, dont l'existence est loin d'être constante ».

Au moment où Richelot écrivait ce rapport, s'amoncelaient justement une masse d'observations qui mettent en évidence la réalité de la régénération nerveuse chez l'homme; Page, Kraussold, Th. Kölliker, Boegehold, Tillmanns, Polaillon avaient publié des faits probants, et Chaput, l'année suivante, nous donnait le résumé de 66 observations où la suture nerveuse avait été pratiquée avec succès dans les deux tiers des cas. Mais, dans ces observations, les faits sont si différents, les conditions si diverses, les résultats si souvent imprévus et si peu comparables, qu'il faut les diviser en un certain nombre de catégories à étudier successivement.

Nous laisserons tout d'abord de côté les faits où, après la suture des nerfs mixtes, à la fois sensitifs et moteurs, tels que le médian, le radial et le cubital, la sensibilité est seule revenue ; il est très difficile, dans ces cas, d'établir le départ entre la sensibilité conservée ou sensibilité récurrente et la sensibilité recouvrée. Il n'y a souvent qu'une différence de degré, variable suivant les époques, même à l'esthésiomètre, et dont l'appréciation échappe d'autant plus que l'anesthésie du début peut tenir à une commotion passagère, à de la stupeur locale, ou même à quelques troubles hystériques. Je ne puis cependant passer sous silence une observation encore inédite et que je tiens de mon ami le docteur Paul Segond.

Une couturière de vingt-cinq ans entre à Beaujon à dix heures du matin : deux heures avant, elle était tombée dans un escalier et l'éclat d'un pot au lait sectionna, audessus du poignet, la plupart des tendons antérieurs, l'artère cubitale, le nerf cubital et le nerf médian. MM. Segond et Rémy explorent la sensibilité : l'anesthésie est complète sur tout le territoire des deux nerfs divisés. La piqûre d'une aiguille, le contact d'un stylet rougi ne sont pas perçus et, tandis que le pincement du segment supérieur ou central du nerf provoque une vive douleur, la compression vigoureuse du bout inférieur périphérique ne réveille aucune souffrance.

Séance tenante, on pratique la suture sans endormir la jeune femme. Aussitôt après l'affrontement des deux bouts de chaque nerf, le chatouillement est perçu dans presque toute l'étendue des téguments innervés par le médian et le cubital; dix minutes après, le contact d'un stylet rougi et d'une épingle sont douloureux. Depuis, la sensibilité, éprouvée au compas de Weber, a toujours semblé parfaite. Malheureusement, les muscles sont restés paralysés et leur atrophie persiste. En l'état actuel de la science, on ne saurait expliquer ce retour immédiat de la sensibilité après la mise au contact des segments nerveux divisés.

La sensibilité et la motilité peuvent reparaître après la suture des nerfs; ces cas, les seuls inattaquables, puisqu'on ne peut invoquer alors la récurrence, sont très nombreux, et nous les diviserons en deux groupes. Le premier groupe comprend les observations où le rétablissement des fonctions n'est survenu qu'un long temps après la suture; plusieurs semaines, plusieurs mois se sont écoulés entre le moment où les deux bouts divisés ont été mis au contact et celui où le membre a repris son usage. Ces faits sont d'accord avec la physiologie et viennent confirmer les assertions des expérimentateurs. Le second groupe renferme les cas où la sensibilité et la motilité ont reparu, dans des conditions de rapidité telles qu'on serait tenté de nier ces observations, n'était leur nombre et la valeur des chirurgiens qui les ont publiées.

Les observations du premier groupe, que nous appellerons *physiologiques*, par rapport aux observations *paradoxales* du second groupe ne sont pas rares. Le fait de Chrétien, de Nancy, nous servira de type. Un garçon de dix-huit ans se coupe le médian avec un tesson de bouteille ; la sensibilité de la face palmaire des doigts innervés par ce nerf, a complètement disparu, les muscles de l'éminence thénar sont paralysés, les mouvements d'opposition du pouce sont impossibles ; le court abducteur, l'opposant, le court fléchisseur sont inertes. La suture du nerf est pratiquée ; la guérison de la plaie se fait sans encombre, et, peu à peu, on voit revenir la sensibilité et la motilité.

En effet, au bout de deux mois et demi, le malade peut exécuter déjà quelques mouvements d'opposition : les muscles de l'éminence thénar durcissent sous l'influence de la volonté ; quatre mois plus tard, l'usage de la main est assez facile. Enfin, dix-huit mois après l'opération, Chrétien revoit son blessé ; le mouvement d'opposition est correct ; on sent très nettement les muscles de l'éminence thénar lorsqu'ils se contractent ; il n'y a aucune apparence d'atrophie musculaire, et le professeur Beaunis, à l'aide des procédés les plus précis de la physiologie, constate que la sensibilité et la motricité sont à peu près identiques du côté sain et du côté blessé.

Et, dans ce cas, il ne faudrait pas invoquer l'anastomose du cubital avec le médian ; outre qu'immédiatement après la section, on a constaté que, malgré cette

anastomose, la paralysie des muscles opposants était
flagrante, on reconnut, les mouvements une fois
rétablis, que l'excitation du médian, au-dessus de la
cicatrice, provoquait la contraction de la masse musculaire : l'influx moteur suivait la voie normale du nerf
médian, et Chrétien nous semble en droit de conclure
« que la réunion par une suture des deux bouts du nerf
divisé peut, même chez l'homme, provoquer le rétablissement des fonctions motrices et sensitives de ce nerf ».

La thèse de Marciguey nous fournit à elle seule douze
observations analogues. La guérison n'a pas toujours
été aussi complète; mais le blessé était souvent plus
âgé, l'écartement des bouts beaucoup plus considérable,
la section du nerf portait très haut et laissait, au-dessous
d'elle, un segment nerveux très étendu dont la régénération devait forcément réclamer un temps plus long.
C'est en général à partir du cinquième ou du sixième
mois, que, dans les conditions les plus favorables, les
mouvements ont reparu dans les muscles atrophiés et
paralysés. Il n'y a rien là que de très normal et, nous le
répétons, ces faits concordent avec nos connaissances
physiologiques sur la régénération des nerfs.

Passons maintenant aux observations *paradoxales* :
deux faits de Tillaux sont des plus nets : une jeune fille
de vingt-trois ans se sectionne le médian; quatre mois
après la blessure, on constate l'insensibilité d'une partie
de la paume, de la face palmaire du pouce, de l'index, du
médius, et de la face dorsale des deux dernières phalanges de l'index et du médius; l'anesthésie est moins
marquée, bien que très manifeste, sur la moitié externe

de l'annulaire. Les muscles de l'éminence thénar sont
atrophiés et les mouvements d'opposition du pouce sont
abolis ; des troubles trophiques existent sur le médius
et l'index.

La malade réclame avec insistance une opération :
les deux bouts du médian mis à découvert sont distants
l'un de l'autre de 1 centimètre environ : le bout central
est renflé, tandis que le bout périphérique est effilé. On
les avive, et avec une aiguille fine armée d'un crin de
Florence on rapproche les deux extrémités que l'on
juxtapose exactement ; le fil est coupé ras du nœud et
abandonné dans la plaie ; les précautions antiseptiques
les plus minutieuses sont prises et la main est immobilisée. Dès le deuxième jour, la malade accuse du picotement sur la face palmaire de l'index et du médius ; le
troisième jour, elle perçoit le contact d'une épingle ;
même amélioration dans les mouvements. Six semaines
après l'intervention, la motilité et la sensibilité sont
revenues à ce point que l'opérée peut travailler au cro-
chet et à l'aiguille.

La seconde opération, faite sur une femme de vingt-
huit ans, est, pour ainsi dire, exactement superposable
à la première ; la seule différence importante à noter est
que la section du médian date non plus de quatre mois,
mais de quatorze années. Dans les deux cas, on constate
la même impotence, on trouve le même aspect des deux
bouts. L'avivement et la suture sont pratiqués de la
même manière et le résultat, dans les deux cas, est
identique. Dès le lendemain, les doigts deviennent sensibles et la motilité reparaît. D'ailleurs, pour la seconde
comme pour la première opérée, les résultats ne sont

pas éphémères : depuis leur sortie de l'hôpital, les deux malades ont, non seulement conservé, mais vu s'accroître les bénéfices de l'intervention chirurgicale.

Ces deux observations ne sont pas isolées : trois ans avant la communication de Tillaux, Kraussold, puis Th. Kölliker, puis Boegehold, puis Tillmanns avaient publié des faits de suture : l'un de tous les nerfs du poignet, l'autre du médian et du cubital, l'autre du radial, le quatrième du cubital ; au deuxième, au huitième, au quatorzième et au vingt-huitième jour, ont reparu la sensibilité et la motilité. Dans un fait récent de Polaillon, c'est à la cinquième heure que la sensibilité se manifeste. N'avons-nous pas signalé le cas de Segond où la disparition de l'anesthésie est immédiate ? On le voit, les observations de rétablissement fonctionnel rapide sont déjà très fréquents.

· Ces faits heurtent de front les notions acquises sur la régénération des nerfs ; que la suture ait été primitive ou secondaire, nous ne pouvons expliquer la réapparition immédiate ou même rapide de la sensibilité et de la motilité. Lorsque la suture est primitive, c'est-à-dire pratiquée peu d'heures après la blessure, en tous cas avant la fin du quatrième ou du cinquième jour, moment où les cylindraxes du bout périphérique sont déjà détruits, le retour des fonctions nécessiterait la réunion immédiate des deux segments nerveux. Cette réunion immédiate, on l'a bien observée, mais jusqu'à cette heure, nos grands physiologistes affirment que seuls les éléments fibreux du cordon adhèrent alors : le cylindraxe, l'agent essentiel de la conductibilité, ne se soude jamais

directement à un autre cylindraxe divisé, et la continuité
du cordon ne peut se rétablir que par le mécanisme lent
et compliqué de la régénération telle que nous l'avons
déjà exposée.

La réunion immédiate, le rétablissement anatomique
et fonctionnel par des éléments nerveux néoformés inter-
posés aux deux segments vivants encore du nerf divisé,
a bien été affirmée par Gluck et par Bakowiecki, mais
leurs expériences ont paru moins que décisives à Hehn,
à Falkenheim, à Johnson, à Ranvier et à Vulpian. D'ailleurs, cette réunion immédiate, non seulement contes-
tée, mais repoussée, serait-elle admise, elle n'explique-
rait toujours qu'un très petit nombre des observations de
suture nerveuse chez l'homme, puisque, sur 39 cas de
sutures primitives relevés par Chaput, il n'y aurait que
4 cas de réunion immédiate; encore, Chaput ne consi-
dère-t-il ces réunions que comme « probables », tandis
que sur 29 sutures secondaires, il y aurait 7 réunions
immédiates « certaines ».

Or, les succès après la suture secondaire, celle que
l'on pratique sur les deux bouts du nerf cicatrisés isolé-
ment, avivés, puis juxtaposés; ces succès, dis-je, sont
plus « paradoxaux » encore que les précédents. Pour les
expliquer, l'hypothèse de la réunion immédiate reste
nécessaire; mais elle n'est plus suffisante et il faut doubler cette première d'une seconde hypothèse, en contra-
diction, elle aussi, avec les résultats actuels de la physiologie expérimentale. On sait en effet, qu'au quatrième
jour, le bout périphérique est mort comme agent nerveux; il persiste comme tissu fibreux; il a son névri-
lemme et ses gaines de Schwann, mais le cylindraxe le

seul élément conducteur, est fragmenté ou détruit et sa régénération est impossible tant qu'il reste séparé du bout central.

Comment donc expliquer le rétablissement fonctionnel, immédiat ou rapide, observé dans les cas de Tillaux, de Kraussold, de Kölliker et de Polaillon, pour ne citer que ceux-là? La réunion primitive que nous voulons bien admettre, a uni le bout central et ses pinceaux de jeunes cylindraxes au segment périphérique uniquement fibreux, nous disent les physiologistes. Comment ce tissu fibreux devient-il tout à coup conducteur centripète des phénomènes sensitifs et conducteur centrifuge de la motricité? C'est ici qu'une nouvelle hypothèse est nécessaire. Certes, on peut en imaginer à loisir, mais il n'en est pas une seule qui n'ait contre elle quelque dogme de physiologie nerveuse établi par des expérimentateurs sérieux.

Admettra-t-on un bourgeonnement rapide des cylindraxes du bout central, bourgeonnement tel que le filament axile ait pu, en quatorze jours, en huit jours, en deux jours, en cinq heures, se reformer dans toute l'étendue du cordon, rétablir ses rapports délicats avec les appareils sensitifs de la peau et les plaques motrices des fibres musculaires? Dira-t-on, comme le pensait autrefois Vulpian, que le cylindraxe n'est pas dégénéré, que la myéline seule se fragmente et disparaît, mais que le filament axile reste perdu dans les plis de la gaine de Schwann, trop large pour son contenu? Ou bien prétendra-t-on que le segment périphérique isolé peut effectuer une régénération « autogène », malgré sa séparation d'avec le bout central? Mais, M. Vulpian, qui avait cru à la réparation

autogénique, l'a rejetée plus tard comme aussi fausse
que la persistance du filament axile.

Mais, parce que l'explication d'un fait nous manque,
le fait n'en est pas infirmé pour cela. Le rétablissement
rapide ou immédiat des fonctions nerveuses, après la suture secondaire, a été observé trop souvent et par des
chirurgiens de trop de valeur pour qu'on puisse le révo-
quer en doute. Pour nous, praticiens, notre conduite est
toute tracée : lorsqu'un nerf aura été divisé, nous devrons
en rapprocher les deux bouts que nous maintiendrons
en contact par une suture délicate au catgut ou au crin
de Florence. Il faut, à tout prix, éviter la suppuration qui
provoque la formation de tissu fibreux et de masses ino-
dulaires. Celles-ci compriment la cicatrice et les fonctions
du nerf en sont compromises.

Nous trouvons en effet dans les auteurs un certain
nombre de faits où la suture nerveuse paraissant avoir
donné un résultat négatif, on incisait de nouveau pour
aviver et tenter une réunion plus heureuse ; après avoir
dégagé le cordon nerveux du tissu fibreux qui l'entou-
rait, on s'aperçut que la continuité du nerf était parfaite. Or, cette opération avait suffi, et, peu à peu, on
voyait les fonctions reparaître. Ehrmann en citait un cas
très net à la Société de chirurgie : le nerf radial sectionné
est suturé sept mois après l'accident, la paralysie persiste ; sept mois plus tard, le nerf est mis à nu, et on
constate le rétablissement de la continuité du cordon
nerveux. Il suffit alors d'exciser un manchon de tissu
inodulaire pour que, au bout de quelques jours, la
motilité revienne dans les muscles paralysés.

On tentera donc une première suture, et si cette suture primitive échoue, on essayera, comme Tillaux, comme Polaillon, d'une suture secondaire qui aura des chances sérieuses d'être suivie de succès. S'il y a perte de substance du nerf, si, par la position que l'on donne au membre, par la traction qu'exercent les fils, on ne peut mettre les deux segments en contact, on pratiquera « la suture à distance » ; ainsi que l'ont démontré les expériences d'Assaky, cette suture diminue l'intervalle qui sépare les deux bouts du nerf divisé. Avec elle, du moins chez les animaux, la cicatrice nerveuse, développée le long des fils de suture, est plus riche en fibres nerveuses de nouvelle formation que lorsqu'on abandonne la guérison aux seuls soins de la nature.

IV

Une épidémie d'érysipèles.

Messieurs,

Depuis plus de huit mois que j'occupe ce service, nous avons eu la chance de voir notre mortalité opératoire réduite à zéro ; nos interventions ont été très nombreuses, souvent très graves, et jusqu'ici aucun de nos malades n'a succombé du fait de l'acte chirurgical ; c'est là un grand bonheur dont nous nous félicitons. Cette heureuse série continuera-t-elle ? Vous le saurez à ma dernière clinique où je vous présenterai la statistique complète du mouvement hospitalier dans nos salles. Je souhaite avec ardeur que l'année finisse comme elle a commencé.

Est-ce à dire que nous ayons lieu d'être absolument contents de nous et de nos salles ? Certainement non : il y a de grands progrès à réaliser avant que notre antisepsie soit parfaite. La suppuration que nous considérons à cette heure comme une complication opératoire, s'observe trop souvent encore, et nous sommes loin d'obtenir toujours la réunion primitive de nos plaies. J'ai à vous entretenir aujourd'hui, chose infiniment plus grave, d'une épidémie d'érysipèles observée en même temps chez nos hommes et chez nos femmes. Cette his-

toire vous montrera comment s'engendre et comment
se cultive cette maladie dans nos hôpitaux ; vous verrez
que, malgré la remarquable discussion provoquée par
M. Verneuil à l'Académie de médecine et les résolutions prises à cette réunion, il n'existe pas, à la clinique
chirurgicale de l'Hôtel-Dieu, une chambre d'isolement
où nous puissions reléguer nos érysipélateux. Ils entrent
dans la salle commune où l'infection se fait à loisir de
voisin à voisin.

Du premier novembre au premier avril, c'est-à-dire
pendant cinq mois, nous n'avons pas eu d'érysipèles. Un
jour, en janvier, un enfant guéri depuis longtemps, et
resté dans nos salles comme infirmier, est pris de fièvre
et nous constatons une rougeur intense au niveau de
l'aile du nez ; il fut renvoyé en médecine et nous
n'eûmes qu'à nous louer de cette expulsion sommaire,
car malgré notre encombrement permanent et les 30 ou
40 brancards quotidiens que l'administration nous impose, nous ne vîmes pas éclater l'épidémie redoutée.
Elle survint trois mois plus tard, en avril, et voici la
marche de l'infection dans notre salle des femmes et
dans notre salle des hommes, car les deux épidémies,
puisées à des sources différentes, ont été simultanées.

Depuis le 13 novembre 1886, est couchée, au n° 2 de
la salle Notre-Dame, une jeune fille de dix-sept ans, entrée pour une ostéite tuberculeuse de l'extrémité supérieure du tibia et du péroné gauche. Nous avons, à cette
époque, profondément brûlé les deux os avec des fers de
vétérinaire, et les résultats, fort lents à atteindre, nous
semblent excellents. Je n'insiste pas, d'ailleurs, car je vous
ai fait une longue clinique sur ce cas et sur ce traite-

ment. Eh bien! c'est sur la plaie bourgeonnante de cette
fillette en pleine convalescence, que s'abat, avec de la
céphalalgie, des troubles gastriques, des vomissements,
de la diarrhée et des frissons, un érysipèle dont les
plaques rouges se montrent le 30 mars.

Le soir, la température atteignait 39°,6. La plaie
opératoire, peut-être un peu sèche, a son aspect
habituel; mais au-dessus d'elle, on trouve une sorte de
croissant luisant, tendu, de couleur pourpre, à rebord
saillant, et une traînée de lymphangite qui remonte
jusqu'au pli de l'aine. Le lendemain, la rougeur occupe
tout le segment antérieur du membre, et le bourrelet caractéristique se voit et se sent au niveau de l'arcade de
Fallope, pour gagner, le 1er avril, l'épine iliaque antéro-
supérieure, malgré l'application sur l'exanthème de
compresses permanentes de sublimé corrosif, recouvertes de gutta-percha laminée.

La région fessière était envahie et l'érysipèle menaçait à la fois le tronc et la cuisse droite vers laquelle il
redescendait, lorsque nous faisons tout autour de la
ceinture une application de collodion iodoformé, large
de 6 à 8 centimètres; nous agissons de même sur la
cuisse droite, de façon à cerner le mal. Le lendemain,
2 avril, la rougeur avait atteint partout cette limite, mais
elle ne l'a franchie ni ce jour-là ni les jours suivants;
le 3, le 4 et le 5, l'état reste stationnaire; le 6, la température s'abaisse brusquement à la normale. Elle remonte bien un peu le lendemain et le surlendemain,
mais au dixième jour la guérison était complète.

Notre deuxième malade était convalescente d'une
pneumonie grave, lorsqu'à la fin de mars, elle fut prise

d'une parotidite suppurée, pour laquelle on la fit entrer dans notre service ; la région était rouge, tendue et fluctuante ; mon chef de clinique incise cet abcès, que je dus ouvrir encore le lendemain pour une fusée nouvelle. Le 6 avril, lorsque la défervescence survenait chez notre première malade, nous apercevons sur la joue droite de la deuxième, en avant du gonflement parotidien, une rougeur franchement érysipélateuse qui, en deux jours, occupe la moitié de la joue et la moitié correspondante du cuir chevelu. D'ailleurs, cet épisode n'a pas été grave ; au bout de quelques jours, sous nos compresses de sublimé corrosif, les plaques rouges se sont effacées, et la malade est guérie de sa parotidite et de son érysipèle.

Notre troisième malade est cette journalière de quarante ans entrée chez nous, le 25 mars, pour un horrible encéphaloïde développé dans une glande mammaire en pleine lactation ; la tumeur ulcérée et débordante était adhérente aux tissus profonds ; les ganglions engorgés remplissaient le creux axillaire et saillaient au-dessus de la clavicule. Toute opération était impossible ; nous avions commencé une application de poudre de chlorate de potasse et les effets en paraissaient bons, quand le 17 avril, quatre jours après le départ de sa voisine de lit, le sujet de notre deuxième observation, elle est prise d'un grand frisson, de douleurs de tête et de vomissements. Le lendemain, nous trouvons, autour de la mamelle, une rougeur franchement érysipélateuse, limitée par un bourrelet saillant.

Vingt-quatre heures après, la rougeur a gagné du terrain, le bras est envahi jusqu'au coude ; je circonscris le mal par un badigeonnage au collodion iodoformé. Ce badigeonnage part du rebord costal gauche, passe un peu en dehors du bord droit du sternum et contourne le côté gauche du cou. Un deuxième bourrelet est appliqué à la partie moyenne de l'avant-bras. La température est alors à 40°; le soir, le lendemain, l'état est stationnaire; l'obstacle formé par la couche collodionnée n'est pas franchi; au 5e jour, la fièvre tombe, la malade se sent mieux; au 10e, la guérison de l'érysipèle est complète, et, chose remarquable, l'encéphaloïde du sein paraît s'être fondu; ses champignons exubérants ont, pour ainsi dire, été fauchés par l'érysipèle; les ganglions de l'aisselle sont moins volumineux, et ceux du creux sus-claviculaire ont disparu. Au bout d'un mois, malheureusement, la tumeur reprenait sa marche.

Nous avons donc eu, en avril, trois érysipèles dans notre salle des femmes; nous en comptons autant dans notre salle d'hommes; je n'insisterai pas sur le premier cas qui a évolué en dehors du service : il s'agit d'un garçon d'hôtel de trente-sept ans, qui, le 25 mars, fut pris d'un érysipèle de la face, compliqué, au septième jour, d'un adénophlegmon de la région parotidienne droite; c'est pour cette affection qu'on eut le tort de diriger cet homme sur notre salle où nous eûmes le tort de le recevoir. L'effet ne se fit pas attendre : le 15 avril, il entrait chez nous; le 17, son voisin de lit était atteint à son tour.

Ce voisin était un bijoutier de soixante-quatre ans, venu à la fin de janvier pour une fracture compliquée de la jambe droite. Les plaies en étaient guéries et il ne restait qu'une ulcération insignifiante au niveau d'une pointe osseuse trop saillante, lorsque, le 17 avril, notre malade est pris de frissons répétés, de céphalalgie, de nausées ; la température s'élève et des souffrances vives se manifestent sur le membre qui depuis deux mois au moins était indolent ; la petite perte de substance devient grisâtre, et, sur le pourtour, apparaît une rougeur qui, dès le lendemain, atteignait le genou. Nous prescrivons les lotions au sublimé ; nous appliquons du collodion iodoformé au tiers moyen de la cuisse et même autour de l'abdomen, car quelques traînées lymphangitiques se dessinaient déjà au-dessous du pli de l'aine. L'érysipèle n'a point gagné ; l'arcade de Fallope n'a pas été dépassée et, le 24 avril, toute plaque érysipélateuse avait disparu.

Trois jours après, le 27 avril, un brocanteur de vingt et un ans, entré en novembre pour une ostéite tuberculeuse du calcanéum et traité par la cautérisation intense au fer rouge, est pris à son tour de malaise, de frissons, de douleurs de tête, de vomissements ; le pied, dont la plaie marchait depuis longtemps vers une cicatrisation régulière, devient le siège d'élancements, et l'on aperçoit une rougeur diffuse, mal limitée, qui remonte de 10 ou 15 centimètres le long de la jambe. Le lendemain, la cuisse était envahie ; deux larges anneaux de collodion iodoformé sont appliqués au-dessus du genou, mais comme déjà des plaques rouges et des traînées roses se montrent jusqu'au pli de l'aine, nous faisons autour du ventre une ceinture avec le collodion iodoformé ; des compresses de sublimé sont appliquées sur tout le membre. L'érysipèle s'est éteint sur place et la guérison a été rapide.

Voilà, Messieurs, le rapide exposé des érysipèles qui, après cinq mois d'un état sanitaire parfait, se sont abattus sur nos salles, dans les quatre semaines d'avril. Depuis trois mois, il ne s'en est pas déclaré de nouveaux, et j'espère que nous en avons fini avec cette humiliante complication des plaies. Je dis humiliante, car il est de principe maintenant, principe tutélaire et qu'il faut proclamer partout, que le chirurgien est responsable des érysipèles qui se développent dans son service. Quelque faute de pansement, quelque erreur d'antisepsie, une négligence quelconque a permis aux germes pathogènes de pénétrer jusque sur les plaies, et les exanthèmes fébriles ont apparu.

Nous avons commencé par accuser l'administration qui a pu laisser bâtir un édifice tel que l'Hôtel-Dieu, et constituer un service de clinique chirurgicale aussi important que le nôtre, sans mettre à notre disposition des salles d'isolement; mais ne devons-nous pas, après examen de conscience, nous accuser à notre tour? Un fait ne vous frappe-t-il pas, Messieurs, c'est que nos érysipèles n'ont atteint que des malades depuis longtemps dans nos salles, pour des plaies insignifiantes, à peu près cicatrisées, et que, pour ma part, je n'inspectais guère que tous les huit jours : une vieille fracture compliquée, deux anciennes ostéites tuberculeuses presque guéries, un encéphaloïde inopérable? Je suis le premier coupable; oserais-je donc en vouloir à mon chef de clinique; celui-ci pourrait-il être plus sévère pour l'interne, l'interne pour l'externe, l'externe pour le stagiaire, le stagiaire pour le bénévole, le bénévole pour l'infirmier qui peut-être n'a pas, chaque matin, fait le pansement avec toute la minutie désirable?

N'est-il pas en effet remarquable que nos plaies étendues, nos interventions graves, nos amputations de sein, nos résections, nos anus artificiels, nos laparotomies, nos extirpations larges de tumeurs du cou ont marché vers une cicatrisation régulière sous nos pansements antiseptiques rigoureux; tandis que des plaies presque insignifiantes, mais certainement mal surveillées, ont pu être envahies par l'érysipèle? C'est dire que nous sommes coupables; si nous étions toujours nets, entourés de choses nettes, instruments, topiques, literie; si tout, du plancher au plafond de la salle, était aseptique ou antiseptique, nous en aurions fini avec les complications des plaies.

Une autre particularité nous frappe : c'est le peu de gravité de notre épidémie : chez nos six malades, l'affection a évolué sans provoquer de troubles bien profonds de l'économie; pendant trois, quatre, cinq jours au plus, la fièvre a été vive, il y a eu de la céphalalgie, des nausées, des vomissements; puis la température est restée stationnaire; elle est retombée à la normale, les plaques se sont affaissées et en huit, dix ou douze jours, la guérison était complète. De cet épisode, autrefois si redoutable et qui prenait sa large part dans les tables mortuaires de nos opérés, il n'est resté qu'un peu de faiblesse, de l'amaigrissement, et une grande pâleur de la face. Nous n'avons à signaler aucune de ces dyscrasies, de ces atteintes viscérales profondes que laissaient jadis les anciens érysipèles lorsqu'ils n'emportaient pas le malade.

Tous les orateurs qui, il y a deux ans, prirent la parole à l'Académie de médecine, ont comparé l'innocuité actuelle de l'érysipèle à son ancienne gravité. Trélat, Verneuil, Cornil, nous ont montré que l'antisepsie l'avait rendu non seulement rare, mais moins redoutable. Je ne dis pas qu'on ne connaît plus l'érysipèle qui tue, mais le développement en est exceptionnel. Et cette bénignité singulière est due à des causes que l'on a relevées avec grand soin : l'érysipèle de nos jours est un érysipèle vrai, sans mélange, de culture pure pour ainsi dire ; il n'est pas cette infection hybride observée avant l'antisepsie et où la lymphangite, la phlébite, le phlegmon diffus et l'infection purulente prenaient, suivant le cas, une importance prépondérante.

Aussi s'explique-t-on maintenant la différence que les cliniciens d'autrefois tentaient d'établir entre l'érysipèle chirurgical et l'érysipèle médical. Ils nous offrent l'un et l'autre le même microbe pathogène, le diplocoque ou le streptocoque érysipélateux étudié par Huëter, Nepveu, Orth, et plus récemment par Denucé fils. Cependant, malgré cette communauté d'origine, l'érysipèle chirurgical était souvent mortel, tandis que l'érysipèle médical ne l'est pas, même lorsque les germes coulent, avec le sang, dans les vaisseaux de la circulation générale. M. Cornil a vu « guérir plusieurs fois des malades atteints d'albuminurie avec des streptocoques en quantité dans l'urine ».

Ces effets d'apparence contradictoire s'expliquaient déjà par la différence du terrain : les érysipèles chirurgicaux se développent chez des individus affaiblis par un traumatisme, tarés peut-être par quelque déchéance viscérale, par quelque tumeur généralisée, intoxiqués par quelque suppuration lente; l'organisme se défend mal, et l'envahissement du microbe ne rencontre devant lui qu'une molle résistance. Mais à cette cause qui a sa valeur, il faut ajouter surtout que l'érysipèle grave, l'ancien érysipèle opératoire, celui dont on mourait, dont on peut mourir encore dans nos salles de chirurgie, n'est pas un érysipèle vrai, pur, légitime, mais une maladie complexe où le streptocoque de l'érysipèle se mêle, en proportions diverses, avec les bactéries des septicémies et des inflammations, qui, eux, provoquent les suppurations diffuses, les décollements étendus, les gangrènes, les phlébites et les infarctus pulmonaires.

Dans l'immense majorité des cas, notre érysipèle chirurgical s'est, maintenant, séparé de cette promiscuité dangereuse et, depuis, son pronostic est le même que celui de l'ancien érysipèle médical. Une seule fois, chez notre premier malade de la salle Saint-Landry, les streptocoques de l'érysipèle n'étaient pas purs; ils étaient mêlés dans une certaine proportion au staphylococcus aureus des suppurations, puisqu'au septième jour, un adénophlegmon s'est déclaré. Mais, dans les cinq autres cas, il n'y a eu ni abcès, ni phlébite, ni septicémie et, de la fin du premier septénaire au milieu du second, la guérison était complète. Qu'il y a loin de là aux érysipèles anciens! En voici d'ailleurs une preuve palpable.

M. Verneuil a eu l'idée de comparer aux cas d'érysipèles relevés par Gosselin dans son service de la Pitié pendant les trois années 1862-1863-1864, les cas observés par lui-même en 1877-78 et 1880, dans le même service de la Pitié où il a succédé à Gosselin. Tandis que Gosselin constate cent trente-trois érysipèles dont trente et

un mortels, Verneuil, sous le régime de l'antisepsie, n'a
que trente érysipèles dont sept ont une terminaison funeste. Or, si les années sont différentes, il s'agit du même
hôpital et des mêmes salles dont le mouvement et le
mode de recrutement n'ont pas varié aux deux époques.
Une seule chose a changé : le mode de pansement des
plaies. Nous regrettons de ne pas avoir la statistique
actuelle du professeur de la Pitié; mais nous sommes
certain qu'il a eu en 1884-1885-1886, moins de trente
érysipèles et moins de sept morts provenant d'érysipèle !

Je ne veux pas insister sur ces faits qui doivent vous
être connus, et je me résume : l'érysipèle est plus rare et
moins grave, mais il existe encore; j'ai peur qu'il n'en
soit pour lui comme des pauvres dont parle l'Évangile :
« nous en aurons toujours avec nous ». Ils éclateront,
comme dans notre cas, autour des ulcères mal tenus, des
eschares de décubitus, des plaques de sphacèle, des
vieilles plaies infectées, des fistules urinaires et stercorales, chez les cachectiques et les affaiblis. Ne faudra-t-il
pas, dit justement Verneuil, affronter les chances d'auto-
inoculation dans les cas d'ouverture ou de contre-ouverture de foyers septiques, dans l'extraction de corps étrangers, dans les opérations cavitaires?

Mais, d'une manière générale, l'éclosion du mal sera
d'autant plus rare que la graine sera moins abondante
et d'une diffusion plus difficile. Aussi, prenant à mon
compte la conclusion votée, il y a deux ans, par l'Académie
de médecine, dirai-je : « Il est indispensable d'établir à
l'Hôtel-Dieu des locaux particuliers où l'isolement des
érysipélateux soit sérieusement pratiqué. Nous deman-

dons formellement la création de ces locaux aux pouvoirs publics, qui, dûment avertis, ne voudront pas assumer plus longtemps la responsabilité de ce qui existe aujourd'hui ! »

V

De l'eau chaude en chirurgie.

Messieurs,

Seul peut-être de mes collègues, j'ai recours à l'eau
chaude d'une façon systématique, et je veux vous rendre
compte de cette préférence. Encore bornerai-je ma clinique à quelques points particuliers. Je laisserai de côté
les applications indiscutables ou connues depuis longtemps ; les injections intra-vaginales dans nombre d'affections utérines ; la vapeur d'eau chaude, les douches
d'eau chaude, les compresses trempées dans l'eau chaude,
au cours des inflammations des membranes externes de
l'œil ; je ne parlerai pas non plus du traitement de la
blennorrhagie de l'homme et de la femme ; je ne veux
m'occuper ici que des modes d'emploi qui, pour m'être
plus personnels, me paraissent cependant d'une réelle
valeur.

Au cours de mes opérations, Messieurs, au lieu d'inon-
der le champ où manœuvre le bistouri avec les solutions
phéniquées ou mercurielles, j'exprime sur la plaie de
l'eau à 50 degrés et j'y trouve de nombreux avantages : d'abord l'eau ne coûte rien et l'on peut se la procurer partout ; elle ne crispe pas les tissus et entraîne

merveilleusement les détritus et les caillots ; enfin elle est
nettement hémostatique ; elle oblitère les orifices sectionnés des petits vaisseaux et des capillaires ; le sang
ne coule plus que par les rameaux justiciables des pinces
à forcipressure. Ajouterai-je que l'eau n'altère pas l'épiderme des mains de l'opérateur comme le font l'acide
phénique et la liqueur de Van Swieten ? Je ne suis pas
absolu cependant, et, d'ordinaire, avant mes sutures, je
fais une lotion générale avec la solution au millième de
sublimé corrosif.

Ces avantages se retrouvent dans le pansement des
plaies ordinaires : lorsqu'on veut détacher la ouate hydrophile ou la gaze iodoformée qui recouvre les sutures et
qui adhère à la peau, lorsqu'on désire enlever les sécrétions séreuses et sanguinolentes desséchées où pourraient se développer les germes, l'eau, toujours à la
température de 50 degrés, détrempe vite et bien les
pièces du pansement ; le malade ne souffre pas, et si
parfois il se plaint de cette température élevée, parfois
aussi il trouve trop froides les solutions phéniquées ou
mercurielles employées par la plupart des chirurgiens.
D'ailleurs, l'habitude en est vite prise et cet inconvénient est sans importance. Le seul reproche de poids
est que l'eau, aseptique et antiseptique à 50 degrés, ne
l'est plus à 37, température où elle tombe vite au contact
prolongé du corps humain. Aussi, les lavages termi-
nés, j'applique sur la région de la poudre d'iodoforme
qui, lui, a une antisepticité fixe et puissante.

L'emploi de l'eau chaude dans le traitement des plaies
ulcéreuses a une grande importance, et je ne connais

point de topique d'une valeur aussi incontestable.
Lorsque les bourgeons charnus deviennent gros, irréguliers et blafards, des irrigations à la température de 50
à 55 degrés et pratiquées une à deux fois par jour, pendant dix minutes ou un quart d'heure, transforment bientôt la membrane granuleuse ; elle devient rose, vermeille,
unie, et un liséré épidermique s'étend bientôt du pourtour de la perte de substance vers son centre, irrécusable
témoin d'une rapide cicatrisation. Les ulcères variqueux
et les ulcères trophiques, les destructions étendues de
la peau consécutives à des phlegmons gangréneux, à
des brûlures ou à des anthrax, bénéficient surtout de ces
lavages, et je pourrai vous en citer de très nombreux
exemples.

Rappelez-vous cette femme de quarante et un ans, couchée au n° 12 de la salle Notre-Dame et sur laquelle nous
avons tenté inutilement des greffes de peau de grenouille ;
son bras avait été contusionné par la roue d'une voiture ; la
perte de substance de la peau et des muscles sous-jacents
mesurait 15 centimètres dans un sens et 6 centimètres
dans l'autre ; mais un sphacèle consécutif devait presque
doubler cette étendue. Les solutions à l'acide phénique,
au sublimé corrosif et à l'iodoforme n'avaient pas empêché que le 12 novembre, lorsque nous prîmes en main
le service, la plaie fût blafarde, atone, sans tendance à la
cicatrisation ; les irrigations quotidiennes à l'eau chaude
sont prescrites et, dès le surlendemain, l'aspect de l'ulcère a changé. La surface en est rose, granuleuse ; les
bourgeons sont petits et vermeils, le liséré cicatriciel se
forme ; au bout de quinze jours, la plaie s'était rétrécie de plus de moitié, et, le 8 janvier, lorsque la ma-

lade quitte l'hôpital, la guérison est presque complète.

Vous parlerai-je de cette fillette couchée au n° 5 de la salle des femmes et traitée une première fois par M. Richet pour des douleurs névralgiques bizarres du membre inférieur? Elle vient de rentrer dans le service avec une ulcération de la face dorsale du pied droit, et consécutive à une brûlure. La perte de substance avait les dimensions d'une pièce de 5 francs : elle était pâle, blafarde, plate ou même creuse, sans bourgeons charnus saillants, et restait stationnaire sans s'accroître ni se rétrécir. Un bain de pieds d'un quart d'heure est prescrit matin et soir : sous son influence la plaie change d'aspect, la membrane granuleuse s'organise; le liséré épidermique gagne, et à notre dernier examen la cicatrisation complète était imminente. Je pourrais vous citer bien d'autres exemples tirés de mes observations de l'hôpital Broussais, où affluent les ulcères variqueux : les résultats ont été tels que, malgré mon départ, la tradition des irrigations d'eau chaude s'y est, dit-on, conservée.

Le succès est égal dans le traitement des plaies que recouvre un enduit diphtéroïde. Vous connaissez cette complication particulière, sorte de diminutif de la pourriture d'hôpital : la membrane granuleuse se voile d'une pellicule grisâtre, opaline, épaisse de 1 à 2 millimètres ; d'un coup d'ongle on l'enlève par lambeaux et l'on trouve au-dessous les bourgeons charnus ecchymotiques, mous, friables, saignants, ulcérés : une matière pultacée les remplace bientôt et la perte de substance se creuse de plus en plus; en tous cas le processus réparateur s'arrête et la cicatrisation est suspendue. Bien des topiques ont été employés pour combattre cet accident, le perchlorure de fer, le nitrate d'argent, les acides nitrique et acétique, puis les solutions phéniquées, l'iodoforme, le sublimé. Nous avons échoué avec toutes, sauf avec le jus de citron, vieux et excellent remède qui, d'après nous, ne le cède qu'à l'eau chaude.

J'ai soigné, avec mon maître Féréol, une vaste ulcération consécutive à un anthrax : la perte de substance mesurait 18 centimètres dans tous les sens : elle était recouverte d'un enduit diphtéroïde de plusieurs millimètres d'épaisseur. Au-dessous, les bourgeons charnus étaient détruits, et déjà les ligaments de la gouttière vertébrale étaient mis à nu; l'acide phénique, l'iodoforme, le jus de citron même restaient sans effet; l'affaiblissement du malade était des plus inquiétants. Nous eûmes recours aux lotions d'eau très chaude : dès les premières vingt-quatre heures, l'exsudat pultacé avait disparu, les bourgeons étaient vermeils, et chacun des diamètres de l'ulcération avait diminué d'un centimètre. A partir de ce moment et grâce à des lavages prolongés pendant un quart d'heure chaque jour, la marche vers une cicatrisation régulière ne s'est plus démentie.

Mais où l'eau chaude triomphe vraiment, c'est dans le traitement des inflammations aiguës, et ceux d'entre vous qui suivent la visite ont leur religion éclairée sur ce point. Les panaris, les phlegmons circonscrits ou diffus bénéficient singulièrement de l'immersion prolongée dans un bain à une température de 45 à 55 degrés. Pour les inflammations du membre supérieur, l'installation est des plus simples : la main et l'avant-bras, la main, l'avant-bras et le bras selon la moins ou plus grande étendue du mal, plongent dans une poissonnière munie vers son fond d'un tuyau d'épuisement que l'on ouvre et ferme à volonté; d'autre part on suspend au-dessus du lit un récipient qui contient de l'eau presque bouillante, qu'un tube en caoutchouc, réglé par un robinet, verse dans la poissonnière. L'écoulement du robinet de décharge et du robinet d'apport est calculé de mamière que la température reste constamment au degré voulu, 50 degrés en moyenne.

Eh bien, Messieurs, deux immersions d'une demi-heure, d'une heure, de deux, de trois heures, le matin et le soir, nous donnent des résultats surprenants : une inflammation prise à ses débuts peut être jugulée. Je vous donnerai comme exemple mon observation personnelle : j'enlevais une épulis du maxillaire supérieur; la vrille dont je me servais perfora l'os du malade et la pulpe de mon index gauche, ne s'arrêtant que sous mon ongle soulevé : je souffris à peine pendant le jour, mais la nuit, je me réveillai avec une douleur intolérable au point blessé, une rougeur intense, du gonflement et des battements insupportables dans tout le doigt : au matin je plongeai la main pendant une heure dans un bain à 48 degrés, je ne la sortis que pour l'entourer de compresses de tarlatane trempées dans la liqueur de Van Swieten, et recouvertes de gutta-percha laminée. Le soir, nouveau bain à la même température : l'inflammation était éteinte et le panaris conjuré.

D'habitude, les accidents sont plus avancés lorsque les malades nous consultent, et le phlegmon est déjà con-

firmé ; mais l'eau chaude limitera l'inflammation et fera
tomber les phénomènes locaux et généraux avec une
rapidité vraiment surprenante. Vous vous rappelez cet
homme encore couché dans nos salles et dont je vous
ai déjà entretenus : phlegmon diffus avec symptômes
graves d'infection purulente, frissons répétés, ascen-
sions rapides de la température et brusques défervescen-
ces. Vous avez vu comment l'immersion prolongée du
membre supérieur a, par deux fois, arrêté les progrès
menaçants du mal et amené une guérison définitive malgré la brutalité de l'invasion et l'état du foyer traumatique : il y avait un véritable broiement sous-cutané des
tissus de l'avant-bras. Les résultats n'ont-ils pas encore
été excellents chez cette jeune accouchée entrée pour un
phlegmon du pouce et de la gaine tendineuse commune
de l'avant-bras? N'avons-nous pas, tout récemment, recueilli dans le service trois observations identiques?

Du reste, le meilleur exemple est celui que vous avez
sous les yeux : au numéro 23 de la salle Saint-Landry se
trouve un tourneur en métal, âgé de cinquante-cinq ans,
diabétique avéré. Le 31 décembre, il se pique au niveau
de l'annulaire droit avec des paillettes de cuivre; il n'en
prend aucun souci, mais le 6 janvier le doigt se tuméfie et devient douloureux. Un pharmacien ordonne des
cataplasmes. Les souffrances et les gonflements augmentent à tel point que le malade entre à l'Hôtel-Dieu, où
l'on constate un phlegmon qui, du doigt et de la main,
a gagné l'avant-bras et le bras. La peau est tendue, vineuse, marbrée par places; un œdème inflammatoire
énorme remonte jusqu'au-dessus du pli du coude, et le
bras est parcouru par des traînées rouges qui aboutis-

sent à des ganglions tuméfiés dans l'aisselle. L'état général est grave; les traits sont tirés, la langue est comme rôtie, la soif est ardente et il y a du délire.

Le bras est plongé dans un bain chaud, et l'on incise deux collections purulentes déjà formées, l'une sur la face dorsale ·de l'annulaire, et l'autre sur le dos de la main. Après quelques heures et dès la première immersion, l'inflammation se limite déjà; la tension des tissus diminue sensiblement, l'avant-bras est moins tuméfié et les symptômes généraux s'apaisent; la fièvre tombe et la température devient normale. Dès le lendemain tout danger était conjuré. Une collection purulente s'était bien amassée à la partie externe et inférieure de l'avant-bras; mais elle n'avait aucune tendance à dépasser ses limites. Je l'ai ouverte au thermocautère : il s'en est écoulé une assez grande quantité de pus entraînant avec lui des lambeaux mortifiés de tissu cellulaire. Le foyer commence à se déterger et tout nous fait prévoir une guérison complète et prochaine.

Malheureusement, Messieurs, il est des régions où cette immersion prolongée ne peut être obtenue que par certains artifices : c'est ainsi que dans les inflammations de la prostate, les bains sont remplacés par des lavements à une température très élevée; le liquide remplit l'ampoule rectale où proémine la glande baignée, pour ainsi dire, dans ses deux tiers inféro-postérieurs. Cette méthode que nous avons imaginée nous a rendu les plus grands services : notre exemple d'ailleurs a été suivi, et plusieurs de nos confrères nous ont envoyé des observations concordantes : des prostatites à phénomènes

aigus, alarmants, ont été guéries par ce moyen : nos cas
personnels sont déjà au nombre de quatre ; nous pouvons
y ajouter le fait de Brissaud, et celui du docteur Aris.
Une thèse, d'ailleurs, a été soutenue sur ce sujet par notre
élève, le docteur Cazeau.

Voici notre premier cas : un médecin de trente et un ans
est pris de dysurie subite au décours d'une blennorrhagie ;
il nous fait appeler et nous constatons au toucher une
tuméfaction énorme de la prostate qui bombe dans l'ampoule rectale qu'elle obstrue : la surface en est régulière,
lisse, uniformément résistante, sillonnée par deux grosses artères qui battent sous le doigt ; les douleurs pendant
et surtout après la miction sont intolérables. Nous faisons recouvrir la région périnéale de compresses de tarlatane trempées dans de l'eau à 55 degrés ; des lavements
à la même température sont pris et gardés par le patient
aussi longtemps que possible. Aussitôt les douleurs
spontanées s'apaisent, le ténesme vésical, les épreintes
s'atténuent, la miction devient facile, le gonflement diminue, les pulsations artérielles sont imperceptibles, et
au bout de trois jours la guérison est à peu près complète.

Deuxième cas. Un jeune homme, soigné par le professeur Verneuil et par nous pour un énorme névrome
plexiforme du cuir chevelu et de la région mastoïdienne,
est pris, dès le lendemain de l'opération, d'une rétention
d'urine inexpliquée : la vessie est évacuée par la sonde
molle, et le cathétérisme se fait sans amener au méat la
moindre goutte de sang ; trois jours après, rétention
nouvelle et nouveau cathétérisme. C'est alors que surviennent des douleurs intolérables au bout de la verge,

des élancements, une sensation de torsion et d'écrase-
ment; le malade ne peut s'asseoir sans que les douleurs
s'exaspèrent, la miction est impossible. La sonde provoque le long du canal une réaction très vive et l'expulsion
des dernières gouttes s'accompagne de ténesme et d'é-
preintes intolérables; la crise ne s'apaise qu'au bout
d'une demi-heure, et l'appréhension que cause l'imminence d'une crise nouvelle a pour conséquence de l'agitation, la perte du sommeil et de l'appétit.

Nous pratiquons le toucher rectal : l'ampoule est
encombrée par l'énorme saillie de la prostate, chaude et
douloureuse ; la moindre pression réveille du ténesme
et une douleur très vive ; à la surface de la glande battent les artères dilatées; la résistance du tissu enflammé
est grande, et en aucun point on ne sent encore la dépressibilité particulière, signe d'une collection purulente. Nous prescrivons des lotions très chaudes sur le
périnée, et un grand lavement à la température de
55 degrés. La canule est introduite avec précaution pour
ne point heurter la prostate, et le robinet n'est ouvert qu'à
demi; l'eau distend ainsi peu à peu le rectum sans provoquer les contractions énergiques de l'intestin et l'envie
d'aller à la garde-robe. Le premier lavement apaise la
crise; la miction est déjà moins pénible : à midi, le soir,
nouvelles lotions, nouveau lavement, et l'amélioration
s'accentue. Le lendemain le malade pouvait s'asseoir, et,
au quatrième jour du traitement, la prostate indolore
avait repris ou à peu près son volume normal.

Notre troisième et notre quatrième observation,
celle du docteur Brissaud et celle du docteur Aris ressemblent trop aux précédentes pour que je les transcrive

ici. Elles prouvent que notre traitement est aussi efficace qu'il est peu expliqué. Ce n'est pas un médiocre avantage de réprimer, avant la suppuration, ces inflammations circonscrites ou diffuses de la prostate. On sait en effet les accidents graves qui peuvent survenir : l'incision de la glande par le rectum a parfois été cause d'hémorragies véritables; les clapiers du petit bassin, les décollements étendus se sont accompagnés de phlébite et d'infection purulente; des fistules nombreuses ont creusé le périnée en forme de pomme d'arrosoir; enfin une communication anormale s'est trop souvent établie entre l'urèthre et le rectum, et nous n'avons pas à insister sur ce que cette infirmité a de dégoûtant et de dangereux. Les lotions périnéales et les lavements d'eau très chaude ont évité ces écueils dans les six observations dont je viens de vous parler.

Les lavements d'eau très chaude vous rendront encore d'importants services dans les congestions dont les prostates hypertrophiées sont si souvent le siège. Ceux que l'on appelle « les prostatiques » voient souvent, à l'occasion d'un refroidissement subit, d'un excès de table, d'une course en voiture, d'une station assise trop prolongée, survenir une dysurie plus ou moins tenace, ou même une véritable rétention d'urine. La vessie plus paresseuse refoule avec moins de force le liquide, arrêté d'ailleurs par une hyperhémie de la muqueuse uréthrale et de la glande. Eh bien, j'ai vu céder ces accidents aux lavements à la température de 50 degrés, et je soigne à cette heure un vieux général qui apprécie bien ce remède : dès que le cours de l'urine se suspend, son ordonnance prépare un lavement chaud qui, jusqu'à présent, a suffi pour conjurer les rétentions.

J'ai déjà publié ailleurs l'observation d'un propriétaire du Tarn, qui, lui aussi, est un ancien « prostatique ». Lorsqu'il nous a consulté, son état, sans être grave, n'en était pas moins ennuyeux. Il pissait difficilement, et cette dysurie, qui s'accompagnait d'un peu de ténesme, se traduisait en outre par une intolérance extrême de la vessie : en temps et hors de temps il était pris d'envies impérieuses qu'il lui fallait satisfaire sur l'heure. Maintenant, grâce à un cathétérisme biquotidien et aux lavements d'eau très chaude, l'urine a repris son cours normal; notre client pisse bien et peut attendre, pour le faire, un moment et un lieu propices.

Je ne veux point vous parler des irrigations continues dans le vagin au cours des affections utérines ou péri-utérines. Rappelez-vous cependant cette concierge de quarante-deux ans entrée dans le service pour une pelvi-péritonite grave; un moment on put craindre une inflammation généralisée de la séreuse : il y avait du tympanisme, une douleur très vive, des nausées, des vomissements, les culs-de-sac étaient effacés, le vagin était chaud, les artères y battaient sous le doigt. Nous appliquons un spéculum à double tubulure par où pénètre et ressort de l'eau à 50 degrés. Dès le soir, les douleurs s'apaisent, la fièvre tombe : le lendemain l'état général se remonte et peu à peu on voit le gâteau péritonéal diminuer de volume; au bout de quinze jours la malade quittait l'hôpital.

Enfin, Messieurs, je ne saurais terminer cette

course rapide au travers des applications chirurgicales
de l'eau chaude, sans vous parler des lavements à
haute température et des lotions périnéales dans les
hémorroïdes procidentes ou étranglées. Il nous est
arrivé très souvent de pratiquer la dilatation anale pour
ces varices : leur masse congestionnée passait au travers du fondement relâché, et formait, dans la rainure
intrefessière, des paquets du volume du poing. Des
compresses de tarlatane imbibées d'eau chaude et
appliquées sur la tumeur diminuent dans tous les cas la
tension et la douleur; puis les hémorrhoïdes se flétris-
sent et nous avons obtenu des guérisons complètes
sans être forcés de recourir à une extirpation qui répu-
gnait au malade. Je pourrais vous en citer trois observations remarquables.

Si vous me demandiez maintenant, Messieurs, comment l'eau chaude agit dans ces diverses affections?
pourquoi elle est hémostatique et pourquoi elle güérit
les ulcères et les plaies atteintes de diphtérite? pourquoi
elle décongestionne l'utérus et la prostate? pourquoi
elle tarit la gonorrhée et jugule ou limite les inflammations? je vous répondrais que je n'en sais rien. Peut-
être la chaleur influence-t-elle l'activité du protoplasma;
elle favorise ou régularise peut-être la circulation des
réseaux capillaires; peut-être les hautes températures
empêchent-elles le développement des ferments et des
germes... Ce sont là des hypothèses que résoudront les
physiologistes; pour nous, cliniciens, un fait demeure :
l'efficacité de ce topique qui se trouve partout et qui ne
coûte rien. Aussi je m'en sers et vous conseille de m'imiter.

CHAPITRE II

MALADIES DE LA PEAU ET DU TISSU CELLULAIRE

I

Pathogénie et traitement des phlegmons diffus.

Messieurs,

L'ancien phlegmon diffus, celui dont on trouve la description dans les classiques, dans le *Compendium* de chirurgie en particulier, n'existe plus à cette heure. L'assainissement de nos milieux nosocomiaux, une meilleure thérapeutique, ont singulièrement modifié cette maladie dont le pronostic était autrefois si grave que, d'après certaines statistiques, elle emportait un sur deux des individus atteints. Nous allons, à propos d'un homme et d'une femme couchés actuellement dans nos salles de l'Hôtel-Dieu, essayer de dégager les causes de cette atténuation remarquable.

Le phlegmon diffus, vous disent les livres, est une inflammation non circonscrite du tissu cellulaire, avec tendance à la mortification des couches lamelleuses voisines; au lieu de se limiter, comme le phlegmon simple, dans les mailles sous-cutanées, elle envahit la peau, rouge, érysipélateuse souvent à tel point qu'on nomme alors la maladie phlegmon érysipélateux ou érysipèle phlegmoneux. Les réseaux lymphatiques et leurs troncs, les ganglions pris ; puis les veines, le périoste et l'os lui-même, dénudé et baignant dans le pus ; les muscles se désagrègent, et seuls, les nerfs et les artères, quoique disséqués, résistent au processus destructeur ; encore existe-t-il des cas où la paroi des vaisseaux a été ouverte.

Pendant que ces désordres se produisent, on note une douleur lancinante, pulsatile, contusive, une sensation de constriction brûlante, une hyperesthésie cutanée ; la peau, dont l'épiderme est soulevé par des phlyctènes, est œdémateuse, luisante, tendue, puis noire et gangrenée par places ; elle s'ulcère ; les eschares tombent et des orifices se forment par où s'écoule le pus et s'engagent des lambeaux mortifiés semblables à de l'étoupe, à de la filasse, à des écheveaux de fil détrempés.

Des symptômes généraux intenses éclatent peu après le début des phénomènes locaux ; parfois ils ouvrent la scène : frisson, céphalalgie, troubles gastriques ; la température s'élève ; la soif est vive, les idées sont confuses et le délire survient chez les nerveux et les alcooliques ; la face est altérée, amaigrie. Les phénomènes inflammatoires ou adynamiques s'accentuent ; la faiblesse est extrême ; le sommeil est inquiet ou perdu complètement ; la respiration est gênée, l'appétit nul, la langue rouge et luisante ; il y a des nausées, des vomissements bilieux ; une diarrhée parfois opiniâtre : déjà peuvent s'être montrées nombre de complications qui emportent le malade : les hémorrhagies, les arthrites de voisinage, les pleuro-pneumonies, les phlébites, l'ostéomyélite et l'infection purulente.

Combien ce tableau diffère des phlegmons diffus que vous avez sous les yeux! Celui de notre homme de la salle Saint-Landry est grave cependant; il nous a donné de vives inquiétudes, et je m'imagine qu'il y a quinze ou vingt ans, il se serait terminé au moins par une amputation. Un relieur de trente-six ans, de bonne santé habituelle, sans tare organique, nettoyait les vitres d'une fenêtre, lorsque son échelle glisse, le membre supérieur droit, jeté en avant, traverse un carreau cassé, sur l'encadrement duquel il se contusionne violemment en se raidissant pour retenir le corps suspendu; notre homme tombe malgré cet effort, et le lendemain on nous l'apporte à l'hôpital : on constate, dès son arrivée, une petite plaie de 1 centimètre tout au plus, par où s'est exprimé un lambeau musculaire long de 8 centimètres environ, quelques contusions çà et là et des éraillures nombreuses. La région est douloureuse et un peu tuméfiée; le moindre mouvement y réveille de vives souffrances; les doigts sont immobiles et à demi fléchis; mais on ne trouve nulle part de gonflement inflammatoire.

Le lendemain, l'avant-bras est œdémateux, tendu, gonflé, très douloureux; la peau semble sur le point d'éclater; elle est chaude, rouge, luisante, marbrée, surtout au pourtour de la déchirure, par où s'écoule de la sérosité sanguinolente, fétide; — nous assistons aux premières phases du phlegmon diffus. Nous plongeons le membre dans un grand bain à la température de

45 degrés. Les phénomènes inflammatoires s'apaisent aussitôt; le soir, la température ne dépassait pas 38°,5; le lendemain matin, elle n'était plus qu'à 37°,8. Les tissus sont redevenus souples; les douleurs spontanées ont disparu et, pendant huit jours, je m'applaudissais avec vous des résultats donnés par ce bain antiseptique, biquotidien.

A ce moment je veux me rendre un compte plus exact des lésions sous-cutanées; la partie externe et antérieure de l'avant-bras est couverte de phlyctènes et je désire savoir s'il n'y a pas une fracture du radius soupçonnée lors de notre exploration. Les tissus n'ont pas la consistance normale; la peau semble recouvrir une sorte de bouillie crépitante, et cet examen, certainement trop prolongé, amène un écoulement de sang et de sérosité. La température était à 37°,6; le soir elle montait à 40°,2; un frisson violent éclatait pendant la nuit et le matin, à la visite, le thermomètre était encore au-dessus de 40°. Le membre est de nouveau tendu, livide, et au niveau du poignet, je trouve une large eschare soulevée par du pus fétide.

Nous endormons le malade, et avec le thermocautère, je fends la peau de la face dorsale de la main; je passe au travers de l'eschare et je continue sur la face antérieure de l'avant-bras jusqu'au-dessus du coude. Cette large brèche met à nu une sorte de bouillie ichoreuse, magma de muscles imbibés de pus, au milieu desquels on aperçoit des traînées de tendons déchirés; une incision semblable, mais moins large, est faite en arrière, une autre en dedans; ponctions multiples dans tous les points œdémateux et enflammés; bain antisep-

tique permanent à 45°. Cette thérapeutique a rapidement
porté ses fruits ; de 40° la température descend à 37°, et
depuis huit jours elle y demeure ; les eschares se détachent ; la plaie bourgeonne et l'état général est excellent.
Le blessé conservera la vie et le bras ; mais nous ne
savons pas de combien de tendons il est privé et de
quelle utilité lui sera sa main.

Ce phlegmon diffus eût pu être mortel il y a quinze
ans, à cause des désordres anatomiques étendus et
de l'attrition des tissus sous-cutanés de la face antérieure de l'avant-bras. Eh bien ! sauf pendant l'épisode
redoutable du frisson et de l'ascension thermométrique
brusque, il s'est presque comporté comme une suppuration circonscrite. La réaction locale et générale n'a
guère été plus grande que dans un phlegmon simple. Il
en est presque toujours ainsi à cette heure, et les suppurations aiguës, qui jadis devenaient si facilement enva-
hissantes, se limitent maintenant et ne menacent les
tissus voisins que dans des circonstances très exceptionnelles, que l'on peut déterminer à l'avance.

La suppuration a toujours pour origine la multiplication de certains micro-organismes, dont, à cette heure,
on connaît trois variétés isolées et cultivées : le *staphylococcus aureus*, le plus habituel ; le *staphylococcus
albus*, beaucoup plus rare ; et enfin le *streptococcus
pyogenes,* tout à fait exceptionnel. Quelle que soit la
suppuration, on rencontre toujours le staphylococcus
aureus seul ou mélangé en proportion variable aux deux
autres bactéries. Si donc on ne tenait compte que du
microbe pathogène, toutes les suppurations seraient

semblables, puisqu'un même microbe ne peut donner deux maladies différentes ; nous n'aurions plus un phlegmon simple et un phlegmon diffus. Quels facteurs nouveaux interviennent donc pour faire d'une suppuration circonscrite une suppuration diffuse, envahissante et gangréneuse ?

Serait-ce une plus grande virulence du microbe ? Faut-il admettre que les cultures intensives qui se faisaient dans les hôpitaux avant l'antisepsie, donnaient aux germes une plus grande activité ? C'est possible ; mais peut-être pourrions-nous dire avec plus de raison que les micro-organismes étaient autrefois en beaucoup plus grande abondance. Les instruments, les mains des chirurgiens, les liquides pour le lavage, les pièces du pansement en contenaient des quantité énormes ; aussi l'inoculation était-elle fréquente et à dose massive. L'organisme peut se défendre avec succès contre l'attaque de germes isolés ; il succombe et se laisse envahir si l'assaut est incessant, et si l'ennemi arrive en colonnes plus serrées. Il en était ainsi dans nos anciennes salles où l'atmosphère était saturée de microbes.

Le degré de résistance des cellules organiques joue un rôle plus grand encore et lorsque le staphylococcus aureus tombe dans un tissu où les éléments anatomiques ne se défendent pas, sa multiplication est extrême ; il gagne de proche en proche et le phlegmon ne se circonscrit pas. L'influence des dyscrasies sur les suppurations est maintenant trop connue pour que nous insistions ; les vieillards affaiblis, les ivrognes, les cardiaques, les albuminuriques ont souvent des phlegmons diffus ; mais on les rencontre surtout chez les diabétiques. Là est leur sol de prédilection, et souvent le traitement le mieux approprié ne parvient pas à les limiter. J'ai récemment ouvert au thermocautère un phlegmon du pied chez une glycosurique invétérée de ma clientèle; une fusée a succédé à l'autre et, à la quatrième, la malade mourait dans le coma.

Je ne sais si je m'abuse, mais il me semble que ces phlegmons diffus chez les diabétiques sont, eux aussi, atténués dans leurs symptômes. Leur gravité est encore extrême puisqu'ils peuvent se terminer par la mort, et nous venons d'en donner un exemple; malgré cela, je trouve que les décollements ne sont pas aussi lointains, les fusées aussi rapides, les gangrènes aussi étendues. Serait-ce parce qu'on sait mieux les soigner et qu'on traite à la fois la glycosurie et l'inflammation? J'ai déjà invoqué cette cause; je crois qu'elle a de la valeur, mais il en est une autre de plus grande importance.

Dans nos anciennes salles, où l'on observait le phlegmon diffus du *Compendium*, tous les germes flottaient dans l'air, et avec le staphylococcus aureus, le staphylococcus albus des suppurations, on rencontrait le streptococcus de l'érysipèle, le vibrion de la gangrène gazeuse et le micro-organisme des septicémies. Transportés en masse sur les plaies, ils pouvaient s'y développer simultanément; ainsi prenait naissance une sorte d'hybride où dominaient sans doute les symptômes d'une maladie bien définie, la multiplication de l'un des germes l'emportant sur la prolifération des autres, mais où l'on retrouvait les traits d'une autre affection souvent fort différente. Certains phlegmons diffus affectaient les allures d'une gangrène gazeuse, et nous en avons vu plusieurs cas, en 1869, dans les salles de la Pitié.

L'union du phlegmon diffus et de l'érysipèle peut être si intime qu'on a souvent baptisé l'affection : érysipèle phlegmoneux ; la clinique n'est plus seule à constater la simultanéité des symptômes des deux maladies et déjà les bactériologistes ont pu isoler, dans les érysipèles qui suppurent, les deux sortes de germes, le streptococcus erysipelatus et le streptococcus aureus. **M.** Denucé nous dit, dans une excellente thèse, qu'à côté du microcoque de l'érysipèle, il a rencontré de nombreux staphylococcus et dans ce cas : « la terminaison par suppuration fut annoncée d'avance ; l'événement justifia ces prévisions. » On sait maintenant que tout érysipèle qui suppure est un hybride. M. Cornil a mis ce point hors de doute.

Eh bien, à cette heure, nos hôpitaux ne sont plus ces lieux d'infection où chaque plaie recevait des germes de toute sorte ; les micro-organismes sont moins nombreux, et, par la solution de continuité des téguments, on inocule, sans doute, une seule variété de bacilles. Voilà pourquoi nous n'assistons plus à ces sortes d'explosions où la maladie, appelée improprement phlegmon, empruntait au streptococcus de l'érysipèle les altérations étendues de la peau ; au staphylococcus aureus, le ramollissement et la désagrégation des tissus mous, les vastes décollements et les fusées purulentes ; aux vibrions de la septicémie, les symptômes généraux graves et les rapides empoisonnements. L'ancien phlegmon diffus serait donc, non une affection distincte, mais l'expression

de plusieurs maladies qui se combinent en proportions
variées. Aussi le tableau clinique qu'on nous en trace
est-il loin d'être fixe.

Une autre particularité nous explique les aspects
« ondoyants » des phlegmons. Le staphylococcus aureus, même pur, produit plusieurs affections nettement
séparées par l'ancienne nosographie et qui peuvent
s'unir et mêler leurs symptômes : le staphylococcus,
introduit dans le tissu cellulaire sous-cutané, y détermine l'apparition d'un phlegmon ; mais, autour de la
matrice de l'ongle, il provoque une tourniole ; un furoncle ou un anthrax, dans les follicules pilo-sébacés ; une
ostéomyélite sous le périoste et dans un os fracturé ;
enfin dans les vaisseaux, une infection purulente.

Ces faits ont été mis hors de doute, et Socin ne nous
a-t-il pas montré par l'observation de son propre assis-
tant, l'étroite solidarité de toutes ces maladies ? M. Garri
inocule au bord de son ongle les germes d'une culture arti-
ficielle provenant du sang d'un individu atteint d'ostéomyélite. Au bout de vingt-quatre heures, apparaît une tourniole ; il en prend le pus et le cultive dans la gélatine ; le
staphylococcus aureus se reproduit dans toute sa pureté ;
une autre fois, M. Garri s'oint la peau du bras gauche
avec le contenu d'un tube entier d'une culture obtenue
directement du pus ostéomyélitique ; au bout de six heures, la peau est rouge, puis des pustules apparaissent
à la base des poils ; elles deviennent franchement furon-
culeuses, et un redoutable anthrax se développe, qui
n'était guéri qu'au bout de trois semaines.

Tourniole, furoncle, anthrax, phlegmon, ostéomyélite,

infection purulente ont donc même origine ; et l'une ou l'autre de ces affections naît suivant que tel ou tel tissu a été ensemencé : plusieurs, du reste, peuvent être envahis simultanément, et l'on a des combinaisons pathologiques variables ; que de fois, le staphylococcus aureus de l'anthrax franchit les limites du derme, pénètre dans les couches lamelleuses sous-cutanées et y développe un phlegmon diffus! Nous venons d'en recueillir deux observations; le panicule graisseux, l'aponévrose et les muscles étaient réduits en une véritable bouillie purulente. Dans les fractures comminutives, les germes, avant qu'on sût les stériliser par les pansements antiseptiques, prospéraient à la fois dans le tissu cellulaire et la moelle osseuse ; ils provoquaient en même temps le phlegmon diffus et l'ostéomyélite.

Ces propagations d'un tissu à l'autre étaient surtout fréquentes lorsqu'on ne connaissait pas les conditions de l'auto-inoculation : le chirurgien se chargeait lui-même de propager le staphylococcus d'un point à un autre, et mon observation est sous ce rapport singulièrement instructive : les staphylococcus, gênés dans leur évolution par les bains antiseptiques, sommeillaient pour ainsi dire ; la suppuration était localisée, et tout symptôme de réaction avait disparu. J'explore le bras, je presse la peau sur les muscles broyés, je déchire des vaisseaux comme en témoigne un suintement séro-sanguin ; les germes pénètrent alors dans les capillaires ouverts ; le soir même, un frisson violent éclate et une ascension thermométrique de 3 degrés nous annonce l'imminence d'une infection purulente.

Le phlegmon diffus est donc devenu plus rare et moins grave. Le traitement, d'ailleurs, en arrête vite les progrès. Ce traitement, d'une extrême simplicité, mérite qu'on le recommande ; il consiste à immerger la partie malade dans un bain antiseptique, à la température de 45°. Comme les phlegmons du membre supérieur sont de beaucoup les plus fréquents, cette pratique est commode ; on trouve toujours une poissonnière et on y plonge le bras, le difficile est de maintenir le bain au degré de chaleur voulu. Notre méthode n'est pas compliquée : au-dessus du lit est un récipient qui contient de l'eau extrêmement chaude et qui communique avec la poissonnière par un tube en caoutchouc, dont on règle l'écoulement ; un imperceptible filet d'eau suffit à entretenir le bain à 45°. Un robinet inférieur permet d'enlever le trop-plein.

Les bains sont d'une heure, de deux heures, de trois heures même, et répétés deux fois par jour. Lorsqu'on en retire le membre, on l'enveloppe de compresses de tarlatane, imbibées de liqueur de Van Swieten chaude, dont l'évaporation est empêchée par une lame de gutta-percha laminée, qui emprisonne le membre supérieur tout entier. Dès les premières immersions, le gonflement diminue, les douleurs s'apaisent, les élancements pulsatifs disparaissent et le malade se sent soulagé. Un phlegmon diffus, pris ainsi dès les premières heures de son apparition, peut être véritablement jugulé. Mais d'ordinaire l'inflammation se limite en un point où le pus s'accumule, et il ne reste au chirurgien qu'à ouvrir un abcès chaud bien circonscrit.

Nous venons de constater cette évolution chez cette

jeune femme, couchée au n° 16 de la salle Notre-Dame. Une sorte de crevasse existait à la racine du pouce, que la malade irrite en nettoyant sa batterie de cuisine avec de l'eau de cuivre. Deux jours après, gonflement intense, rougeur très vive de l'éminence thénar ; le poignet se prend et la douleur est intolérable; la main a pris cet aspect caractéristique connu sous le nom de « main en battoir ». Il y a des frissons, de la fièvre ; aussi le septième jour, la malade effrayée entre à l'hôpital ; nous prescrivons le traitement; l'abcès, mal ouvert, est incisé jusqu'au poignet; tous les phénomènes s'amendent : la suppuration imminente de la gaine commune des fléchisseurs n'a pas lieu ; la région même devient souple, les mouvements des doigts sont possibles, et à cette heure, nous considérons notre opérée comme guérie.

Comme d'habitude, j'ai eu recours au thermocautère. Sans parler des hémorrhagies souvent observées, je redoute, avec l'instrument tranchant, les auto-inoculations; on ouvre des vaisseaux et les germes peuvent y entrer; je suis certain que les débridements renouvelés chaque jour, auxquels on se livrait autrefois, étaient pour quelque chose dans l'extrême diffusion du mal. Le platine rougi, au grand mérite qu'il a d'oblitérer les vaisseaux au fur et à mesure qu'il les divise, joint l'avantage de détruire les germes non seulement sur place, mais encore à une certaine distance.

Dès qu'il y a des phénomènes de rétention de pus, il ne faut pas ménager les ouvertures ; chez notre homme j'ai coupé la peau avec la lame du thermocautère depuis la racine de l'index jusqu'au-dessus du coude ; mon

incision mesurait plus de 40 centimètres; j'ai ainsi mis
à nu tous les clapiers de l'avant-bras, désormais au
contact direct des liquides antiseptiques; après cette
intervention vigoureuse, je me suis bien gardé de toucher au membre, de presser sur les tissus, de les con-
tusionner, de tirer sur les eschares pour les détacher
au risque d'ouvrir les réseaux vasculaires et de provoquer une nouvelle absorption de germes. N'est-ce pas là
un des avantages les plus précieux de nos bains et de
nos compresses de tarlatane toujours humides, grâce à
leur revêtement par une lame de gutta-percha? Elles se
détachent sans peine des tissus sous-jacents, et il n'y
a pas de déchirure de vaisseaux.

Aux membres inférieurs où les phlegmons diffus ne
sont pas rares, sur l'abdomen, au thorax, au cou, les
bains antiseptiques ne sont pas applicables. On aura
recours alors aux pulvérisations prolongées d'une solution d'acide phénique faible avec la marmite de Championnière. Ces pulvérisations dureront une ou deux
heures et seront répétées deux ou trois fois par jour;
on appliquera dans l'intervalle le pansement à la tarlatane et à la gutta-percha. L'emploi en est merveilleux,
et l'on voit l'inflammation se limiter, le malade accuser
un soulagement rapide. Si du pus se collecte, on ouvrira
l'abcès avec le thermocautère, et suivant les préceptes
que nous avons indiqués.

Ce traitement nous semble rationnel : les bains prolongés à haute température ne sont pas favorables à
l'abondante multiplication des germes ; on sait en effet
qu'au-dessus de 40°, leur prolifération est gênée ou entravée; l'humidité constante aide à la circulation des

parties enflammées et les phénomènes de diapédèse
sont moins actifs ; le fer rouge s'oppose aux auto-inoculations, sans compter la destruction des microbes sur
place et à distance. Les antiseptiques viennent d'ailleurs
exercer dans ce sens leur action constante. Quoi que dise
la théorie, d'ailleurs, l'expérience a prononcé ; et l'on
connaît depuis longtemps les excellents résultats que
donne cette pratique.

II

Traitement des anthrax.

MESSIEURS,

Des opinions contradictoires se heurtent encore au sujet du traitement de l'anthrax : les uns prétendent que toute intervention est nuisible ; d'autres affirment que les larges débridements sont indispensables ; parmi ceux qui partagent cette conviction, chacun arrive avec un procédé opératoire particulier. L'accord n'est donc pas établi ; aussi, vais-je vous donner les raisons qui ont dicté ma thérapeutique dans les trois cas qui, en moins de six semaines, se sont succédé dans notre service.

Cette thérapeutique n'a pas toujours été la même ; une fois nous sommes restés, pour ainsi dire, spectateurs passifs d'une affection qui a évolué toute seule vers la guérison spontanée ; deux fois nous avons dû intervenir énergiquement, mais non au hasard ; comme le disait Nélaton « il n'y a pas un anthrax, il y a des anthrax ». Ils diffèrent les uns des autres par la nature du terrain sur lequel ils se développent, par la région où ils naissent, peut-être même par la virulence plus grande du microbe. De ces anthrax les uns sont indolents et les autres très douloureux ; les uns sont petits, limités, nettement circonscrits, les autres sont démesurément larges, diffus, tendant à envahir tous les tissus voisins.

Nous pensons qu'une thérapeutique uniforme ne peut convenir à des cas qui, pour être rangés sous la même étiquette, présentent des différences aussi tranchées. Il n'en est pas moins vrai que des hommes de la valeur de Paget et de Gosselin professent qu'on ne doit pas toucher à l'anthrax, à quelque variété qu'il se trouve appartenir. Si l'anthrax est diffus, nous disent-ils, l'incision n'arrêtera pas sa marche; s'il est douloureux, elle n'amoindrira pas les souffrances. Ce n'est pas tout, on détruit par l'intervention une certaine quantité de peau dont la perte rendra la cicatrisation plus lente; on provoque une effusion de sang chez un malade qui est déjà trop affaibli, et qui par cela même devient la proie plus facile de complications redoutables, érysipèle, phlébite, lymphangite infection purulente.

Dans le sérieux débat qui s'est déroulé en 1881 devant la Société de chirurgie, sur le traitement de l'anthrax, Desprès s'est fait le défenseur abondant de cette cause : « L'intervention, dit-il, est inutile ou dangereuse : inutile, parce que les incisions, même multiples, ne vident pas les innombrables petits foyers de l'anthrax et ne sauraient hâter la guérison; dangereuse, parce qu'on s'expose aux hémorrhagies, à l'érysipèle, à la phlébite. L'abstention est infiniment préférable. » Et il donne pour preuve sa statistique personnelle de 1872 à 1880 : sur 57 anthrax il a vu 51 guérisons et 7 morts, soit une léthalité de plus de 10 pour 100. « Que nos contradicteurs, ajoute-t-il, communiquent eux aussi leurs statistiques, et nous verrons si l'avantage est du côté de l'intervention ou de l'abstention. »

Je ne connais pas les statistiques de ses contradicteurs, mais je puis en citer une, cependant, qui nous renseigne sur la valeur de l'intervention. Pendant les années 1883, 1884 et 1885, Slesarewski a traité soixante-trois anthrax ; par les incisions avec applications antiseptiques consécutives deux de ses malades seulement moururent, soit une léthalité plus de trois fois inférieure à celle de M. Desprès. Oserai-je donner mes chiffres personnels ? — Ils sont vraiment un peu maigres, mais sur dix anthrax que j'ai débridés au thermocautère, je compte dix guérisons. Je n'insiste pas, car une seule mort, si malheureusement elle survenait, ferait ma statistique, superbe maintenant, aussi sombre que celle de M. Desprès.

Il n'est plus besoin, après cela, d'insister sur les autres accusations que l'on porte contre l'intervention. La phlébite, l'érysipèle, l'infection purulente ne sont plus guère de notre époque, et depuis quatre mois que nous sommes à la tête de ce service, un des plus actifs de Paris, nous n'avons observé aucune de ces complications redoutables. Quant aux hémorragies, nous savons maintenant les combattre, et le fer rouge ou le thermocautère, auquel on a le plus souvent recours pour opérer les anthrax, unit à d'autres avantages sur lesquels nous reviendrons, celui de s'opposer aux effusions sanguines ; l'instrument oblitère les vaisseaux qu'il divise. Un seul grief me semble fondé, c'est la destruction d'une quantité de peau plus grande certainement que celle que l'anthrax aurait ulcérée de lui-même.

Des deux termes invoqués par les partisans de l'abstention — inutile et dangereuse — il en est un que nous

repoussons déjà : l'intervention n'est pas dangereuse.
Mais serait-elle inutile ? Là gît toute la question,
car si la guérison était aussi sûre sans l'appareil toujours pénible d'une opération, il ne se rencontrerait
plus un chirurgien pour la conseiller. Les appréhensions
qu'elle cause, la nécessité du sommeil chloroformique
suffiraient seules pour arrêter les plus entreprenants.
Mais cette inutilité est loin d'être démontrée et c'est ici
que nous demandons à distinguer entre les diverses variétés d'anthrax, car il en est pour lesquels l'abstention
est acceptée de tous.

Lorsqu'un anthrax se développe hors de la face, sur
la nuque, le tronc ou les membres, s'il est petit, limité,
sans tendance à la diffusion, si d'ailleurs les douleurs, tolérables toujours, s'apaisent dès l'ulcération
du cratère et dès l'expulsion des masses bourbillonneuses,
on le laisse évoluer et guérir tout seul; on se contente
d'appliquer des pansements humides, chauds, antiseptiques, qui modèrent encore les souffrances et empêchent
l'auto-inoculation de l'appareil pilo-sébacé voisin. On a
tout avantage à cette sage abstention, car la nature est
plus avare que notre thermocautère. Elle détruit moins
de peau, et la cicatrisation de la perte de substance en
est par conséquent plus rapide.

Telle a été notre conduite envers cet homme de cinquante ans, couché au n° 18 de la salle Saint-Landry et qui
était entré dans notre service pour un petit anthrax du dos,
gros au plus comme un œuf. L'aréole rouge et dure
qui était à sa base, ne débordait que d'un centimètre
environ la tumeur saillante; déjà sur son sommet s'ou-
vraient quatre orifices, d'où s'écoulait du pus et au

fond desquels se voyait une masse jaune bourbillonneuse. La douleur était faible, la réaction générale presque nulle. Aussi avons-nous prescrit l'application de compresses imbibées dans de la liqueur de Van Swieten chaude et recouvertes de gutta-percha laminée ; puis, deux fois par jour, pendant une heure, pulvérisation d'une solution phéniquée, avec la marmite de Championnière.

Vous en savez le résultat; peu à peu les bourbillons se sont expulsés; les cratères vides ont bourgeonné; la perte de substance affaissée et reposant sur une base, souple maintenant, s'est peu à peu cicatrisée. La guérison était complète; malheureusement la phtisie pulmonaire, qui minait notre malade, continuait son œuvre et l'homme est mort de cachexie tuberculeuse. Je vous cite ce cas comme fort rare; l'anthrax est surtout l'apanage des arthritiques; on le rencontre chez ceux qui ont de l'acide urique en excès ou du sucre dans leurs urines, mais il est exceptionnel de le voir se développer chez un tuberculeux.

L'anthrax a beau être petit, l'abstention que nous venons de préconiser n'est plus de mise lorsque la tumeur est très douloureuse. Celle des lèvres, de la lèvre supérieure en particulier, a sous ce rapport un triste privilège et il faut les avoir ressenties pour se figurer les affreuses souffrances auxquelles elle donne lieu. Dans ce cas, l'intervention nous paraît indiquée pour apaiser la douleur, qui peut provoquer un véritable délire; il existe une tension excessive, une sensation de torsion, de vrillement, de brûlure, des irradiations névralgiques qui se propagent à toute la face. Le débridement large

et profond amène une sédation rapide, malgré ce qu'ont
pu dire les partisans de l'abstention.

L'excès de la douleur suffirait pour nous dicter cette
conduite : mais il y une autre raison d'une importance
plus grande encore. L'inflammation se propage des
aréoles du derme aux veines de la lèvre et de celles-ci
à la faciale, de la faciale à l'ophtalmique et de l'ophtalmique aux sinus caverneux. Cette phlébite ascendante
se révèle par un cordon dur, qui soulève le trajet des
vaisseaux jusqu'à leur entrée dans l'orbite, par une pro-
jection en dehors du globe de l'œil, par une exophtalmie
qu'accompagnent des phénomènes généraux graves, frissons, fièvre, délire, coma, et la mort survient au milieu
de symptômes qui dépendent, soit d'une pyohémie, soit
d'une méningite. Broca, Reverdin, Verneuil, Chabbert,
en ont publié et rassemblé un très grand nombre de cas.

Vous trouverez, Messieurs, dans la thèse de Chabbert
et dans le mémoire de Reverdin, des statistiques où
l'on compare les résultats que donnent l'expectation et
l'intervention. Il en ressort que la mortalité est moindre
lorsque la tumeur a été largement débridée au thermocautère. Mais il faut agir avec vigueur : le malade sera
endormi, et l'anthrax transpercé de part en part ; les
ponctions seront assez rapprochées pour que toutes
les aréoles du derme infiltré soient en rapport l'une
avec l'autre. Cette révulsion puissante ou mieux cette
destruction sur place et à distance des microbes pathogènes amène un apaisement de la douleur, les phénomènes généraux tombent, et la guérison survient avec
des cicatrices moins difformes que la profondeur et l'é-
tendue des cautérisations ne l'avaient fait craindre.

Calmer la douleur, quel que soit le siège de l'anthrax, et, lorsqu'il s'agit de la lèvre, prévenir en même temps la phlébite, qui, de la faciale, gagne les sinus caverneux, voilà une première indication formelle d'intervention; il en est une seconde non moins nette: empêcher la diffusion du mal. Lorsque l'inflammation s'étend au loin dans le derme, en franchit même les limites, pour s'étaler dans le tissu cellulaire et les masses musculaires sous-jacentes, des débridements profonds et multipliés, selon des règles bien connues maintenant, limitent presque à coup sûr le mal, et aux assertions contraires des partisans de l'abstention, vous pouvez opposer l'observation de deux malades couchés dans nos salles.

Le premier est un employé de trente-quatre ans, assez chétif d'apparence, mais sans tare organique appréciable, chez qui il est apparu, il y a trois semaines environ, au-dessus de la nuque, à la partie supérieure du dos, une tuméfaction de la grosseur d'une noix; la peau qui la recouvre est d'un rouge vineux, chaude, luisante, les douleurs sont vives, lancinantes. Elles augmentent et la fièvre s'allume; des ouvertures spontanées se font sans atténuer le mal qui gagne de proche en proche; un médecin pratique une première incision, puis une deuxième — sans résultat, car il y a des frissons encore, une température élevée et, au niveau de l'anthrax, des douleurs continuelles. Aussi notre homme entre-t-il à l'hôpital, où nous constatons une sorte de plateau violacé, livide, percé de nombreux cratères d'où s'écoulent du pus et des déchets de bourbillon.

Le lendemain la nappe livide gagnait encore et mesurait 12 centimètres dans tous ses diamètres. Nous inter-

venons alors : le malade est endormi, et, avec le thermocautère, nous pratiquons, du centre à la circonférence,
douze rayons, dont l'extrémité externe dépasse la base
de l'anthrax de plus d'un centimètre ; le platine rougi
ne s'arrête qu'en tissu sain. Au centre, les rayons se
confondent en une perte de substance large ; à la périphérie, ils sont distants de 12 à 15 millimètres ; mais
entre eux nous plongeons la lame du thermocautère, de
façon à ne laisser nulle part plus d'un centimètre carré de
tissu malade que ne vienne limiter une incision. Au fur et à
mesure que s'avance la lame, les aréoles remplies de pus
liquide ou concrété, se vident comme une éponge que
l'on presse.

Ces larges et nombreux débridements portent sur le
derme, le tissu cellulaire sous-cutané et les muscles eux-
mêmes, transformés en une bouillie sanieuse, qui rappelle assez bien la pulpe de la rate. Ils ont subi cette
transformation particulière, cette peptonisation dont j'ai
dû vous parler à propos du phlegmon diffus. Le staphylococcus aureus a, vous le savez, la propriété de trans-
former en peptone ou albumine soluble l'albumine in-
soluble de nos tissus. Ici, cette altération ne s'arrête
que sur la gouttière costo-vertébrale elle-même. Eh
bien ! malgré l'étendue et la profondeur des lésions, cette
intervention vigoureuse a enrayé le mal ; la douleur a
cessé ; les phénomènes généraux sont tombés ; au bout
de quelques jours, la plaie se détergeait et, à cette
heure, on trouve une membrane granuleuse rose où
le liséré cicatriciel s'accuse de plus en plus.

Notre second malade est un journalier de soixante et un
ans, sans maladie antérieure importante, sans traces de

glycosurie ; vers les premiers jours de janvier, apparut un anthrax vers l'angle inférieur de l'omoplate gauche. Le 14, la tuméfaction était telle et les douleurs si vives, que le malheureux entre à l'hôpital, où nous soumettons la tumeur, plus large que la paume de la main, au spray phéniqué, pendant une heure chaque matin ; nous appliquons ensuite en permanence un pansement humide au sublimé. Malgré ce traitement, l'anthrax s'étend et la zone inflammatoire gagne chaque jour. La cautérisation profonde en roue de voiture et les ponctions intermédiaires sont pratiquées résolument par notre chef de clinique, M. Castex. Le résultat ne s'est pas fait attendre, la température, alors à 40 degrés, tombe d'abord à 38, puis devient normale au troisième jour ; peu à peu les eschares se sont détachées et la cicatrisation marche d'un pas rapide et régulier.

Je pourrais, Messieurs, multiplier les observations, je pourrais vous citer deux faits de la clientèle de M. Féréol où les anthrax étaient énormes ; dans un cas, chacune de mes incisions, et elles étaient au nombre de huit, se coupant au centre de la tumeur, mesurait 22 centimètres. Le phlegmon diffus sous-jacent fusait au loin et la bouillie des muscles peptonisés reposait sur la gouttière vertébrale ; l'état général était déplorable et la crainte d'une mort rapide paraissait fondée. Eh bien, ces cautérisations profondes, cette sorte de destruction de la tumeur par le fer rouge, ont eu un effet rapide et un excellent résultat. La guérison est complète, et si la cicatrisation d'une perte de substance aussi étendue a été lente, elle a marché néanmoins d'un pas égal, sous les lavages antiseptiques biquotidiens à l'eau très chaude.

Ces exemples vous ont convaincus sans doute, vous interviendrez ; et toutes les fois que vous serez en présence d'un anthrax très douloureux ou envahissant. Par contre, il faut s'abstenir lorsque l'anthrax est presque indolent et sans tendance à franchir ses limites. Telle est la doctrine courante. Mais ne se trouve-t-il pas de cas où cette conduite ne serait point la plus sage? pour ma part, j'ai observé une variété d'anthrax diabétique, qui chaque fois s'est terminé par la mort et où peut-être une intervention énergique eût provoqué une réaction salutaire. Instruit par ces deux faits, je n'hésiterais pas à cette heure à les traiter comme les anthrax douloureux ou envahissants.

Il y a deux ans, je fus appelé par une dame très diabétique, âgée de soixante-cinq ans et atteinte d'un anthrax de la nuque, large environ comme la paume de la main ; cet anthrax était d'aspect particulier : au lieu de faire une saillie, une voussure sous les téguments, il était à fleur de peau, sans surélevure, et ne se distinguait des téguments environnants que par une dureté ligneuse et une coloration violacée; pas de cratère, mais deux petits orifices, comme à l'emporte-pièce, par où s'échappait de la sérosité purulente, ne rappelant en rien le bourbillon caractéristique. La douleur était presque nulle et la tumeur ne prenait aucun développement. En quatre jours, nous ne la vîmes pas s'accroître d'une ligne et un trait fait par nous au nitrate d'argent sur les limites de l'aréole, ne fut jamais franchi. Mes collègues en médecine, qui voyaient aussi la malade, optèrent avec moi pour l'abstention : on fit des applications de tarlatane imbibée de liqueur de Van Swieten.

Mais la fièvre, modérée d'ailleurs, était toujours la même ; la nuit on notait du subdélire ; le quatrième jour la malade tombait dans le coma diabétique et mourait au bout de quelques heures. Certes, nous n'oserions pas dire qu'une intervention énergique l'eût sauvée, mais, à cette heure, nous n'hésiterions pas à la tenter car, quelques mois après, nous observions un cas absolument semblable. Femme diabétique de cinquante-trois ans, anthrax profond et stationnaire du dos, sans surélevure, sans cratère, avec cinq ou six orifices percés à l'emporte-pièce. Abstention, coma diabétique et mort. Avec les cautérisations profondes et multipliées, le résultat, du moins, n'aurait pu être pire.

Vous voyez, Messieurs, quelle est notre conduite : lorsque l'anthrax est peu douloureux, petit et limité, je n'opère pas ; les pulvérisations phéniquées avec la marmite de Championnière, les lotions à l'eau très chaude deux fois par jour, et les applications permanentes de solution au bichlorure de mercure sont suffisantes. Mais lorsque la tumeur s'accompagne de vives souffrances, lorsqu'elle manifeste des tendances à envahir les tissus voisins, ou qu'elle occupe la face, surtout la lèvre supérieure, ou bien encore quand elle est torpide, stationnaire, presque indolente, sans réaction locale appréciable, comme dans les deux cas que nous avons signalés, une intervention vigoureuse nous semble nécessaire.

Cette intervention, vous la connaissez : j'endors le malade et je fends la tumeur en tous les sens avec la petite lame du thermocautère. Je trace des rayons qui se rejoignent au centre et qui, à la périphérie, ne sont jamais distants de plus de 2 centimètres. Encore, en ces points, ai-je l'habitude de plonger le platine rougi, pour offrir un nouvel exutoire aux débris purulents des aréoles enflammées. Et ces incisions ne devront pas être seulement multiples, il les faudra assez profondes pour dépasser la zone envahie et le phlegmon diffus sous-jacent, de règle dans les anthrax étendus et vieux de quelques jours. Tous les foyers morbides, en somme, doivent être débridés, ouverts, modifiés par le contact prolongé du feu, et devenir accessibles aux solutions antiseptiques dont ils seront désormais recouverts.

Je préfère le thermocautère au bistouri. Certainement l'instrument tranchant va plus vite en besogne. Ne nous dit-on pas que Velpeau faisait 19 incisions en une minute? Mais que d'inconvénients à côté de cet avantage, médiocre, d'ailleurs, depuis qu'on endort les malades! La perte de sang peut être considérable et aller même jusqu'à une véritable hémorragie; puis nous croyons fermement à la destruction des microbes par la haute température, par le surchauffage auquel on soumet le foyer morbide pendant la demi-heure que dure l'opération, le platine rougi n'avançant que fort lentement dans les tissus indurés de l'anthrax, souvent épais de 4 à 5 centimètres. Les succès que l'on obtient sont dus autant, d'après nous, à cette action de la chaleur, qu'au débridement des tissus et à la facile issue des bourbillons.

Mais surtout, Messieurs, ne vous arrêtez jamais aux demi-interventions. A quoi ont donc servi les deux ou trois incisions timides pratiquées au dehors, chez notre premier malade? L'anthrax s'en est-il moins accru et l'envahissement a-t-il été seulement retardé? Tandis que lorsque nous avons eu pratiqué nos incisions, qui dépassaient les limites du mal, à la périphérie comme dans la profondeur, ne laissant nulle part un centimètre carré de tissu qui ne fût tangent à un large sillon ou à une ponction, l'œdème, la rougeur, la tension, la douleur et la tendance à l'envahissement ont immédiatement disparu, avec les signes généraux. Dès le quatrième jour les eschares commencent à se détacher et la granulation s'affirme.

Je n'ajouterai qu'un mot : surveillez activement la réparation de la plaie; il n'est pas rare de voir ces pertes de substance devenir, au bout de quelques jours, blanches, atones, sans vitalité; les bourgeons charnus anémiques se recouvrent d'un enduit grisâtre ou opalin sous lequel ils se détruisent, même malgré l'abri des meilleurs pansements antiseptiques, le sublimé ou le bi-iodure. Dans ces cas-là, Messieurs, n'oubliez pas que l'emploi des lotions biquotidiennes à l'eau très chaude détergeront l'ulcère, enlèveront cet enduit diphtéroïde; la membrane granuleuse se reformera et vous verrez bientôt le liséré cicatriciel se former et accentuer sa marche caractéristique. C'est un fait définitivement acquis pour vous et je n'y reviendrai pas, car je prêche des convertis.

III

Traitement du cancroïde par le chlorate de potasse.

MESSIEURS,

Au numéro 21 de la salle Notre-Dame, est couchée une petite vieille de soixante-quinze ans que nous avons opérée d'une tumeur de la joue droite. Je reviens sur cette histoire, non que le diagnostic fût bien délicat, mais, si le cancroïde était évident, son évolution, du moins, présentait quelques particularités intéressantes; puis, une menace de récidive précoce nous a fait instituer une thérapeutique trop vantée autrefois et trop délaissée aujourd'hui.

Notre vieille, quoique de petite taille et de membres grêles, est de santé robuste, et ses antécédents héréditaires et personnels sont excellents; elle ne trouve dans ses souvenirs aucune maladie bien précise et n'a jamais été inquiétée que par la tumeur de sa joue, dont la première manifestation date à peine de deux mois. Vers la fin d'août, apparut sur la pommette droite une petite plaque arrondie et large comme un centime, légèrement soulevée et de coloration rouge. Elle ressemblait tant à une brûlure, qu'on demandait sans cesse à la malade comment elle avait pu se brûler à cet endroit; la plaque ne se développa guère tout d'abord, mais au bout de trois semaines, elle prit un accroissement rapide, et, deux mois après le début de cette sorte de poussée, le 15 novembre, jour de l'entrée à l'hôpital, voici ce que nous constatons :

On trouve au niveau de la pommette une tumeur du volume d'une belle noix ; elle est un peu pédiculisée ; en effet, sa forme est celle d'un cône tronqué dont la base serait libre, tandis que le sommet s'implanterait sur la peau ; les téguments qui la recouvrent sont tendus, amincis, brunâtres par places et violacés. Ils ne sont nullement ulcérés, bien que vers le centre, au point le plus saillant du néoplasme, l'épiderme soit rude, fendillé ; notre palpation provoque même le soulèvement d'une squame, d'une lamelle cornée épaissie et ce soulèvement s'accompagne d'un léger suintement de sérosité sanguinolente. La peau est plus résistante à la périphérie, vers le pédicule où elle se continue avec celle des tissus sains. Ajoutons que la tumeur est indolente et qu'elle est très nettement cutanée : les téguments où elle a pris naissance ne sont pas adhérents et glissent sans peine sur les parties profondes.

Autour de cette tumeur principale, sur la joue correspondante et sur la joue opposée, sur l'aile du nez, sur le front, on voit des taches brunes ou jaune sale, des squames un peu soulevées, des éléments cornés de l'épiderme, unis par une matière visqueuse ; elles sont extrêmement nombreuses ; les plus petites ont l'étendue d'une lentille, mais il en est trois ou quatre larges comme une pièce de 50 centimes, à bords festonnés, rugueuses et fendillées ; ce sont là, Messieurs, ce que l'on appelle « les

crasses des vieillards». Elles sont le produit d'une altération des glandes de la peau et l'origine de nombre d'épithéliomas. La tache rouge brune qu'avait, au début, notre
vieille et dont le développement exagéré a produit la
tumeur de la pommette n'était autre, soyez-en sûrs,
qu'une de ces « crasses des vieillards ».

Nous n'avons pas hésité dans notre diagnostic, que
l'examen histologique devait confirmer; cette tumeur,
que je viens de vous décrire, était un épithélioma de la
peau; mais un épithélioma d'une variété spéciale, de
celle dont nous devons la connaissance à Verneuil : le
polyadénome sudoripare. Celui-ci, au lieu de se développer dans le corps muqueux de Malpighi, dans le
fond des espaces interpapillaires qui s'agrandissent et
pénètrent le derme, naît aux dépens des glandes ; leur
épithélium prolifère et distend le tube d'où se détachent
des diverticules nouveaux en doigts de gant, qui
s'anastomosent à réseaux; ils sont pleins de cellules
néoformées: les éléments en trop grand nombre finis-
sent par rompre le conduit glandulaire; ils s'implantent dans les tissus voisins et bientôt le polyadénome ne
diffère pas d'un épithélioma lobulé banal avec des
globes épidermiques. Les glandes sébacées peuvent
aussi, et par un mécanisme analogue, par une exagération des culs-de-sac et par la multiplication des éléments épithéliaux, donner naissance à une adénome
multiglandulaire.

Mais il est deux points sur lesquels je veux insister :
d'abord, tous les auteurs nous parlent de la bénignité
des polyadénomes sudoripares ; leur accroissement est

lent et, lorsque la tumeur est loin d'un orifice naturel, paupière, aile du nez ou lèvre, lorsque, comme dans notre cas, il est sur la joue, sur le front, il reste des années stationnaire. Son envahissement est plus rapide lorsqu'il est au voisinage d'une muqueuse. C'est là une considération clinique de premier ordre; vous avez deux tumeurs de même nature, de structure absolument identique, mais l'une s'implante sur la muqueuse de la lèvre : elle est maligne; elle s'infiltre rapidement dans les tissus et engorge les ganglions; l'autre se développe sur la joue, elle ne s'accroît pour ainsi dire pas : j'ai vu un de ces cancroïdes, qui avait déjà vingt-sept ans d'existence et dont le diamètre ne dépassait pas celui d'une pièce d'un franc.

Or, notre malade viole brutalement cette règle; il n'y a pas encore d'engorgement ganglionnaire, mais la tumeur s'est développée avec une rapidité dont je ne connais pas d'exemple sur la peau; il est tout à fait rare de voir les épithéliomas des muqueuses croître avec une telle fougue et, pour ma part, je n'en ai constaté qu'un exemple : il s'agissait d'une tumeur épithéliale née à la partie interne de la joue sur une plaque leucoplasique improprement nommée psoriasis buccal. Lorsque nous la vîmes, elle remontait à un mois; son diamètre était de 2 centimètres; quatre jours après, quand nous l'avons opérée, elle en mesurait plus de 3. Retenez bien, Messieurs, que ce cas est exceptionnel et ne croyez pas que le polyadénome sudoripare soit un épithélioma à marche rapide. C'est le contraire qui est vrai.

Autre exception : les cancroïdes de la face ne prennent pas d'ordinaire cette forme de tumeur : le plus souvent ce sont de véritables ulcérations : la peau est creusée et non soulevée; parfois du fond de l'ulcère s'élèvent des végétations, des bourgeons charnus exubérants, à surface suintante et sanguinolente; mais vous ne verrez guère d'épithéliomas qui, comme le nôtre, acquièrent le volume d'une grosse noix, sans que l'épiderme qui le recouvre ne soit détruit. Les polyadénomes, nommés par les anciens auteurs « tétines de rat » à cause de leur forme particulière, sont bien recouverts d'une peau peu altérée, mais leur grosseur ne dépasse pas celle d'un pois ou d'une noisette. Vous voyez donc que pour être un adénome sudoripare, notre tumeur se sépare du type classique par son volume, sa forme et son rapide accroissement.

Vous m'avez vu opérer la malade : j'ai enlevé la tumeur et, pour l'extirper tout entière, j'ai incisé la peau en dépassant d'un demi-centimètre, sur toute la circonférence, la base d'implantation du néoplasme; la perte de substance, plus large qu'une pièce de cent sous, prêtait difficilement au rapprochement de ses bords ; une véritable autoplastie aurait été nécessaire, cependant, grâce à deux sutures, l'une verticale et l'autre transversale et réciproquement perpendiculaires, grâce aussi à deux incisions libératrices en dedans et en dehors, l'affrontement a été tenté et maintenu par des points au crin de Florence. Vous avez vu le résultat, il est assez bon, et, malgré l'étendue de la brèche cutanée, la traction sur la paupière inférieure est peu marquée et nous avons à peine un léger degré d'ectropion.

Mais nous craignons bien qu'il ne soit resté, en dehors

et en bas, dans la peau rouge, épaissie et friable, quelques travées épithéliales ; malgré nos sacrifices, peut-être n'avons-nous pas dépassé les limites du mal et, si j'abandonnais notre opérée, je craindrais une récidive précoce. Aussi, vais-je la garder quelque temps encore dans nos salles et vous m'avez vu prescrire l'application, sur la cicatrice, de compresses de tarlatane imbibées d'une solution saturée de chlorate de potasse, 6 grammes de sel pour 100 grammes d'eau. Bien que les compresses à demeure soient recouvertes de gutta-percha laminée, une légère évaporation de liquide précipitera une partie du chlorate qui recouvrira la peau altérée de ses cristaux blancs. J'espère, par ce traitement, conjurer la récidive et détruire les éléments épithéliaux s'il en est d'oubliés dans les téguments.

Cette méthode n'est pas nouvelle : en 1847, Tedeschi publie une observation où un cancroïde de la lèvre et du nez, qui depuis trois mois résistait à tout traitement, fut cicatrisé en vingt jours par des lotions avec une solution saturée de chlorate de potasse. Ce fait était oublié lorsque, onze ans plus tard (1858), Milon, dans sa thèse inaugurale, en relate un nouveau : le diagnostic avait été porté par Velpeau et par Richet ; il s'agissait évidemment d'un cancroïde de la joue gauche, large de 8 centimètres dans un sens et de 6 centimètres dans l'autre ; les caustiques avaient été impuissants ; Milon offrit de le traiter par des applications topiques de chlorate de potasse à 6 pour 100 ; au quatrième jour, déjà des îlots de cicatrisation se dessinent, et au bout de vingt-six jours, la guérison est presque complète.

Malheureusement, l'auteur ne nous donne pas la suite de l'observation. Lacune regrettable que nous retrouvons dans un cas recueilli, la même année, par Weeden Cooke : épithélioma envahissant la lèvre inférieure, le côté gauche de la joue et la moitié de la lèvre supérieure, en partie cicatrisé par des applications d'une solution non saturée.

En 1863 paraissaient les remarquables recherches de Bergeron où il relate une guérison superbe : cancroïde du nez qui datait de deux ans et demi et résistait depuis dix-huit mois à tous les agents thérapeutiques; il mesurait déjà 10 centimètres dans tous les sens lorsqu'on commence à badigeonner matin et soir la surface ulcérée avec une solution de chlorate à 4 pour 100 ; en cinq mois et demi, la surface malade était remplacée par une cicatrice blanche et plate, qui se maintenait encore au bout de dix-sept mois. Le Dr Blondeau publia un autre cas : ulcération de l'angle interne de l'œil et de la racine du nez qualifiée cancroïde par Laugier et traitée par une solution sursaturée ; la guérison complète était obtenue en deux mois. Marjolin et Michon fournissaient deux cas, où l'amélioration avait été considérable. Un malade guérissait complètement entre les mains de Beauchet ; il en fut de même dans un cas de Féréol : homme de cinqante-six ans, atteint d'un vaste ulcère cancroïdal de la joue gauche ; il est du diamètre d'une pièce de 1 franc et date de quatre années : la guérison est obtenue en moins de trois mois par un tampon imbibé d'une solution concentrée. Magni, de Bologne, a publié un succès aussi absolu que le précédent.

A ces succès et demi-succès, je puis ajouter des observations inédites : un cas de Broca : épithélioma du menton et de la lèvre inférieure guéri par les applications saturées; un autre de Segond : amélioration remarquable d'un large cancroïde du pied; deux faits que nous communiquait hier notre collègue et ami Gaucher; dans le premier, il s'agit d'un épithélioma en cuirasse de la paroi thoracique : le mal a débuté, il y a vingt-quatre ans, par une ulcération près du mamelon gauche. La destruction de la peau est grande comme deux fois la main, et le fond de l'ulcère adhère à la paroi costale; il n'y a pas d'engorgements ganglionnaires; mais les élancements sont très douloureux et le malade maigrit : application de compresses saturées de chlorate de potasse; dès le troisième jour, amélioration continue; un mois après, plus de souffrances, le sommeil est possible; le liséré cicatriciel s'est avancé de deux travers de doigt vers le centre de l'ulcère. Malheureusement le malade veut quitter l'hôpital. Le second cas est analogue : ulcération cancroïdale du nez chez un homme de quarante-six ans; elle date de huit années, le même traitement produit le même résultat.

Je puis fournir quatre faits personnels : le maire d'une petite ville d'un département limitrophe me consulte pour une tumeur saillante, grosse comme un œuf de pigeon et très ressemblante à celle qui provoque notre clinique. Elle en diffère cependant par son siège sur la peau de la région parotidienne, par l'extrême lenteur de son accroissement et par l'existence, près de sa base d'implantation, de deux ulcérations cancroïdales peu étendues; nous proposons l'ablation, on la refuse : les

applications continues d'une solution saturée de chlorate
de potasse ont eu le meilleur résultat; les deux ulcérations se sont cicatrisées; la tumeur principale s'est
affaissée et a diminué de plus de moitié; elle tend,
il est vrai, à regagner son volume primitif lorsqu'on
supprime trop longtemps les applications, mais le retour
au traitement la fait vite rétrograder. Il y a quatre ans
que nous suivons ces alternatives chez notre client, dont
la santé ne décline pas.

Guérison complète chez deux vieilles de la Salpêtrière : l'une portait sur la face une quantité innom-
brable de ces squames, de ces croûtes brunes, de ces
« crasses » que vous savez maintenant reconnaître.
Sur l'une d'elles s'était creusée une ulcération superficielle opérée l'année précédente par Bouilly ; quelques
mois après, se développa un cancroïde semblable sur la
joue gauche : je prescris des applications de chlorate,
et en trois semaines la cicatrisation était complète ; plus
tard, quelques lotions suffirent pour enlever les croûtes
éparses sur le visage. Mon autre malade portait aussi
sur la joue un cancroïde à fond saignant dont le diamètre ne dépassait pas celui d'une pièce de 1 franc;
depuis deux années, il persistait sans accroissements ;
pas d'engorgements ganglionnaires. C'était bien le type
des polyadénomes sudoripares. En un mois et demi,
il ne restait plus trace de la perte de substance,
remplacée maintenant par une cicatrice ferme et résistante.

J'enregistre, à ce moment, un autre succès remarquable. Avec mon confrère, le docteur Paulin Moizard, je
soigne un industriel qui portait, à la racine du nez, un

cancroïde plus large qu'une pièce de 1 franc, et dont une moitié avait envahi l'angle interne de l'œil et les deux voiles palpébraux ; sur la paupière supérieure, notamment, on trouvait une ulcération étendue. Des applications de poudre de chlorate de potasse ont amené une cicatrisation rapide : la perte de substance s'est partout comblée. A la place de l'ulcère primitif, il existe à peine une petite verrue, papillome moins gros qu'une lentille, et qu'enlèverait facilement un coup de ciseau. Or, avant l'emploi du chlorate de potasse, l'extirpation aurait nécessité une autoplastie et la recherche, sur le front, d'un vaste lambeau cutané.

De cette aride et longue énumération il ressort, Messieurs, que des cancroïdes, cancroïdes indiscutables et reconnus tels par des cliniciens éminents, ont été améliorés ou guéris par le chlorate de potasse. Mon élève, le Dr Hyvernaud, nous montre, dans une thèse récente, que sur soixante-trois cas de cancroïdes confirmés et traités uniquement par le chlorate de potasse, il y a eu 16 insuccès, 15 améliorations et 32 guérisons. Pourquoi donc ce traitement est-il presque oublié et pourquoi, lorsqu'on le propose, soulève-t-on la raillerie? J'en trouve plusieurs raisons : la première, c'est que, lorsqu'on possède un excellent moyen de se débarrasser d'un mal, on s'occupe peu de traitements moins efficaces et d'un emploi tout spécial. Or l'excision, l'extirpation de l'épithélioma avec le bistouri est et demeure le procédé de choix : il est le plus rapide, le plus radical et le plus sûr. Du temps de l'érysipèle, on pouvait hésiter parfois, maintenant on tranche sans scrupule.

Et puis, je ne vous ai encore parlé que des succès

complets ou incomplets, des améliorations et des guérisons ; il y a aussi de nombreux, de très nombreux revers,
et parmi les plus fanatiques partisans du chlorate de
potasse plusieurs ont fini par se décourager après des
échecs trop multipliés. Mais ces échecs, je demande à
les analyser, et nous allons en faire trois catégories :
dans la première, nous mettrons les insuccès survenus
après l'emploi du chlorate de potasse à l'intérieur,
mode de traitement sans valeur, les physiologistes
et les thérapeutes ayant démontré jusqu'à l'évidence
que le sel de Berthollet n'agit que par action directe
sur les éléments anatomiques ; s'il est souverain
dans certaines affections de la bouche, c'est que, après
ingestion stomacale et absorption par le sang, il s'élimine par la salive et baigne ainsi les muqueuses gingivales et linguales.

La deuxième catégorie comprendra les échecs dans
le traitement des épithéliomas des muqueuses : épithéliomas de la langue, du plancher de la bouche et
des piliers, épithéliomas de l'utérus et de la région
ano-rectale. Ici autant de revers que d'essais, et je ne
me rappelle pas avoir lu dans les auteurs un seul
cas authentique de guérison. Faut-il s'en étonner? Le
chlorate de potasse agit bien sur les masses épithéliales les plus superficielles, mais peut-il arriver jusqu'aux éléments profonds qui entourent les vaisseaux
lymphatiques, les mailles celluleuses lâches des gaines
vasculaires et nerveuses, les interstices musculaires?
Aussi, la tumeur s'accroît, progresse, s'infiltre et envahit les tissus comme le pire des cancers. Dans la peau,
les conditions anatomiques sont tout autres ; la trame

serrée du derme s'oppose à la migration rapide des éléments épithéliaux ; le mal est longtemps circonscrit et le médicament est en contact direct avec les cellules qu'il doit détruire ou modifier.

Cette distinction essentielle, au point de vue de l'action du chlorate de potasse, entre le cancroïde de la peau et l'épithélioma des muqueuses, est due, je crois, à mon maître Féréol, et je ne saurais trop insister sur son importance. N'essayez jamais de guérir ou même d'enrayer un cancer épithélial de la langue, du plancher de la bouche, des piliers du pharynx, de l'utérus, du vagin et du rectum par le chlorate de potasse ! l'insuccès est fatal, et vous perdriez un temps précieux. Ne l'essayez même guère dans les épithéliomas mixtes, à cheval, pour ainsi dire, sur la peau et la muqueuse, au niveau des orifices naturels : les paupières, les ailes du nez, la vulve et l'anus. Vous modifieriez peut-être la portion cutanée du cancroïde, mais la portion muqueuse n'en continuerait pas moins ses ravages.

J'ai recueilli, avec mon maître Broca, une observation très démonstrative, et dont je garde un profond souvenir. Je soignais, sous ses ordres, un homme qui a laissé dans les lettres et dans l'enseignement un nom vénéré. Il était, depuis quatorze ans, atteint d'un cancroïde de la joue, sans engorgement ganglionnaire ; une extirpation fut pratiquée, suivie de récidive au bout de deux ans ; nous avons recours à la solution concentrée de chlorate de potasse, en application sur le mal ; l'effet fut merveilleux : la plaie se recouvre d'un revêtement épidermique souple et de bonne nature, la perte de substance se cicatrise ; nous pensons toucher à la guérison, nous l'annonçons presque ; mais, pendant que le cancroïde de la peau se détruit, l'ulcération, qui avait déjà gagné la muqueuse de la joue, continuait ses ravages, fusait en tous sens, et nous dûmes bientôt abandonner toute espérance.

Nous trouvons, dans les auteurs, des observations analogues : Magni, de Bologne, nous parle d'un cancroïde extirpé une première fois, et qui avait récidivé ; il siégeait sur l'aile du nez, et intéressait la paupière inférieure ; une solution concentrée, renouvelée trois ou quatre fois par jour, produisit un merveilleux effet, et, deux mois après, la cicatrisation était parfaite, excepté à l'angle de la paupière inférieure. Et nous conclurons de ces faits que les épithéliomas des muqueuses résistent au chlorate de potasse, dont nous n'oserions conseiller l'emploi, même dans les cas mixtes, car alors la peau se cicatrise, mais le tégument interne continue à se laisser envahir.

Restent donc les cancroïdes de la peau, et de la peau seulement ; ici, les applications directes de solution concentrée seront-elles du moins toujours suivies de succès ? Évidemment non, et Bergeron, Laugier, d'autres encore, ont observé de véritables échecs, sans compter les cas fort nombreux où la cicatrisation complète, la vraie guérison, n'a pas été obtenue. Aussi, comme je vous le disais au début, le chirurgien, qui trouve d'ailleurs bien long ce traitement de un, deux, trois et même quatre mois, aura le plus souvent recours au bistouri, et ne devra songer au chlorate de potasse que comme ressource ultime, et dans des cas exceptionnels.

Le chlorate de potasse vous sera utile, et c'est par là que je termine, dans les seuls cancroïdes de la peau. Encore ici, le procédé de choix est-il l'extirpation large : vous n'aurez donc recours aux applications saturées sur les épithéliomas que chez les vieillards trop affaiblis pour supporter une opération sanglante, chez les individus dont une maladie de cœur empêche la chloroformisation, ou chez les pusillanimes qui refusent une intervention chirurgicale; ou bien, lorsque l'ulcère est trop étendu, que, par exemple, il envahit tout le cuir chevelu, qu'on ne saurait scalper, une partie de la paroi thoracique, lorsqu'il est adhérent aux os sous-jacents, les côtes et les cartilages, la face interne du tibia. Enfin, quand les tissus sur lesquels il repose sont en mauvais état : je viens de traiter et de guérir, par le chlorate, un cancroïde de la jambe, large comme une pièce de 1 franc, et qui siégeait sur un lacis variqueux, dont j'aurais redouté l'ouverture chez une malade âgée de quatre-vingt-un ans.

IV

Tumeur mélanique de la peau.

Messieurs,

Ma préoccupation de vous entretenir des affections les
plus fréquentes ne doit pas me faire négliger certaines
maladies qui, pour être plus rares, méritent l'attention
du chirurgien s'il veut, je n'ose pas dire conjurer, mais
du moins prévoir une catastrophe imminente. Vous
avez, dans nos salles, où il aide l'infirmier pour les
menus soins du service, un homme jeune encore, d'apparence solide, et qu'on déclarerait volontiers bien portant : s'imaginerait-on que les petites taches noires
semées çà et là sur la poitrine, le front et les joues,
constituent des tumeurs malignes, et qui entraîneront la
mort à brève échéance?

Il s'agit d'un teinturier de quarante-trois ans, dont les
antécédents héréditaires sont bons ; son histoire pathologique antérieure est courte : blépharite dans le jeune
âge, syphilis dans l'adolescence, rhumatisme articulaire
il y a trois ans, et poussée eczémateuse dix-huit mois
après ; voilà, au complet, son bilan morbide. C'est au
cours de cette dernière maladie cutanée qu'il vit apparaître, pour la première fois, et quelques mois après un

traumatisme sur la région, une petite tache au-dessous de la partie moyenne de la clavicule gauche; elle avait la largeur d'une pièce de 50 centimes, et formait, sur les téguments voisins, une saillie de 3 millimètres environ; la surface en était rugueuse, et la coloration noire au centre et brun foncé sur les bords. Il entre à l'hôpital Saint-Louis, et cette tumeur est extirpée en décembre 1885.

Récidive presque immédiate : une plaque noire apparaît sur la cicatrice; elle grandit, et, en juin 1886, lorsque le malade entre dans notre service, à l'hôpital Broussais, elle avait 6 centimètres dans son axe transversal; son axe vertical, beaucoup moindre, n'atteignait pas 1 centimètre, mais sa base d'implantation était légèrement étranglée, et la masse mélanique s'épanouissait pour ainsi dire, surélevée de 6 à 8 millimètres au-dessus de la peau environnante. A côté de cette tumeur principale, et séparée d'elle par un intervalle insignifiant, on trouvait une tache arrondie, brune et beaucoup moins saillante; toutes deux étaient situées dans l'épaisseur du derme, sans adhérence aux parties profondes et sans engorgement des ganglions voisins. Aussi l'opération fut-elle des plus simples; les lèvres de la peau, incisée à plus de 1 centimètre au delà des limites du mal, furent rapprochées par quatre points de suture au crin de Florence, et la cicatrisation aurait été fort rapide si, pendant quelques jours, une éruption eczémateuse ne l'avait entravée.

Trois mois ne s'étaient pas écoulés que déjà l'on trouvait, dans l'aisselle correspondante, à gauche par conséquent, une tumeur du volume d'une noix, dure, arrondie, et qui glissait sous la peau. Elle a grossi peu à peu, et, au mois de février, ses dimensions inquiétèrent notre ancien opéré de Broussais, qui vint nous consulter à l'Hôtel-Dieu, où il entra dans nos salles : à ce moment, la masse ganglionnaire remplit le creux axillaire tout entier d'une masse irrégulière, mobile à la périphérie où elle étale sa base lobulée, un peu bridée en haut vers son sommet : là elle semble se perdre sous la clavicule, en soulevant le grand pectoral qui bombe légèrement.

La cicatrice est saine dans la plus grande partie de son étendue; mais, en haut et en dehors, à l'extrémité externe de son grand axe, on trouve une plaque des dimensions d'une lentille, et en tout semblable, comme couleur, aux taches d'encre mal lavées sur les doigts des enfants. Ce n'est pas tout, on aperçoit, çà et là, des points noirs, dont les plus petits sont à peine visibles et ne mesurent pas un demi-millimètre, tandis que les plus gros en ont trois ou quatre. Il y en a deux sur le front; un au-dessus de chaque paupière, un sur le menton, un à l'avant-bras, un autre sur le pubis; enfin, sur la tempe gauche existe une véritable constellation en miniature; autour de deux taches principales se groupent cinq ou six points presque imperceptibles. Ces taches et ces points, là et partout, rappellent, à s'y méprendre, les grains de beauté.

Notre diagnostic avait déjà été porté et vérifié au mois de juin, dans notre service de Broussais; il s'agissait d'un sarcome mélanique, et nous nous trouvions en présence d'une troisième récidive. Mais cet examen superficiel ne nous a plus suffi, et, cette fois, nous nous sommes enquis des modifications que pourraient présenter quelques excrétions du malade. Nos recherches ont été négatives pour les urines; elles sont transparentes et ne contiennent pas de granulations pigmentaires; de plus, claires au moment de l'émission, elles ne prennent pas, sous l'influence de l'air ou de l'acide azotique, une coloration brune ou noire; elles ne contiennent donc point cette « matière mélanogène », signalée pour la première fois par Eiselt.

Mais les crachats sont grisâtres; en séchant sur une compresse, ils laissent un pointillé noir, qui, mis sur l'objectif du microscope, a montré des cellules endothéliales gonflées, au milieu desquelles étaient, en plein protoplasma, des points arrondis et bruns. Ces crachats colorés sont très rares dans la mélanose; mais on les observe quelquefois. Crocq, Clauzel ont signalé des cas de ce genre. Faut-il admettre qu'en pareil cas, les cellules se sont détachées de noyaux mélaniques du poumon? Chez notre malade, l'auscultation reste négative, mais nous savons que des masses cancéreuses, volumineuses et abondantes, peuvent se développer dans un poumon, quoique ni l'oreille ni le doigt n'en révèle l'existence. Aussi, sans vouloir faire un méchant jeu de mots, devons-nous dire qu'il y a encore là un point noir pour notre malade.

Notre collègue, M. Nepveu, chef du laboratoire de la Pitié, s'est chargé de l'examen du sang. Vous savez que M. Nepveu, a, dans des recherches, vieilles de plus de douze ans, démontré que, chez les mélaniques, le sang a parfois une teinte sombre, analogue à du verre fumé;

cette teinte, il la doit à des granulations mélaniques, tantôt libres, tantôt incorporées dans des leucocytes. On peut trouver encore des blocs erratiques, des embolies capillaires provenant de la tumeur, et, par conséquent, infiltrées, elles aussi, de grains noirs. Plus les néoplasmes sont nombreux, plus abondantes sont les masses pigmentaires; aussi, leur multiplicité peut-elle faire conclure à la généralisation du mélano-sarcome. Les viscères sont alors presque toujours atteints.

Voici la note de M. Nepveu : « Malgré les recherches les plus minutieuses, je n'ai pu trouver que trois ou quatre leucocytes, qui, fidèles à leur rôle d'écumeurs de la mer sanguine, se fussent chargés de granulations mélaniques, et encore leur butin était-il assez maigre pour qu'on pût, au travers, apercevoir les noyaux du globule blanc. » Il faudrait donc admettre, Messieurs, que les foyers mélaniques sont peu abondants, qu'il n'en existe pas au sein des viscères — toutes réserves faites pour le poumon — et qu'il n'y a d'autres manifestations du mal que celles qui sont sous nos yeux: Une pareille conclusion, si elle est légitime, aurait de l'importance au point de vue du pronostic et du traitement: c'est elle qui nous a décidé à intervenir.

Nous avons enlevé, d'un coup de ciseau, la petite plaque développée sur la cicatrice; nous avons détruit chacun des points noirs du front, de la joue, de la région cervicale et de l'avant-bras, en enfonçant à leur niveau et jusqu'au tissu cellulaire sous-cutané la pointe du thermocautère; nous avons pratiqué l'extirpation laborieuse des masses ganglionnaires contenues dans

l'aisselle ; la dissection a été longue, délicate ; les masses
dégénérées remontaient jusque sous le paquet vasculo-
nerveux ; il a fallu dénuder la veine et lier les troncs
d'affluents volumineux. Nous avons retiré ainsi, en plus
de la masse principale, grosse comme un œuf, une
série de petits ganglions noirs, et semblables à ceux
du médiastin dans l'anthracose pulmonaire.

Leur aspect est vraiment caractéristique : ils sont
mous, souples, humides sur leur surface de section ; leur
parenchyme apparaît alors, avec son aspect reconnaissable entre tous ; le fond en est noir, mais les nuances
en sont nombreuses ; il est parcouru, comme le marbre,
de veines brunes, grises, ou même d'un blanc sale, qui
le font ressembler à certaines agates. En quelques
points, on ne trouve que du noir et du brun, dont les
strates, plus ou moins foncées, donnent à la tumeur
une analogie frappante avec les truffes. Il faut que la
comparaison soit bien exacte, car elle a frappé tous les
auteurs, et on la trouve reproduite dans toutes les
observations. Dans quelques ganglions, la masse centrale était d'un noir de jais, tandis que les couches périphériques étaient grises ou blanches, comme si leurs
cellules ne possédaient que peu de granulations pigmentaires.

L'examen microscopique de ces ganglions et de ces
tumeurs n'a pas encore été pratiqué. Mais n'oubliez pas qu'il s'agit d'une récidive et d'une extension aux ganglions de l'aisselle. Or, on avait constaté,
dans la tumeur enlevée à Broussais, l'existence d'éléments fusiformes, semblables à ceux des sarcomes fas-
ciculés : l'identité était complète, sauf que la masse cel-

lulaire, ici, était infiltrée, dans toute son épaisseur, de granulations pigmentaires. Le néoplasme était donc un mélano-sarcome ou sarcome mélanique. Pouvons-nous affirmer que la tumeur extirpée hier fût un mélano-sarcome? Oui, mais rappelons-nous qu'une tumeur enlevée comme mélano-sarcome a pu récidiver sous forme de carcinome mélanique; pour être rare, le fait n'en a pas moins été observé : un examen des pièces nouvelles est donc nécessaire et sera fait.

Je n'ai pas, à propos de cette observation intéressante, à vous faire l'histoire de la mélanose. Vous savez qu'elle consiste en l'imprégnation des éléments cellulaires par une substance, la mélanine, qui se présente sous forme de petits grains arrondis de 1 à 9 μ, bruns, couleur chamois ou noirs; parfois, ils s'agglutinent entre eux en petits blocs irréguliers, de volume variable. Ils existent à l'état normal chez l'homme où ils constituent le pigment de la peau, si abondant autour du mamelon, au scrotum et sur les grandes lèvres, et celui qui s'accumule dans l'iris et dans la choroïde. N'est-il pas normal aussi, le pigment qui se rencontre dans les verrues, les nævus, et ces taches désignées souvent sous le nom de grains de beauté?

Comment ce pigment, qui se forme sans doute dans les cellules aux dépens des matières colorantes du sang, imprime-t-il une gravité spéciale aux tumeurs dont il imprègne les éléments? Je dis aux tumeurs, car la mélanine peut infiltrer des néoplasmes de nature différente : on a observé des fibromes, des épithéliomas, des carcinomes et des sarcomes mélaniques; les fibromes et les

épithéliomas sont exceptionnels; les carcinomes sont
rares; seuls, les sarcomes sont relativement fréquents,
puisque Cornil et Trasbot nous fournissaient déjà, il y a
vingt ans, une statistique portant sur cent quatorze cas.
Cette malignité est encore aussi inconnue qu'elle est indiscutable, et tout individu atteint de mélanose vraie
doit être considéré comme voué à une mort prochaine.
Dupuytren n'opérait pas le cancer noir dont la récidive
lui paraissait fatale.

Cette opinion n'a pas changé depuis; Cornil et Trasbot l'affirment par leur statistique : sur un relevé de
quarante-six opérés, ils trouvent que onze moururent
avant la récidive; vingt et un eurent une récidive locale
et quatorze une généralisation viscérale; et ces récidives
et ces généralisations ne se font pas attendre un long
temps; en général, elles apparaissent au bout de quelques semaines; n'est-ce pas ce qui nous est arrivé pour
notre malade opéré en décembre 1885, puis en juin 1886,
puis en mars 1887? Encore pourrions-nous citer ce cas
comme un des plus favorables, car, malgré la coloration
grisâtre des crachats, nous ne sommes pas certain, dix-
huit mois après le début du mal, d'une infection des viscères.

N'existe-t-il pas quelque cas de guérison? Heurtaux,
dans un excellent article, nous dit que Laurence admet
la curabilité de la mélanose de l'œil. Pamard, d'Avignon,
le père de notre distingué collègue, a publié quatre faits
où il y eut absence de récidive après ablation de tumeurs
mélaniques qui, trois fois, avaient pour siège la choroïde
et une fois le testicule; or trois de ces opérés ont été
revus cinq, six et vingt-deux ans après l'intervention

chirurgicale. Edmond Simon, dans une thèse de 1861, fournit d'autres exemples de tumeurs mélaniques extirpées en temps opportun, et dont la cure fut radicale. Enfin, Heurtaux lui-même nous parle d'un mélano-sarcome fasciculé, gros comme une noisette qu'il enleva chez une femme âgée; au bout de deux ans, il n'y avait pas encore récidive.

En dehors de notre malade actuel je n'ai opéré encore qu'un mélano-sarcome et j'ai eu la chance d'obtenir sa guérison. Je fus appelé, il y a cinq ans, par les Drs Féréol et Brissaud, auprès d'un jeune homme de seize ans, qui portait, dans le cuir chevelu, une tumeur irrégulière, noire, du volume d'une petite noix. Je conclus à une tumeur mélanique et ce fut l'avis de Verneuil qui vit aussi le malade. L'extirpation fut pratiquée et la tumeur examinée par Brissaud, qui trouva, dans l'épaisseur du derme, des amas de cellules fibro-plastiques, infiltrées de granulations pigmentaires. A cette heure, notre opéré vit encore; mais il est sur le point de mourir d'une maladie de cœur d'origine rhumatismale.

J'ai maintenant à m'expliquer, Messieurs, sur l'opération que vous m'avez vu pratiquer. Mon intervention était-elle autorisée? On pourrait soutenir le contraire; les crachats teintés de noir nous font craindre une généralisation pulmonaire; les résultats négatifs de l'auscultation et de la percussion ne suffisent point pour en infirmer la valeur. Puis n'avons-nous pas une véritable généralisation cutanée? En dehors de la masse ganglionnaire de l'aisselle gauche, n'avons-nous pas compté jusqu'à onze taches noirâtres éparses sur la figure, la poitrine et le cou? Or, s'il est un dogme en chirurgie, c'est de ne point intervenir lorsqu'une tumeur maligne est généralisée.

J'ai passé outre et pour plusieurs raisons : j'ignore vraiment si le poumon est envahi par des noyaux mélaniques ; le signe donné par les crachats noirs n'a pas encore fait ses preuves et, dans le doute, je ne me suis pas abstenu ; puis, une opération ne paraissait faire courir aucun risque sérieux au malade ; la masse ganglionnaire de l'aisselle ne s'est point, il est vrai, énucléée facilement ; j'ai dû côtoyer de fort près le paquet vasculo-nerveux, mais la dissection terminée, la plaie ne demande, semble-t-il, qu'à évoluer vers une guérison rapide ; le coup de ciseau donné dans la petite plaque récidivée au niveau de la cicatrice ne compte pas ; quant aux ponctions simples avec le thermocautère sur les petits points noirs des téguments, elles ne peuvent, malgré leur nombre, nous inspirer la moindre crainte.

Le danger opératoire est donc nul ou à peu près. Mais cette intervention ne pourrait-elle être nuisible, ne pourrait-elle imprimer au mal une plus grande activité et rendre plus rapide l'envahissement des viscères? On admet que les opérations partielles chez les cancéreux hâtent souvent plutôt qu'elles n'arrêtent les progrès de la cachexie. Cela est un point à débattre. Un auteur a prouvé que si, dans les cas de généralisation, on tente une opération palliative, on voit diminuer dans le sang les granulations libres, les leucocytes chargés de pigment et les moules fibrineux vasculaires.

Eh bien, Messieurs, voici le raisonnement fort simple qui m'a poussé à opérer. Je puis, à peu de frais pour l'organisme et sans danger opératoire sérieux, débarrasser mon malade des foyers mélaniques dont nous avons constaté l'existence : ils sont peut-être les seuls et notre extirpation sera complète. Mais s'il en existe d'autres inaccessibles, si quelques viscères sont atteints, n'aurai-je pas tari cependant quelques-unes des sources où les lymphatiques et les capillaires puisent la matière mélanique dont la présence dans le torrent circulatoire crée des périls toujours croissants ? Les cellules infiltrées de mélanine vont se greffer au loin et former de nouveaux centres de généralisation : ne sont-elles pas des embolies redoutables, et Nepveu, dans le mémoire auquel je vous renvoie, n'a-t-il pas montré qu'elles peuvent être l'origine d'accidents cérébraux passagers ou permanents ?

J'ai donc voulu faire bénéficier notre malade, jeune encore et vigoureux, d'un ralentissement possible dans la généralisation de la mélanose ; j'espère que les cellules morbides, la matière noire fabriquée avec moins d'abondance infecteront plus lentement l'organisme. Je me propose d'ailleurs de poursuivre avec la pointe du thermocautère les taches noires que nous avons pu laisser lors de notre première intervention ou celles qui apparaîtront encore ; nous ne nous arrêterons que lorsqu'un grand nombre se développeront à la fois et qu'elles prendront une extension trop rapide ; je m'abstiendrai aussi dans le cas 'où des organes trop délicats seraient atteints. En un mot, nous agirons tant que notre intervention pourra retarder les progrès du mal sans douleur trop vive ou délabrement trop considérable.

Mon raisonnement est peut-être attaquable ; mais ce n'est point pour l'exposer que je vous parle aujourd'hui de la mélanose ; je voulais vous montrer qu'il n'y a pas de petits symptômes en chirurgie. N'est-il pas beaucoup d'entre vous qui auraient laissé passer, sans daigner y prêter l'attention, ces petits points noirs, ces taches imperceptibles, ces grains de beauté épars sur la peau? Leurs diamètres réunis atteindraient à peine celui d'une pièce de 50 centimes. Or rappelez-vous que vous êtes en présence de la plus terrible des tumeurs malignes, de celle qui tue dans le laps de temps le plus court.

Aussi faut-il la dépister le plus tôt possible, puisqu'une intervention large et précoce a pu en arrêter l'évolution ; les faits de Pamard et le mien en sont une preuve évidente. Mais, au début, le diagnostic du noyau primitif n'est pas toujours facile. Ce noyau primitif naît très souvent dans un viscère : foie, poumon, utérus ou cerveau ; il a, dans près de la moitié des cas, le globe oculaire pour siège. Nous ne nous occuperons pas de ces mélano-sarcomes de la choroïde, très rarement observés par nous : les malades qui en sont atteints entrent d'habitude dans un service d'ophtalmologie ; dans l'autre moitié des cas, la peau est la première envahie, le plus souvent aux orteils, à la plante du pied, au talon ; puis viennent, par ordre de fréquence, le visage et la partie antérieure de la poitrine.

Eh bien, ces mélano-sarcomes de la peau sont souvent confondus avec les grains de beauté, les nævi pigmentaires. Nous ne savons même pas s'il existe une différence entre eux et les grains mélaniques qui restent stationnaires. Lisfranc en a vu un qui ne s'est pas accru pendant sept ans ; Velpeau cite un cas de vingt ans, et Roux de vingt-sept. Tout d'un coup, ils se sont mis à grandir et c'est alors seulement qu'on a établi le diagnostic. Aussi dirons-nous : tout nævus pigmentaire doit être tenu pour suspect. S'il demeure dans ses limites primitives, qu'on le respecte ; mais s'il s'étale, si à la tache succède la plaque et à la plaque la nodosité brune ou noire, il faut l'extirper sur l'heure et largement.

Là ne se borne pas le diagnostic : une tache, une plaque, une nodosité bien circonscrite existe à peine sur la peau, que déjà des masses plus volumineuses peuvent encombrer les viscères. Le petit volume du foyer primitif n'est pas un signe certain de l'absence de foyers secondaires ; ceux-ci peuvent exister, et beaucoup plus gros que le noyau originel. N'en est-il pas ainsi dans notre cas, où une tache large comme une lentille a déterminé un engorgement ganglionnaire des dimensions d'un œuf? La recherche des foyers de généralisation n'est pas toujours fructueuse ; mais il est quelques caractères dont la valeur paraît fort grande : ils nous sont fournis, vous le savez déjà, par l'examen des urines, des crachats et du sang.

Les urines vous montrent parfois des granulations pigmentaires ou même des cylindres noirâtres, moulés dans les tubuli du rein ; vous pourrez alors en conclure que des masses mélaniques se sont déposées dans les voies urinaires ; vous constaterez en outre, dans certains cas, que les urines deviennent brunes ou noires sous l'influence de l'air ou d'oxydants tels que l'acide azotique ; vous comprendrez alors, non que les voies urinaires sont prises, mais qu'il existe une abondante généralisation de la mélanose. Les crachats gris ou noirs, où vous remarquerez, comme dans notre cas, la présence de cellules endothéliales gonflées et remplies de granulations pigmentaires, indiqueront l'altération du poumon. Enfin les embolies de Nepveu et les grains noirs dans les leucocytes seront, comme les urines noires, une preuve de mélanose généralisée.

V

Sarcomatose hypodermique et viscérale.

Messieurs,

L'école dermatologiste de Vienne, suivie de très près par celle de Saint-Louis, a isolé, sous le nom actuel de *sarcomatose cutanée,* une entité morbide presque méconnue jusqu'alors. Kaposi le premier, en 1870, puis Vidal, Tanturi, de Amicis, Kobner, tout récemment Besnier et son élève Léon Perrin, ont montré, par des observations nombreuses, que, dans le derme du pied d'abord, puis des mains, des jambes, des avant-bras, du tronc lui-même, se produisent parfois des gonflements œdémateux, des taches brunes, livides, pourpres, bleuâtres, des plaques infiltrées, de consistance ferme, rugueuses, parsemées de mamelons, des tubercules isolés ou confluents et dont la structure est celle du sarcome.

On reconnut bientôt que certaines observations déviaient un peu de ce type, désigné maintenant sous le nom de « type Kaposi ». Le mal ne débutait pas toujours par les extrémités; il pouvait avoir pour siège principal le tissu cellulaire sous-cutané, et perdait, dès ce moment, sa physionomie caractéristique; mais comme il s'agissait toujours de sarcome, comme d'ailleurs on trouve une gamme d'observations intermédiaires entre les tumeurs intra-dermiques du type Kaposi le plus pur et les tumeurs hypodermiques, celles-ci furent encore étudiées avec les sarcomes de la peau. Or voici que nous rencontrons un cas où il n'existe pas de sarcomes cutanés; toutes les masses siègent dans le tissu cellulaire, les aponévroses, les muscles, les viscères; on les rencontre dans le deltoïde, le triceps, le corps thyroïde, le cordon spermatique, la prostate, pour ne parler que des organes où la présence des tumeurs est démontrée; aussi nous ne saurions faire une dermatose de cette sarcomatose.

Notre malade est un menuisier de trente-six ans, sans antécédents héréditaires d'aucune sorte; il était jusqu'alors bien portant et son histoire pathologique n'enregistrait qu'une variole en 1871, lorsque, il y a dix-huit mois, une petite bosselure apparut sur le menton, un peu à gauche de la ligne médiane; elle était d'abord grosse comme un pois, elle s'accrut peu à peu, et, en quelques semaines, atteignait le volume d'une noisette; elle était ferme, résistante, mobile sur le maxillaire et sous la peau, celle-ci d'une souplesse et d'une coloration normales. Du reste la palpation n'y réveillait ni gêne ni douleurs, et, au cours de son développement, aucune souffrance n'avait été ressentie.

Trois mois après l'apparition de la tumeur mentonnière, tumeur nouvelle à quelques centimètres au-dessous, dans la région sus-hyoïdienne; elle est ferme, dure, indolore comme la première et mobile sur les couches superficielles et profondes. Elle dépasse en volume son aînée et atteint la grosseur d'une noix; notre malade commence alors à s'inquiéter, car, d'une même poussée, plusieurs néoplasmes semblables naissent sur le cou, au niveau de l'angle de la mâchoire, en avant du sterno-mastoïdien gauche, sur la branche horizontale du maxillaire inférieur, et en divers points du cuir chevelu. A ce moment, leur compte même devient difficile et les renseignements sur l'âge respectif des diverses nodosités, perdent un peu de leur précision.

Nous avons dressé une carte à peu près complète de ces tumeurs et nous en comptons dix-sept sur la partie antérieure du corps; quatre sur le menton et les joues, trois sur le cou, une sur la poitrine et trois sur le ventre, quatre dans l'aine, sur le scrotum et sur la verge; deux sur les cuisses, l'une à droite et l'autre à gauche; leur nombre est un peu moins considérable en arrière; nous en trouvons une sur le cou, deux dans la région dorsale et quatre dans la région lombaire; mais c'est dans le cuir chevelu qu'elles se sont surtout multipliées : il y en a plus de vingt, tant sur l'occiput que sur les pariétaux et le frontal.

Ces tumeurs diffèrent par le volume, qui varie de la grosseur d'un pois à celle d'un œuf de pigeon; leur forme est aussi un peu différente; les unes sont arrondies, un peu anguleuses, les autres ovoïdes ou aplaties comme un disque ou un verre biconvexe insinué entre les téguments et l'aponévrose sous-jacente; mais toutes ont la même consistance, la même indolence, la même mobilité. Disons cependant que la peau paraît adhérer à deux ou trois d'entre elles, et qu'à ce niveau, la coloration du tégument est un peu changée; elle n'est ni épaissie, ni rugueuse, ni fendillée, ni pourpre, ni brune, ni bleue; elle est rose, plus distendue, plus vascularisée et plus mince.

Tel fut notre premier examen, et nous n'eûmes pas, un seul instant, l'idée d'une sarcomatose cutanée; nous connaissions, par un remarquable article de Brocq, publié dans la *Gazette hebdomadaire*, le « type Kaposi » et rien ne nous rappelait les taches, les plaques ou les nodosités qui se développent sur la peau œdémateuse et dure; ces « placards » pigmentés, érectiles, violacés ou lie de vin, dont la teinte ne disparaît point à la pression du doigt. Ne se développent-elles pas, d'ailleurs, chez les hommes ayant dépassé la quarantaine, et leur grand caractère n'est-il pas de débuter par les extrémités, les pieds de préférence? Or, notre malade avait trente-six ans, sa peau était souple et normale, sans coloration particulière ; enfin, les pieds et les mains n'étaient le siège d'aucune espèce de tumeur.

Je crus à des cysticerques; j'ai observé en 1872 dans le service de Mesnet, et en 1873 dans celui de Broca, deux malades sur les joues, le cou, le dos, le ventre, la poitrine, les bras et les cuisses desquels existaient une masse de tumeurs sous-cutanées, indolores, mobiles, dures; l'aspect me paraissait identique, et sans m'attarder à la discussion d'une lipomatose ou de fibromes généralisés possibles, je portai d'autant plus le diagnostic de kystes à cysticerques, que mon chef de clinique, M. Castex, avait reconnu la parfaite transparence de quelques-unes de ces tumeurs. Pour plus de sûreté, je voulus en extraire une; je pratiquai l'incision de la peau sur une tumeur située au-dessus du pli de l'aine et aussitôt jaillit, pour ainsi dire, une masse solide, blanche, lobulée, et entourée d'une membrane fibreuse des plus nettes. Il ne s'agissait donc point de cysticerques.

J'ai répété cette innocente opération en neuf points différents : au pli de l'aine, nous l'avons vu, puis sur le dos, la cuisse, le menton, dans la région sus-hyoïdienne et sur le cuir chevelu ; les tumeurs extirpées étaient de genèse ancienne, ou d'évolution plus récente ; partout j'ai trouvé la même masse blanche irrégulièrement bosselée, mais lisse et recouverte d'une membrane d'enveloppe fibreuse. La surface de section en était humide, grenue, friable sous une pression énergique. Le raclage donnait des débris de tumeur, mais point de suc lactescent. A l'œil nu, on n'apercevait pas de vaisseaux ouverts.

L'examen histologique a été pratiqué au Collège de France par M. Darié, et voici la note qu'il nous a remise : « Les tumeurs sont lobulées, et les différents lobules sont séparés par des travées de tissu conjonctif normal ; ils sont entièrement constitués par des éléments embryonnaires fusiformes, pressés les uns contre les autres ; ils dessinent des faisceaux dirigés en tous sens, et sur la coupe on trouve, côte à côte, des faisceaux sectionnés transversalement et d'autres longitudinalement, ce qui fait que les uns semblent constitués par des éléments arrondis et les autres par des éléments en fuseaux. A un faible grossissement, on reconnaît l'existence d'un grand nombre d'espaces irréguliers et anguleux qui sont la coupe de cavités vasculaires dont quelques-unes contiennent encore du sang ; ces espaces sont creusés dans le tissu sarcomateux sans autre paroi

qu'une couche d'éléments aplatis, de même nature que
ceux du néoplasme.

« On ne trouve nulle part trace des éléments normaux
de l'hypoderme; les lobules adipeux et les nerfs, en
particulier, font défaut; mais il existe une membrane
d'enveloppe continue, épaisse, et constituée par du
tissu fibreux. Aussi, la tumeur, nettement enkystée,
n'est unie aux tissus ambiants que par les rameaux vasculaires qui se détachent des artères et des veines voisines. Le diagnostic anatomique est donc des plus nets;
il s'agit du sarcome fasciculé de Ranvier, ou, pour me
servir des autres termes employés encore pour désigner
ce néoplasme, du sarcome fuso-cellulaire des Allemands,
la tumeur fibro-plastique de Lebert et de Robin. »

Toutes les tumeurs de notre malade n'avaient pas
pour siège le tissu cellulaire sous-cutané: en arrière,
dans la région cervicale postérieure, aux limites du cuir
chevelu, un des plus gros néoplasmes est évidemment
sous-aponévrotique et développé dans les muscles de la
région; il en est un autre au niveau de l'angle inférieur
du maxillaire, dans le sterno-mastoïdien gauche. Enfin,
dans la masse tricipitale du bras, s'implante un de ces
sarcomes qui soulève l'aponévrose et forme, sous la
peau, une saillie des plus appréciables. Ces tumeurs
moins mobiles que les autres deviennent fixes, lorsque
se contractent les muscles où elles sont enkystées.

En existe-t-il dans les ganglions? nous ne saurions
être très affirmatif sur ce point; au niveau du ligament
de Fallope à gauche, dans le triangle de Scarpa à droite,
on trouve deux tumeurs dures, indolentes, mobiles, du

volume et de la forme d'une amande, où l'on peut voir
des sarcomes nés dans le tissu cellulaire de la région,
mais qu'en toute autre circonstance nous déclarerions
être des ganglions hypertrophiés. Ajoutons que, dans les
deux aines, on rencontre une masse de petites tumeurs
très dures et dont la grosseur n'atteint pas celle d'un
haricot : sont-ce des ganglions sarcomateux ou des
ganglions sclérosés par quelque adénite chronique
antérieure?

Mais, où le doute n'est point de mise, c'est sur le
développement de sarcomes dans les viscères. On en
trouve un des plus nets dans le lobe droit du corps thyroïde : il pointe sous la peau, et, à chaque mouvement
de déglutition, monte et descend avec la glande dans
laquelle il est enchâssé. On en rencontre un autre dans
les bourses ; je ne parle point de celui qui s'étale sous le
scrotum et qui ne diffère en rien comme siège des tumeurs sous-cutanées, mais de celui qui existe dans l'é-
paisseur du cordon spermatique ; il est du volume d'une
petite noisette, indépendant du canal déférent et peut-
être fixé à quelque artère ou à quelque veine.

Nous avons enfin découvert une tumeur énorme, la
plus grosse de toutes, sous la paroi abdominale, et dans
la fosse iliaque droite qu'elle remplit ; elle est dure,
résistante, fixée sans doute par quelques points au squelette, car il est impossible de la déplacer. Si l'on pratique le toucher rectal, le lobe droit de la prostate
bombe dans l'ampoule qu'il obstrue ; il est volumineux,
bosselé, résistant, et le doigt qui l'explore reçoit les
pressions que la main gauche exerce sur la tumeur de
la fosse iliaque ; s'il n'y a pas continuité entre les deux

néoplasmes, on peut conclure du moins que les rapports de contiguïté sont étroits.

Cette tumeur ilio-prostatique est indolore, comme toutes les autres, du moins à la pression, mais elle est peut-être cause de quelques phénomènes douloureux sur lesquels le malade insiste : en juillet 1886, dix mois après l'apparition de la première tumeur, celle qui siège sur le menton, éclatent des élancements dans la cuisse droite, des irradiations qui nécessitent un séjour au lit de cinq semaines; le mal cède à des frictions calmantes, mais il revient de temps à autre et se traduit par des douleurs, tantôt dans la fosse iliaque, tantôt dans la région lombo-sacrée, et tantôt à la surface interne de la cuisse droite. Ajoutons que la miction est devenue très fréquente et se renouvelle toutes les heures pendant la nuit.

En somme, les tumeurs accessibles, qu'elles soient hypodermiques, intra-musculaires ou viscérales, dépassent le nombre de cinquante. Malgré cet envahissement et cette sorte de généralisation, l'état du malade est encore assez satisfaisant; il a un peu amaigri, il est pâle; mais nous ne trouvons aucun signe de cachexie commençante; les urines sont normales; le sang ne semble avoir subi aucune modification et la proportion des leucocytes et des hématies est restée à peu près la même. Ces néoplasmes vivent en parasites presque sociables et ne marquent encore leur présence que par des saillies anormales, les douleurs irradiées de la fosse iliaque et les troubles de la miction.

Telle est cette observation singulière; nous en trouverons très peu d'analogues. Elle nous paraîtrait moins exceptionnelle si nous pouvions admettre l'hypothèse d'un sarcome primitif viscéral et d'une sarcomatose cutanée secondaire; la tumeur primitive serait l'énorme masse de la fosse iliaque et de la prostate qui aurait passé longtemps inaperçue sous la paroi abdominale; elle n'en infecterait pas moins le sang qui aurait porté çà et là le germe des néoplasmes secondaires épars maintenant sur le cuir chevelu, la face, le cou, la poitrine, le dos et l'abdomen. Köbner a bien étudié cette forme, que Léon Perrin, dans sa thèse, décrit d'après cinq observations.

Mais des raisons de valeur s'opposent à cette conception : les troubles urinaires et les douleurs iliaques, les premiers phénomènes qui nous permettent de supposer l'existence de la tumeur abdominale, datent du mois de juillet; ils ont apparu dix mois après le développement du sarcome du menton. Il faudrait donc supposer que la tumeur abdominale est restée inconnue et sans signe révélateur, non seulement pendant ces dix mois, mais pendant un temps beaucoup plus considérable. En effet, elle aurait été la tumeur primitive et génératrice; or, d'après les observations relevées par Perrin, les tumeurs secondaires ne se montreraient que de dix-huit mois à deux ans après l'apparition de la tumeur primitive.

Et d'ailleurs, ces observations de Köbner, de Millard, de Weber, diffèrent beaucoup de la nôtre, où l'on n'a pu établir d'une façon précise l'existence antérieure d'une tumeur viscérale primitive. De plus, dans les cas dont nous parlons, les tumeurs secondaires siègent

principalement sur le tronc : il n'y en a pas, ou il y en a
peu sur le cuir chevelu et la face; plusieurs sont intra-
dermiques, enfin les amas cellulaires du néoplasme sont
diffus; ils n'ont pas cette membrane enkystante de tissu
fibreux, si remarquable pour nos sarcomes dont l'énu-
cléation se fait par pression simple sur l'incision cutanée.

Nous aurions plutôt affaire aux tumeurs décrites par
Perrin sous le nom de « sarcome globo-cellulaire simple
hypodermique ». Ce type est créé sur trois observations
dues à Dauchez et Legendre, à Gairdner et à Perrin lui-
même. Mais ici encore, que de différences ! Dans ces trois
cas le sarcome est globo-cellulaire et non fuso-cellulaire; nous voyons dans le fait de Perrin qu'il n'y a pas
de tumeurs viscérales, que les tumeurs hypodermiques
sont les moins nombreuses, qu'elles ne sont pas encap-
sulées, qu'aucune ne siège sur la face et le cuir chevelu;
qu'enfin il existe des tumeurs intra-dermiques de coloration rouge sombre, avec exfoliation des couches cornées, des taches brunâtres, des croûtes noirâtres, toutes
altérations qui font bien de cette affection une dermatose, titre que notre cas ne mérite aucunement.

Le cas de Dauchez et Legendre se rapproche un peu
plus du nôtre; mais outre la structure globo-cellulaire,
l'absence de membrane enkystante. le siège des tumeurs
dans les régions sus-claviculaire, axillaire, pectorale et
lombaire, l'absence de néoplasmes dans le cuir chevelu,
disons que nombre des sarcomes sont « à peine mobiles,
adhérents à la peau, qui, à leur niveau, a une teinte
violacée due à un réseau abondant de petits vaisseaux
dilatés ». Dans le cas de James Gairdner, les ressem-
blances sont beaucoup plus grandes et pourraient servir

de transition de notre fait à ceux de Perrin et de Dauchez et Legendre.

La plupart des tumeurs, en nombre considérable, sont hypodermiques; quelques-unes adhèrent à la peau tendue au-dessus d'elles, lisse, un peu décolorée, avec tendance à devenir bleuâtre; cinq tumeurs siègent dans le cuir chevelu avec l'apparence de kystes sébacés ordinaires; il y a une tumeur sur le bras, peu mobile, fixée sur les tissus profonds; une sur le ligament de Poupart, une dans le scrotum; il existe des néoplasmes viscéraux en assez grande abondance; enfin, plusieurs de ces tumeurs sont entourées d'une capsule, toutes particularités que nous retrouvons chez notre malade. Mais il existe aussi des différences essentielles :

D'abord, la structure : éléments fuso-cellulaires chez notre malade, globo-cellulaires chez celui de Gairdner ; dans notre cas, la membrane d'enkystement est épaisse et continue, elle isole le tissu morbide des tissus ambiants, tandis que dans celui de l'auteur anglais « on découvre des cellules embryonnaires le long des vaisseaux sanguins » qui émergent de la tumeur ou qui la pénètrent, en dehors d'elle par conséquent. Puis l'évolution est bien différente : la formation de chaque nouvelle tumeur s'accompagne d'une douleur aiguë et déchirante, tandis que tous nos sarcomes sont et ont toujours été indolores. Enfin, les tumeurs de Gairdner diminuaient lorsqu'elles avaient atteint leur entier développement et finissaient par disparaître.

Ce caractère singulier, nous le retrouvons, mais très atténué, chez notre malade : une des tumeurs les plus volumineuses du cuir chevelu aurait, paraît-il, beaucoup diminué depuis quelque temps : elle aurait perdu plus du tiers de sa grosseur primitive. Et, de fait, la peau qui la recouvre semble distendue, plissée, trop lâche pour le néoplasme sous-jacent, moins dur lui-même, d'une consistance moins ferme que les néoplasmes voisins. Cette régression, d'ailleurs, ne s'est manifestée que sur une tumeur seulement ; du reste, nous n'avons pas constaté par nous-même cette particularité, à laquelle nous n'aurions guère cru si le dire du malade, tout spontané, ne concordait avec ce qu'on observe dans un grand nombre de faits de sarcomatose.

Cette rapide étude vous montre que notre observation est à peu près isolée. Notre sarcomatose hypodermique et viscérale ne ressemble guère qu'au cas de Gairdner, de tous les faits celui qui s'en rapproche le plus. La différence doit être bien grande entre la sarcomatose ordinaire et la nôtre, puisque M. Vidal, à qui nous avons envoyé notre malade, a pris tout d'abord ses tumeurs pour des fibromes multiples. Nous donnons donc notre observation telle quelle, nous gardant bien, selon les expressions dont se sert quelque part M. Perrin, « de la fausser, pour arriver à la faire entrer dans un type connu ».

Quel pronostic porter chez notre malade ? En vérité, je ne sais. L'issue des sarcomatoses généralisées a été jusqu'ici fatale à brève échéance, et, sauf dans deux faits, dont l'un du moins est discutable, la mort est survenue en quelques mois ou en quelques années. Tablerons-nous quelque espérance sur les anomalies de notre cas, sur sa déviation des types connus? L'organisation plus avancée de nos tumeurs, constituées par éléments fusiformes et non globo-cellulaires, l'existence surtout d'une membrane enkystante fibreuse ne sont-elles pas des signes d'une bénignité fort grande? Certainement, mais les noyaux viscéraux présentent souvent un danger immédiat et il ne faudrait pas de foyer bien volumineux dans les reins, le cœur ou le cerveau, pour provoquer une terminaison funeste.

Aussi, le mieux est de se tenir sur une extrême réserve. Pour ma part, dans le cas particulier, je suis pessimiste et bien que, depuis quatre mois d'observation continue, l'état général soit le même, la masse contenue dans la prostate et la fosse iliaque, les troubles urinaires, surtout cette incessante production de tumeurs nouvelles ne sont pas sans beaucoup m'inquiéter; puisque des néoplasmes naissent d'une manière ininterrompue dans les régions accessibles, pourquoi ne s'en produirait-il pas de semblables dans les régions cachées et dans les viscères profonds? Nous sommes d'autant plus effrayés qu'ici la thérapeutique est nulle : nous essayons des injections interstitielles de liqueur de Fowler, mais sans grand espoir d'en obtenir quelque succès.

Disons, toutefois, que notre malade, maintenant en observation depuis près de huit mois, nous paraît aller aussi bien qu'on puisse le souhaiter. Aucune des neuf tumeurs extirpées par nous n'a récidivé, aucune des tumeurs anciennes n'a pris un développement anormal, aucune des tumeurs récentes ne s'accroît avec une rapidité inquiétante; la masse ilio-prostatique, toujours énorme, paraît rester stationnaire; les douleurs provoquées ou spontanées ont disparu et l'état général est excellent.

CHAPITRE III

MALADIE DES OS

I

De la fièvre de croissance.

Messieurs,

Je viens d'observer une jeune fille de dix-neuf ans,
forte, de bonne santé habituelle, sans antécédents morbides personnels ou héréditaires et qui, au milieu d'accidents fébriles répétés, a été prise, tout à coup, d'une
douleur vive dans divers points du squelette ; la marche
en est devenue difficile ; il y avait de la claudication et
le médecin a cru à une coxalgie commençante ; il s'agissait simplement d'une poussée au niveau du cartilage
conjugal supérieur du fémur, affection peu connue encore, mal décrite : la fièvre de croissance.

Ce nom, d'origine populaire, et légué par la tradition,
n'a point sa place dans nos nomenclatures officielles ; le
médecin ne l'emploie guère qu'auprès de ses malades,
et souvent pour cacher, sous cette expression courante,
les embarras d'un diagnostic hésitant. Tout au plus
sait-il, avec les matrones, que pendant l'enfance et l'ado-

lescence éclatent parfois, à des époques indéterminées, des mouvements fébriles, des désordres variés de l'organisme, des troubles généraux plus ou moins graves et que l'individu sort de cette crise avec « une poussée, une secousse de croissance », un allongement de la taille en général très considérable.

Là s'arrêtaient nos connaissances précises, et l'on ne savait quelle lésion superficielle ou profonde la fièvre de croissance pouvait bien nous traduire ; on rejetait l'existence d'une fièvre essentielle, sans altération des tissus ; l'hypothèse d'une « synoque » ne satisfaisait qu'à demi ; quant aux invasions rhumatismales ou scrofuleuses inventées encore pour qualifier les troubles articulaires observés à l'époque d'un rapide développement du squelette, l'étude attentive du malade, son histoire et l'enchaînement des symptômes actuels suffisent le plus souvent pour ruiner cette hypothèse trop facilement invoquée.

C'est alors qu'en 1879, notre ami le docteur Bouilly a publié un mémoire fort important où il démontre que l'appareil symptomatique, léger ou grave, de la croissance exagérée, est produit par des lésions osseuses, une inflammation plus ou moins vive dont les degrés ascendants peuvent monter d'une simple douleur juxta-épiphysaire aux désordres souvent mortels des ostéomyélites diffuses. Des observations importantes de Guillet, d'Aubyer, du professeur Richet, de nous-même, sont venues confirmer cette opinion qu'a défendue, en 1884, Mlle Agnès Lowry, dans une thèse inspirée par Landouzy.

La fièvre de croissance peut éclater de la naissance à

l'époque de la soudure des épiphyses : Bouchut parle
d'un enfant de vingt-cinq mois dont la taille s'accrut de
8 centimètres en six semaines, au milieu de phénomènes
fébriles rémittents. D'autre part, on trouve des cas où,
comme chez notre jeune fille, les accidents sont survenus après la dix-neuvième ou à la vingtième année ;
Bouilly les a observés chez un jeune homme de vingt
et un ans. Mais ces faits sont rares ou exceptionnels, et
la plus grande fréquence est entre sept et quinze ans ;
d'une manière plus particulière, aux environs de treize
ans.

Les mouvements exagérés, la fatigue jouent un rôle
important dans l'apparition de la fièvre, et presque toujours elle se développe le soir ou la nuit, après une
journée de jeux, une marche forcée, un exercice violent.
Nous trouvons signalées, dans les observations connues,
une partie de natation, une première séance de gymnas-
tique, une course de plusieurs heures. Dans un de nos
faits, la fièvre survint après une ascension de montagne.
Aussi s'explique-t-on que les accidents éclatent de
préférence chez les petits garçons, moins modérés dans
leurs amusements.

On a accusé encore l'impression vive du froid, puis
une série d'états constitutionnels, le rhumatisme, la
scrofule, toutes les misères physiologiques et toutes les
déchéances de l'organisme. Mais ici l'analyse devient
très subtile, et on ne saurait dire si ces dyscrasies sont
l'effet ou la cause de la fièvre de croissance : les os ne
s'allongent qu'en soustrayant, au profit de leur développement exagéré, une énorme quantité de substances
nutritives et celles-ci manquent aux autres tissus qui

périclitent. Nous venons d'observer un garçon de seize ans, jusque-là de petite taille; il se met à grandir brusquement et l'on voit éclater une entérite tuberculeuse et une méningite mortelle.

Ce n'est pas tout : il est certain qu'on confondait autrefois la fièvre de croissance avec toutes les pyrexies des enfants et des adolescents, et le mérite de Bouilly est d'avoir dégagé les traits caractéristiques qui permettent d'établir le diagnostic. Mais il n'en est pas moins vrai que ces pyrexies peuvent coexister, et que, souvent, elles sont un des metteurs en œuvre les plus puissants de la congestion épiphysaire et de l'allongement rapide de la taille ; sous l'influence d'une scarlatine, d'une fièvre typhoïde, d'une rougeole, le cartilage conjugal s'hypérémie, la prolifération s'active et la diaphyse s'accroît souvent dans des proportions extraordinaires.

Cette congestion ne se manifeste pas avec la même intensité au niveau de toutes les épiphyses, et il est certains lieux d'élection bien connus que le chirurgien doit explorer avec un soin particulier. A l'état physiologique, les cartilages de conjugaison n'ont pas, en effet, une « fertilité » égale ; il en est qui s'allongent beaucoup plus que d'autres. Ollier a démontré que le cartilage supérieur de l'humérus produit normalement sept fois plus d'os que l'inférieur; l'inférieur du radius et du cubitus trois ou quatre fois plus que le supérieur; le supérieur du tibia deux fois plus que l'inférieur; l'inférieur du fémur quatre fois plus que le supérieur, qui ne compte que pour 7 centimètres dans les 28 centimètres d'accroissement moyen de l'os tout entier.

C'est au niveau de ces épiphyses les plus fertiles que

le chirurgien trouvera d'habitude les points douloureux
qui révèlent l'hypérémie de la région ; l'extrémité inférieure du fémur est la plus souvent atteinte et surtout
en dedans, aussi bien à droite qu'à gauche ; puis vient
l'extrémité supérieure de l'humérus ; l'extrémité supérieure du tibia, l'inférieure de l'humérus, le col du fémur
arrivent ensuite. Il est beaucoup plus rare de constater
des points douloureux sur le péroné, le radius et le cubitus ; mais ces os peuvent être pris, comme d'ailleurs
certains os plats, l'iliaque, au-dessous de sa crête, l'omoplate, sur son bord axillaire et certains os courts,
comme les vertèbres. Enfin d'une manière exceptionnelle, le processus congestif se généralise et il n'y a
guère d'os qui ne soient le siège de douleurs spontanées ou provoquées par la pression.

On ne sait pas au juste, d'ailleurs, quelles sont les
altérations exactes de l'épiphyse pendant la fièvre de
croissance. Il n'y a jamais eu d'autopsie et, dans un seul
cas, celui de Guillet, on a pu constater une tuméfaction
notable et durable au niveau des points douloureux du
genou. Cette augmentation de volume témoignait évidemment d'une inflammation du périoste et de l'os.
Dans des cas plus légers, il est probable qu'il y a eu
simplement de la congestion, une hypérémie plus ou
moins vive qui exagère les phénomènes nutritifs du
cartilage conjugal ; l'allongement rapide de la taille est
la conséquence directe de cette activité redoublée.

Un pas encore, et cette congestion provoquera une
production osseuse irrégulière : il y aura nutrition
déviée, comme dans cet épaississement épiphysaire que
Guillet note dans son observation. Si les désordres ne

s'arrêtent pas là, on peut avoir les exostoses ostéogéniques pour affections latérales; ou bien enfin, si
l'inflammation survient, si le staphylocoque doré ense-
mence l'épiphyse, des suppurations circonscrites,
comme dans les abcès sous-périostiques juxta-conju-
gaux, diffuses, comme dans les ostéomyélites phlegmoneuses ; telle est la gamme complète des lésions
anatomiques que traduisent les formes légères et graves
de la fièvre de croissance.

Mais comment s'expliquer l'intensité de la fièvre souvent provoquée par la congestion des épiphyses? Faut-il
admettre, avec Bouilly, qu'un travail exagéré, une fatigue
excessive retentissant sur la zone des cartilages conjugaux « fait pénétrer tout à coup dans l'économie, des
produits de désassimilation que les émonctoires ordinaires sont impuissants à éliminer assez rapidement, et
dont l'accumulation dans le sang détermine une infection momentanée avec la fièvre et toutes ses conséquences? Ne peut-il se former, par la suractivité nutri-
tive de la moelle osseuse un poison autochtone, dont la
rétention donnerait lieu aux accidents en question? »
Ou devons-nous penser qu'il se produit une pullulation
exagérée de staphylocoques, qui de l'épiphyse pénètrent
ensuite dans le sang et allument la fièvre?

La fièvre de croissance, telle qu'on la comprenait
autrefois, présentait un tableau clinique des plus
vagues : la description la moins inexacte est encore
celle que Daignau, cité par Mlle Agnès Lowry, donnait
en 1766. Cet auteur nous montre des enfants de sept à
quatorze ans dont la santé se trouble; ils sont pris de

maux de tête, d'étourdissements, de vertiges, de syncope même, de palpitations; ils perdent le sommeil; leur caractère s'assombrit; des épistaxis surviennent, de l'embarras gastrique; la fièvre s'allume par intervalle et les membres, qui s'allongent, sont amaigris et sans vigueur. Trop souvent une méningite, une affection des os, la scrofule, sont la conséquence de ces désordres fonctionnels ou organiques.

A côté de phénomènes qui appartiennent en propre à la fièvre de croissance, on trouve là les signes des méningites tuberculeuses commençantes, des fièvres continues, les prodromes de toutes les pyrexies qui peuvent assaillir l'enfance. Bouilly a su dégager, au milieu de tant de manifestations diverses, les signes cardinaux de l'affection qui nous occupe et, pour lui, la fièvre de croissance est caractérisée par des points douloureux constants, par un accroissement rapide et considérable de la taille et enfin par des mouvements fébriles.

Les douleurs spontanées n'ont en général aucun caractère précis : les petits malades accusent d'ordinaire une lassitude extrême, une sensation de meurtrissure dans les muscles, au niveau des articulations et le long du rachis; aussi l'hypothèse d'une manifestation rhumatismale a-t-elle été invoquée très souvent. Les douleurs provoquées ont au contraire une haute valeur et le chirurgien constate l'existence de points où la pression détermine une souffrance plus ou moins vive; ces lieux d'élection, nous les connaissons déjà; ils se trouvent non sur l'articulation, libre de ses mouvements, mais à quelques millimètres au-dessus ou au-dessous, au niveau

du cartilage conjugal; nous savons aussi quelles épiphyses sont le plus fréquemment atteintes.

L'allongement rapide de la taille est un caractère non
moins net : il peut être de 1, 2 centimètres en quinze
jours. Guillet a noté un accroissement de 3 centimètres
en un mois; il est de 8 centimètres en deux mois dans
un fait de Bouilly et de 8 centimètres en six semaines
chez un petit malade de Bouchut; enfin on a constaté
jusqu'à 15 centimètres en deux mois, dans un cas rapporté par Aubyer. Nous avons vu grandir de 14 centimètres, en six mois, un garçon de notre clientèle qui
dut, à plusieurs reprises, quitter le lycée, pris qu'il était
de mouvements fébriles assez vifs, de lassitude, de cé-
phalées tenaces et d'épistaxis qui rendaient impossible
tout travail continu.

On comprend que les muscles aient peine à suivre
cet accroissement exagéré du squelette; ils sont frêles,
sans vigueur, et la moindre marche s'accompagne d'une
prompte fatigue; l'allongement d'ailleurs est symé-
trique; les deux cartilages conjugaux correspondants
augmentent d'une même quantité et l'on ne constate les
nutritions déviées, les développements irréguliers, les
courbures anormales, les hypérostoses que dans des cas
particuliers et qu'il faut étudier à propos des exostoses
ostéogéniques, du genu valgum, ou des ostéomyélites
diffuses.

La fièvre n'a pas toujours la même forme, et il en
existe trois types principaux : la forme aiguë rapide, la
forme aiguë prolongée et la forme traînante. La première peut éclater tout d'un coup comme au début d'une

scarlatine ou d'une pneumonie. Le soir ou la nuit, souvent après une journée de fatigue excessive, l'enfant est pris d'agitation, de délire, parfois même de convulsions ; le pouls est rapide et la température ne tarde pas à atteindre 40 degrés. Mais cet accès ne dure guère que un ou deux jours et l'apyrexie devient complète. Il n'est pas rare, il est vrai, de voir survenir bientôt un accès semblable et l'on peut en compter plusieurs au cours de la même année.

L'observation de Guillet, qui se rapporte à cette forme, en diffère un peu cependant, car, après une première défervescence complète, la température remonta de nouveau la nuit suivante et resta entre 39 et 40 degrés, près de quarante-huit heures. Il s'agit d'une fillette de onze ans, prise de fièvre, après une course exagérée ; il y a de l'agitation, du délire, des douleurs généralisées telles que la malheureuse pousse des cris incessants. Bientôt la fièvre tombe, mais le soir elle éclate de nouveau avec la même brutalité ; on constate alors une tuméfaction très appréciable au-dessus des deux genoux qui sont le siège de douleurs juxta-épiphysaires ; ces douleurs, on les retrouve dans les régions tibio-tarsienne et cubito-humérale et sur les vertèbres du cou. Aussi la malade est-elle clouée dans son lit, inerte, même après la disparition de la fièvre, à la fin du troisième jour.

A ce moment, la malade meut la main, le bras et même le cou, sans réveiller les douleurs épiphysaires, et deux jours après, bien qu'encore rouges, tuméfiés et douloureux, les genoux peuvent se déplacer. Comme il existait un léger épanchement de voisinage dans la

synoviale fémuro-tibiale, l'enfant est mise dans une
gouttière de Bonnet, et au bout d'un mois, lorsqu'on l'en
retire, il ne restait comme vestige d'un tel orage qu'un
épaississement de l'extrémité inférieure du fémur encore
douloureux à la pression. La taille qui, lors du premier
accès, était de 1^m,05 mesurait maintenant 1^m,08.

La forme aiguë prolongée prend parfois les allures
d'une fièvre continue; elle peut être précédée de prodromes et l'on note, pendant plusieurs jours, de légers
frissons, de la courbature, de l'inappétence, des malaises, des épistaxis; puis, tout à coup, éclatent un violent
frisson, du délire, et la température atteint 40 et 41 degrés. La langue est sèche, fuligineuse, le ventre
ballonné, la rate volumineuse; il y a des râles de bron-
chite, du gargouillement dans la fosse iliaque et un
état adynamique fort inquiétant. Mais lorsqu'on explore
les os, on constate dans les régions juxta-épiphysaires,
au genou, à la hanche, à l'épaule, des points douloureux
caractéristiques et la maladie tourne court vers une
convalescence rapide.

Bouilly cite plusieurs exemples de cette forme; un
jeune garçon de treize ans prend un bain le 5 avril;
après quelques minutes d'efforts de natation et bien qu'il
n'ait éprouvé aucune impression de froid, il se sent
courbaturé; le lendemain, la fièvre éclate, la peau est
brûlante, les douleurs sont si vives, dans les jambes et
au-dessus du genou, que l'on y applique des sinapismes.
Cette crise dura toute la semaine; lorsque le malade se
leva, il était affaibli, pâle, chancelant. Au plus fort de la
fièvre qui oscillait entre 39 et 40 degrés, l'existence de
points douloureux permit à Bouilly de porter un pro-

nostic favorable; il fut bientôt vérifié; la taille du garçonnet s'était accrue d'une façon notable.

Autre fait plus net encore : un petit garçon de cinq
ans, après une journée de jeux qu'il avait menée malgré
des malaises persistants, est pris d'un grand frisson;
bientôt s'établit un état adynamique grave; du délire
éclate; il y a de la sécheresse de la langue, des fuligi-
nosités, du gargouillement de la fosse iliaque. Neuf
jours après, lorsque notre ami examine le malade, la
température dépassait 40 degrés et l'on trouvait la plupart des signes d'une fièvre typhoïde. Mais il existait une
sensibilité très vive au niveau des épiphyses du fémur,
au-dessus du genou où l'enfant avait éprouvé, les premiers jours, comme « des coups de couteaux ». Dès le
milieu de la deuxième semaine, la fièvre tombait brusquement; la convalescence s'établissait et l'on évaluait
à 4 centimètres l'accroissement de la taille.

Le troisième type fébrile, que Bouilly appelle « traî-
nant », n'a rien de l'invasion brusque qui caractérise
les deux formes précédentes : la fièvre s'allume à tous
propos, mais peu intense; les accès, fort courts, sont
désespérants par leur fréquence. Après un léger frisson,
survient une ascension thermique qui ne dépasse guère
39 degrés; la défervescence a lieu au bout de trois ou
quatre heures; il reste, il est vrai, une grande lassitude,
de l'inappétence, de la tristesse, un étiolement général
que vient augmenter de temps à autre une crise nouvelle.
Nous avons, l'année dernière, observé un cas de ce genre.

Bouilly nous donne, comme exemple de cette forme,
l'histoire d'un garçonnet de douze ans, assez chétif, qui,
après une épistaxis, fut pris d'un mouvement fébrile. Des

douleurs se manifestèrent au niveau des jambes, tellement vives, que le petit malade renonça aux promenades
et aux récréations. On dut le retirer du collège. On constate l'existence de points douloureux juxta-épiphysaires.
Pendant deux mois, les accidents persistent avec des re-
crudescences. La fièvre s'allume de temps en temps ;
l'anémie augmente. On trouve, fait assez rare, des points
douloureux jusque vers les os du crâne. En deux mois,
la taille s'accrut de 8 centimètres.

On le voit, ces trois éléments — accès fébriles des
types variés, douleurs spontanées et surtout provoquées dans les régions juxta-épiphysaires, accroissement rapide de la taille — permettent, dans la plupart des cas, d'établir le diagnostic. On peut hésiter
cependant, et Édouard Brissaud nous a raconté l'histoire
d'une jeune fille de seize ans, soignée dans le service de
Lasègue, où, pendant quatre mois, on hésita entre toutes
les pyrexies possibles : on crut d'abord à une fièvre
typhoïde, puis à une chlorose fébrile, à un rhumatisme,
à une tuberculose aiguë ; heureusement que la surveil-
lante, sur la constatation d'un allongement rapide de
la taille, suggéra la première idée d'une fièvre de crois-.
sance.

Une autre erreur peut être commise : nous avons vu
un garçon d'une dizaine d'années, qu'un de nos distingués collègues, professeur d'une Faculté de province,
disait atteint d'une coxalgie commençante. Il y avait eu,
en effet, une douleur très vive au niveau de la jambe gauche dont les mouvements étaient limités, et une claudication intermittente. Mais il existait en même temps

un point douloureux au-dessus du genou, un autre sur
l'épiphyse du tibia; de plus, le père de l'enfant, confrère fort attentif et fort instruit, nous parlait d'une
fièvre très vive et de courte durée, survenue un mois
auparavant, d'un saignement de nez abondant et d'un
allongement considérable de la taille. Lors de notre examen, l'articulation coxo-fémorale était intacte et l'on
imprimait au membre les mouvements les plus étendus.

Le fait qui sert de thème à notre clinique est analogue : jeune fille de dix-neuf ans, qui, après une course
dans la montagne, est prise de malaise et de fièvre persistante pendant plusieurs jours. Il existe une douleur
très vive au-dessous de la hanche, et la marche est
difficile ou même impossible. Un médecin de la région
croit à une coxalgie commençante, bien qu'il n'y ait chez
la malade aucun signe diathésique, aucun antécédent
héréditaire. On la condamne à l'immobilité absolue.
Lorsque nous sommes appelé, nous constatons des
points douloureux au niveau des épiphyses tibiales et
humérales et l'on nous parle d'un accroissement notable
et presque subit de la taille. Nous supprimons gouttières
et appareils, et notre jeune fille a vu disparaître les accidents.

Bouilly nous parlait d'un cas où cette confusion, d'ailleurs fort rationnelle, avait été commise. Mais il suffit
d'avoir l'esprit éveillé sur l'existence de cette fièvre particulière des enfants et des adolescents, pour que le
diagnostic ne présente plus de difficultés. Encore faut-
il savoir se garder d'impatience et attendre l'évolution
du mal avant de formuler son opinion d'une manière
trop précise, car les points douloureux, la congestion

juxta-épiphysaire, ont pu se montrer au début d'une fièvre typhoïde et pendant les prodromes d'une rougeole ou d'une scarlatine; la continuité de la fièvre, l'apparition de taches éruptives dissiperont l'incertitude.

II

Ostéomyélite prolongée du tarse et du métatarse.

Messieurs,

Vous avez vu, couché au n° 20 de la salle Saint-Landry, un petit campagnard de treize ans, entré à l'hôpital pour une affection du pied droit; son examen est des plus intéressants : non seulement il nous montre une localisation très rare d'une maladie très commune, mais surtout, il va me permettre d'insister sur un point mal éclairé par les auteurs : le peu de rapports qui existe parfois entre les signes extérieurs d'une lésion et cette lésion elle-même. A voir les téguments de la région, le cinquième métatarsien, paraissait seul atteint; or, le deuxième l'était aussi, et avec lui le cuboïde, le calcanéum et l'astragale. Nous pensions évider un petit os; nous avons failli pratiquer l'amputation du tiers inférieur de la jambe.

Voici d'ailleurs ce que nous avons constaté lors de notre premier examen : le pied droit est dans un léger degré d'équinisme et sa pointe portée en dedans; mais ce valgus équin est mal accentué, et le malade lui-même le corrige sans effort ; l'articulation tibio-tarsienne n'est pas ankylosée, tout au plus les mouvements

y sont-ils bridés et moins étendus ; les téguments sont
absolument sains, de coloration et de souplesse normales en tous les points, sauf au niveau du cinquième
métatarsien ; on ne trouve nulle part ni empâtement
profond, ni tuméfaction du tissu cellulaire et des muscles, ni douleurs ; des pressions, même énergiques, sur
les jointures de la jambe et du pied, sur les malléoles,
le calcanéum et l'astragale ne réveillent aucune souffrance.

Le mal semble donc localisé au niveau du cinquième métatarsien : la peau y est rouge par places,
violacée, amincie, chaude, et l'on y trouve l'orifice de
quatre fistules : deux d'entre elles sécrètent à peine ;
elles sont recouvertes d'une croûte brunâtre que l'on
enlève avec l'ongle et sous laquelle se voient des bourgeons charnus saignants ; les deux autres sont infundi-
buliformes ; elles donnent issue à du pus épais et peu
abondant. La pression exercée sur ces téguments malades réveille une douleur vive, surtout vers la tête du
métatarsien, à son union avec le cuboïde. Si l'on introduit un stylet dans les fistules, on arrive sur l'os dénudé
et rugueux obéissant au mouvement d'impulsion qu'on
lui imprime : il est de toute évidence qu'il existe là un
séquestre mobile.

Quelle pouvait être cette affection ? J'ai tout d'abord
pensé, je l'avoue, à une ostéite tuberculeuse du cinquième métatarsien ; le siège du mal dans les petits os
du pied, ces bourgeons charnus fongueux et un peu
exubérants, la torpidité actuelle du mal, cadraient assez
bien avec cette idée. Mais une première constatation
s'opposait déjà à ce diagnostic : l'exploration avait

démontré l'existence d'un long séquestre isolé, mobile sous la peau ; or la tuberculose osseuse ne produit pas de ces nécroses étendues. Certainement, on peut trouver des petits noyaux mortifiés dans un foyer purulent, au milieu d'abondantes fongosités, mais rien n'est plus exceptionnel que ces lames minces et larges détachées de la surface d'une diaphyse.

D'ailleurs, l'histoire de notre malade minait l'hypothèse d'une tuberculose : il était en pleine santé lorsque, le 30 septembre 1885, il y a quinze mois environ, il fut pris tout à coup, sur le soir, d'une douleur vive vers le bord externe du pied droit : il ne peut s'endormir, et le lendemain matin il essaye en vain de se lever ; la fièvre s'allume tandis que la région, déjà tuméfiée, devient rouge et tendue ; on reconnaît l'existence d'une collection purulente que l'on évacue d'un coup de pointe ; les phénomènes généraux tombent ; la fièvre disparaît, mais la suppuration ne tarit pas et une série d'orifices fistuleux s'organisent par où s'expulsent de temps en temps quelques débris osseux ; au mois d'août 1886, il est sorti deux séquestres d'un assez gros volume.

Depuis quinze mois, depuis cette poussée aiguë avec appareil fébrile intense, notre malade n'a pu poser le pied par terre ; il marche, mais avec des béquilles ; aussi, malgré l'absence de douleur spontanée, vient-il demander notre intervention : il voudrait qu'on pût tarir la source de cette suppuration continuelle. Et voilà, Messieurs, toute son histoire. L'examen local auquel nous nous sommes livré et dont je vous ai déjà rendu compte, l'existence d'une nécrose étendue, l'évolution du mal,

cette affection qui se déclare tout à coup et où une inflammation locale intense se complique de phénomènes
généraux graves ne peuvent vous laisser de doute : j'ai
porté le diagnostic d'ostéomyélite ancienne ou prolongée
du cinquième métatarsien, dont j'ai proposé l'ablation.

Je l'ai pratiquée, Messieurs, et vous avez vu combien
cette intervention, que je prévoyais si simple, a été fertile en surprises. Après avoir fait, au bistouri, une incision elliptique à concavité externe au niveau du cinquième métatarsien, j'arrive sur le foyer du mal ; je
trouve deux séquestres longs et larges, festonnés, percés à jour : ils étaient entourés d'une petite quantité
de pus et de fongosités peu abondantes ; autour existait
une coque osseuse de formation nouvelle, gouttière incomplète, si mince et si irrégulière, que j'ai cru devoir
l'enlever ; il me semblait que n'avoir pas de cinquième
métatarsien était préférable à la présence d'un os d'aussi
vilaine venue, à supposer d'ailleurs que cette imperceptible pellicule eût pu diriger une ossification véritable,
car mon étonnement était grand de voir un périoste
n'ayant fourni en quinze mois, toute inflammation étant
éteinte, qu'une si faible quantité de tissu osseux.

Je croyais mon opération terminée ; mais comme j'étais
loin de compte ! Voulant, avec la sonde cannelée, essayer la
résistance du cuboïde, j'exerce une pression légère et
l'instrument s'enfonce de plusieurs centimètres dans
l'épaisseur de l'os ramolli ; je reprends la curette et enlève successivement le cuboïde, le calcanéum, l'astragale et le quatrième métatarsien ; la cuiller tranchante
ramenait, à chaque reprise, des morceaux, gros comme

des noisettes, d'un tissu spongieux à larges aréoles pleines d'une substance à la fois gélatineuse et graisseuse. Autour des os du tarse, du calcanéum et de l'astragale en particulier, existait une mince couche osseuse de 1 à 2 millimètres d'épaisseur; je l'ai respectée et, après mon intervention, le pied, qui avait conservé sa forme, était creux à l'intérieur et semblable à une bulle de verre soufflé.

Cette énorme brèche est-elle suffisante? Ai-je enlevé tous les tissus malades? Messieurs, je n'ose l'affirmer; j'étais découragé de mes découvertes, et craignais d'avoir aussi à extirper, morceau par morceau, tout le squelette du pied. Il me semble, cependant, que vers les cunéiformes et le troisième métatarsien, je trouvais une résistance plus grande; j'espère donc que notre opération a été complète. Seulement, est-ce bien à ce genre d'intervention que nous devions avoir recours? en présence de pareils désordres, n'aurait-il pas mieux valu pratiquer l'amputation au tiers inférieur de la jambe? L'avenir nous l'apprendra; mais, à cette heure, je ne regrette rien, et j'espère un peu de notre évidement.

Le garçon a treize ans; il est en pleine époque où les régénérations osseuses sont abondantes; il a conservé intact tout le périoste de son squelette, et a même, au niveau du tarse, une coque osseuse de formation nouvelle, pour diriger le travail d'ostéogénèse; il y a là une sorte de matrice où pourra se mouler le tissu osseux. En 1879, j'ai extirpé ici même un séquestre, qui représentait la totalité du tiers supérieur de l'humérus; pour l'extraire, je dus ouvrir un passage à travers la paroi osseuse récente qui, après mon intervention, nous offrait les deux tiers d'un cylindre, dont la paroi, fort mince, ne mesurait, en certains points, qu'un millimètre d'épaisseur. Eh bien! en moins d'un mois, cette énorme brèche était comblée sous un pansement à la ouate et à l'iodoforme.

Obtiendrons-nous ici un résultat pareil? Je ne sais trop, car la perte de substance est telle que je ne me rappelle pas en avoir vu créer de semblable; puis, le périoste de notre garçon me paraît singulièrement paresseux. Je vous ai dit combien était mince la capsule nouvelle qui engainait le calcanéum et l'astragale; j'ai mis sous vos yeux la minime lamelle qui s'était déposée autour du cinquième métatarsien, et cela dans le long espace de quinze mois. C'est dire que si l'opération n'imprime pas au périoste et à l'os une activité qu'ils n'ont pas eue jusqu'à présent, il y aurait à augurer mal d'une entreprise qui n'en doit pas moins être tentée, car on ne se résigne pas de gaîté de cœur à sacrifier un organe tel que le pied. Que risquons-nous? Les ennuis d'un plus long traitement!

Cette observation, Messieurs, est remarquable à plusieurs titres; elle vous est d'abord un bel exemple de ces ostéomyélites prolongées, si bien étudiées par Lannelongue et Comby. On nous consulte pour une suppuration légère à l'orifice de quelques fistules, une douleur sans importance et l'existence d'un séquestre mobile. Nous aurions été bien embarrassé dans notre diagnostic, si nous n'avions eu, pour le diriger, des antécédents précis, la connaissance de ces signes locaux si graves, de cette fièvre ardente, révélatrice d'une ostéomyélite primitive. Ainsi éclairé sur la nature du mal, je ne me suis pas évertué, comme on le faisait autrefois, à chercher, pour expliquer cette nécrose, une scrofule ou une syphilis qui se dérobe.

J'ai déjà insisté sur ce point dans une autre clinique, et n'y reviendrai pas aujourd'hui ; mais, toutes les fois que vous examinez une affection chronique des os, abcès central, hypérostose, nécrose ou fistule, recherchez, quel que soit l'âge du patient, quelque spontanée que paraisse l'affection, s'il n'y a pas, dans les antécédents, une poussée aiguë, cause réelle des accidents actuels. Vous apprendrez parfois que, il y a un an, trois ans, quinze ans, quarante ans même, était survenue, tout à coup, une douleur vive sur l'os, de la tuméfaction, de la rougeur, une collection purulente, des phénomènes généraux graves. Voilà la coupable ; c'est cette ostéomyélite presque oubliée qui a, pour conséquence lointaine, cette affection chronique dont le diagnostic est désormais facile.

Un autre point, Messieurs, mérite votre attention : le début de l'inflammation dans le cinquième métatarsien ; c'est là une localisation exceptionnelle. Lannelongue, dans son mémoire sur « l'ostéomyélite aiguë pendant la croissance », n'en cite pas un seul fait, sur les vingt-quatre observations qu'il nous donne ; il en est de même dans un second mémoire, en collaboration avec Comby, sur « l'ostéomyélite prolongée », qui renferme pourtant le résumé de quatre-vingt-dix-huit cas. Les quelques lectures auxquelles nous nous sommes livré depuis deux jours ont été aussi négatives. Malgré ces recherches vaines, nous ne doutons point qu'on ne

trouvât rapidement un certain nombre de cas où le métatarse a été le siège primitif de la maladie. Ne savons-
nous pas, maintenant, que les panaris profonds de l'enfance et de l'adolescence ne sont autre chose que des
ostéomyélites? Si les phalanges peuvent être atteintes,
pourquoi les métacarpiens et les métatarsiens ne le se-
raient-ils pas?

Un troisième point, non moins important, c'est
l'extrême étendue des lésions. Un examen attentif a été
fait du pied, par nous et par notre chef de clinique, par
nos internes, par des candidats au Bureau central, fort
distingués : tous, nous constatons l'absence de douleur,
la souplesse des téguments, leur coloration et leur chaleur normales ; le jeu des articulations est à peine limité ; les mouvements spontanés ou provoqués ne déterminent aucune souffrance... puis on s'aperçoit que le
squelette, qui paraissait sain, est miné, comme le serait,
par des termites, la charpente d'une maison, ou, par
des rats, un fromage de Hollande ; une coque osseuse
insignifiante recouvre les désordres les plus avancés,
les vermoulures, les caries les plus profondes et les plus
inattendues.

Ce point, d'une grande importance pour le pronostic
et pour le traitement, n'est pas signalé par les auteurs
les plus compétents en la matière. Certainement, il
existe, dans la science, nombre de faits où les lésions
sont plus étendues : péroné et tibia ; péroné, tibia et
fémur même sont atteints ; mais le chirurgien reconnaît,
à des signes évidents, les ravages de ces ostéomyélites
diffuses ; la peau est œdémateuse, chaude et rouge ; la
pression réveille une douleur vive ; il y a des fistules.

N'est-ce pas ce que nous retrouvons dans une observation de Lannelongue et Comby, celle qui se rapproche le plus de notre fait, bien qu'elle en diffère par le siège précis de l'affection ?

Un enfant, âgé de huit ans et demi, entre dans le service, quatre mois après une ostéomyélite diffuse : le pied droit présente un gonflement qui affecte le talon et la jointure tibio-tarsienne ; aussi, la jambe et l'avant-pied paraissent-ils très grêles, à côté de ce volume énorme de la région intermédiaire : la circonférence est, à ce niveau, de 34 centimètres ; elle n'est que de 24 du côté sain ; la peau est épaisse, dure, violacée, très chaude ; quatre fistules suppurent abondamment et conduisent sur l'astragale, le calcanéum, l'articulation tibio-tarsienne. On résèque 7 centimètres de l'extrémité inférieure du tibia, presque autant du péroné; on évide l'astragale et le calcanéum. Ne voyez-vous pas la différence? Ici, des signes certains indiquaient à l'opérateur l'étendue des sacrifices qu'il avait à faire.

M. Trélat a décrit, sous le nom d'ostéomyélite insidieuse, les premiers degrés de la tuberculose des os : si ce mot n'eût été employé, et si, par conséquent, une confusion ne pouvait s'établir, j'y aurais volontiers recours pour désigner ces altérations étendues, cachées, souterraines, pour ainsi dire, et qu'aucun signe extérieur ne révèle au clinicien. On croit à un séquestre plus ou moins volumineux existant à la superficie ou dans la profondeur d'un os, et, non seulement tout l'os supposé partiellement malade est détruit, mais ceux du voisinage, qu'on supposait sains, ont subi les plus graves atteintes. Ces faits ne doivent pas être aussi rares qu'on le pense : pour ma part, j'en ai déjà rencontré un autre exemple remarquable.

En 1879, entre à la Pitié, dans le service de mon maître Verneuil, que je suppléais, un jeune garçon présentant une fistule au-dessus des deux malléoles de la jambe droite; un stylet conduisait sur des points osseux dénudés ; pas de séquestres mobiles. Le malade raconta que, quelques années auparavant, il avait eu une ostéomyélite, accompagnée d'accidents si graves que l'amputation avait été proposée. Puis, les phénomènes s'étaient apaisés, et, comme vestige de ce redoutable orage, il ne restait qu'un léger gonflement de l'extrémité inférieure de la jambe, une douleur localisée et deux fistules. Mes amis Segond et Nélaton, alors candidats au Bureau central, examinèrent le jeune homme et conclurent, comme moi, à un évidement des deux malléoles.

La bande d'Esmarch est appliquée, et, le long du péroné, je pratique une incision de 10 centimètres ; j'évide la malléole externe ; mais, vers le haut, les lésions continuent ; j'agrandis l'incision de 10 nouveaux centimètres, sans atteindre les limites du mal ; l'ablation du péroné dut être totale, et il ne restait que la gouttière intacte du périoste épaissi. Nous passons alors au tibia : les altérations, là aussi, sont fort graves ; nous évidons la malléole interne, et extirpons encore 15 centimètres de la diaphyse. La jambe, privée de tout son squelette, pour plus de son tiers inférieur, est mise dans une solide gouttière plâtrée ; au bout de cinq mois, la guérison était obtenue, avec un raccourcissement du membre de 7 centimètres seulement.

Dans cette observation, comme dans celle qui fait le sujet de notre clinique, les lésions osseuses avaient un caractère particulier sur lequel je veux insister maintenant, car la description que nous en donnent les auteurs est bien vague. Nous avons vu que le cinquième métatarsien présentait deux séquestres, entourés de fongosités suppurantes, puis une lame fragile d'os nouveau, qui reposait sur le périoste. Ces séquestres, ce pus, ces fongosités, cet os nouveau, ce périoste épaissi, toutes ces altérations sont bien connues depuis Gerdy, et vous en trouverez une étude remarquable dans les mémoires de Lannelongue sur l'ostéomyélite aiguë et sur l'ostéomyélite prolongée. Ces faits sont classiques, et je passe.

Mais quelles étaient les lésions des os voisins, du deuxième métatarsien, du cuboïde, du calcanéum et de l'astragale? On trouvait un périoste, peut-être un peu épaissi, çà et là une mince pellicule d'os nouveau, complète seulement autour du calcanéum; puis, au-dessous, l'os ancien, sans pus, sans fongosités, sans séquestre mobile, mais raréfié, ramolli, avec de larges aréoles remplies d'une matière graisseuse ou gélatiniforme. Ces parties semblaient encore douées d'un certain degré de vie; nous dirions volontiers qu'elles étaient en état de « nécrobiose », si ce mot n'avait pris, dans la pathologie cellulaire, une signification précise.

J'ai mis, avant-hier, ces os sous vos yeux; ils ressemblaient à des lambeaux de vieille éponge, à des morceaux de bois vermoulu. Ils pliaient sous le doigt, et reprenaient, après la pression, un peu de leur premier volume ; ils rappelaient des masses de tissu aréolaire des épiphyses, plongées dans de l'acide picrique et complétement décalcifiées. En certains points seulement, les trabécules restaient cassantes, et donnaient une crépitation caractéristique lorsqu'on passait au travers une sonde cannelée ou un stylet. Mais, partout ailleurs, la substance calcaire a disparu. Au niveau des surfaces articulaires, on retrouve une mince couche de cartilage de coloration et de consistance normales.

Telles sont, Messieurs, les réflexions que notre observation me suggère. Elle vous a montré une des formes les plus intéressantes de l'ostéomyélite prolongée : la forme nécrosique de Lannelongue ; elle vous a prouvé que cette ostéomyélite, pour être exceptionnelle au métatarse, pouvait néanmoins en frapper les os ; vous avez vu que le peu de gravité des signes extérieurs ne préjugeait en rien l'étendue des lésions, et que des portions notables du squelette pouvaient être malades ou détruites sous une peau souple et normale ; enfin, vous savez que les lésions voisines du foyer principal ne sont pas toutes bien connues et qu'il est une variété d'ostéoporose ou de carie qui mériterait une étude sérieuse.

En juin, six mois après, le malade quittait l'hôpital et le résultat de notre intervention était excellent. Une partie du quatrième métatarsien s'est reproduite ; il en est de même du cuboïde et du calcanéum ; à leur place se trouve un massif osseux unique, plus grêle certainement que ne l'étaient les deux os primitifs, mais assez volumineux pour offrir une base de sustentation suffisante au mem-

bre inférieur. Quant à l'astragale, il s'est presque entièrement reformé et on ne trouve entre lui et l'astragale
du côté opposé aucune différence bien appréciable. La
marche est facile et il n'y a pas de claudication.

III

Sur un cas d'ostéite tuberculeuse.

Messieurs,

J'ai souvent appelé votre attention sur une jeune fille
de seize ans, grêle, frêle, d'aspect un peu lymphatique,
couchée au n° 2 de notre salle des femmes ; elle est entrée
à l'hôpital pour une suppuration intarissable de la
jambe gauche, et son histoire me semble présenter un
intérêt de premier ordre, tant au point de vue du diagnostic que de la thérapeutique à instituer.

Voici l'état de la région malade : au niveau du tiers
supérieur de la jambe gauche, la peau est rouge en certains points, d'aspect cicatriciel en d'autres, et adhérente
au tibia sous-jacent ; elle est percée de fistules à orifices
bourgeonnants qui livrent passage à un pus dense,
jaunâtre et fétide. L'os est évidemment épaissi ; son
diamètre est d'au moins un tiers plus considérable que
celui du côté opposé ; la surface en est irrégulière, alternativement saillante et déprimée ; elle a perdu sa forme
originelle.

Si l'on fait pénétrer un stylet par l'orifice fistuleux le
plus antérieur, il arrive, après un court trajet, dans l'épaisseur de l'os raboteux et friable ; sa pointe heurte les la-

melles fragiles du tissu spongieux qui se brisent. Au lit de la malade, j'ai attiré votre attention sur la crépitation particulière qu'éprouve la main qui conduit le stylet à travers l'os ; les trabécules osseuses se cassent. Vous avez vu aussi sourdre du sang qui s'écoulait avec une certaine abondance ; son issue a de l'importance ; il indique que le trajet fistuleux est tapissé de fongosités.

Je passe rapidement sur les autres altérations, et d'abord, une deuxième dépression cicatricielle, située un peu au-dessus de la précédente ; elle est moins étendue et de forme irrégulièrement arrondie ; tout près, nous trouvons l'orifice d'une fistule qui semble s'arrêter dans les parties molles ; les autres trajets, dont les ouvertures trouent la peau en plusieurs points de la région antérieure, glissent sous les téguments et aboutissent en plein mollet, en arrière, où l'on aperçoit quelques orifices mal bourgeonnants et baignés de pus.

Mais je dois insister sur l'amaigrissement du membre, aussi long cependant que celui du côté opposé. J'insiste encore sur les lésions de voisinage que l'on trouve au niveau du genou ; l'articulation est peu atteinte ; elle ne contient pas de liquide ; sa partie supérieure est libre et les condyles du fémur ne sont ni tuméfiés ni douloureux ; la rotule semble aussi intacte ; cependant la demi-circonférence inférieure en est entourée d'une sorte de bourrelet peu saillant et en demi-lune ; il paraît dû à une accumulation de fongosités extra-synoviales couvertes d'une peau saine et mobile.

De cette description des lésions locales, nous ne retiendrons que ce fait : épaississement de l'os, à trabécules cassantes crépitant sous le stylet, et creusé de tra-

jets fistuleux dont les parois sont tapissées de fongosités
abondantes et saignantes. Ce signe, Messieurs, nous
suffit : nous avons affaire à l'ancienne carie des vieux
chirurgiens, carie qui, d'après les recherches contem-
poraines, n'est qu'une forme de la tuberculose osseuse.
Aussi formulons-nous notre diagnostic de la façon suivante : notre fillette est atteinte d'une ostéite tuberculeuse de l'épiphyse supérieure du tibia gauche, sans retentissement très appréciable du côté de la jointure,
sans arthrite concomitante.

Ce diagnostic ne semble pas m'avoir coûté grand'-
peine ; il était, en effet, rendu très facile par la crépitation particulière que m'a donnée le stylet ; mais ce signe
manque souvent ; l'os est moins à fleur de peau, plus
profond ; les fistules ont un trajet oblique et l'instrument
explorateur bute contre le périoste ou les parties
molles ; dans ces cas, le simple aspect des lésions ne
suffit plus. Rappelez-vous qu'auprès de notre fillette et
avant notre examen, plusieurs d'entre vous avaient prononcé le mot d'ostéomyélite des adolescents ; le siège
des altérations vers l'épiphyse, l'épaississement de l'os,
ses inégalités, les ulcérations, les fistules rappellent en
effet la périostite phlegmoneuse diffuse éteinte, lorsque
déjà les phénomènes inflammatoires ou typhoïdes ont
disparu depuis longtemps.

Mais, Messieurs, l'interrogatoire seul de la malade
suffit pour ruiner cette hypothèse. L'ostéomyélite des
adolescents est une maladie brutale dans son invasion :
elle saisit tout à coup, en pleine santé, parfois à propos
d'un traumatisme ou d'une fatigue, souvent sans qu'on

puisse invoquer la moindre cause occasionnelle, et la fièvre est si intense, les symptômes généraux sont si graves, l'état est si alarmant, qu'il a souvent voilé le gonflement et la douleur de l'os, et tous les signes locaux de l'ostéomyélite. L'organisme tout entier est frappé et, lorsque la périostite phlegmoneuse diffuse éclate, son invasion rappelle celle des maladies infectieuses, de la fièvre typhoïde en particulier.

Est-ce un début semblable qu'accuse notre malade? Elle nous raconte au contraire que, bien portante jusqu'à quatorze ans et sans antécédents personnels ou héréditaires, elle commença, vers cet âge, à ressentir quelque souffrance pendant la marche; la douleur était localisée à l'extrémité supérieure du tibia, juste au-dessous de l'articulation du genou gauche; les mouvements l'augmentaient, mais elle disparaissait au repos, et la nuit était toujours paisible. Le matin, au réveil, nulle sensation anormale; c'est plutôt vers le milieu du jour, après quelque course ou la station verticale prolongée, que la douleur se manifestait, encore assez légère pour ne pas nécessiter une suspension de travail. Au bout de quelques mois, elle devint fixe et continue, persistant même après le repos de la nuit ; une pression peu forte l'exagérait. Y a-t-il là quelque chose qui ressemble à la périostite phlegmoneuse diffuse?

Mais retenez bien cette histoire, Messieurs; elle vous fait assister aux premières manifestations de la tuberculose osseuse. Vous pouvez être consultés pour des malades qui n'accusent encore que ces légers symptômes, et il vous faudra dépister l'infection bacillaire, le foyer tuberculeux toléré par l'organisme qui réagit à peine.

M. Trélat a eu le mérite d'en bien préciser les débuts. Dans une note lue au premier congrès des chirurgiens français, puis plus tard, dans la thèse de Francon, il nous donne plusieurs observations où le type clinique rappelle de tout point celui de notre fillette. Nous le résumerons en une courte phrase : douleur d'abord intermittente et légère, puis fixe et continue, localisée sur une épiphyse, le plus souvent à l'extrémité inférieure ou à l'extrémité supérieure du tibia; épaississement de l'os et atrophie des muscles adjacents. Cette atrophie musculaire, cet épaississement osseux, cette douleur localisée qui s'installe souvent d'une manière sournoise, avaient conduit M. Trélat à nommer cette affection ostéomyélite insidieuse, mauvais mot qui a, peut-être, égaré même son auteur. Ne semblait-il pas faire de son ostéomyélite insidieuse une sorte de forme atténuée de l'ostéomyélite aiguë ?

Il faut d'autant mieux reconnaître ces symptômes peu bruyants de la tuberculeuse osseuse, ces manifestations sournoises et effacées que souvent, dès cette époque, les lésions anatomiques sont relativement étendues. On peut trouver, sous les téguments encore sains, dans le périoste à peine épaissi, dans le tissu spongieux à peine hypérostosé, des galeries tapissées de bourgeons charnus, des cavités remplies de matières puriformes, parfois même un véritable séquestre, et M. Trélat en a vu un, de la grosseur du pouce, à l'extrémité inférieure du tibia dans un cas-type de son ostéomyélite insidieuse. Il en a été ainsi chez une fillette de huit ans de notre clientèle. L'enfant souffrait et boitait vers le soir, après une journée de fatigue; le lendemain matin, après le repos de la nuit, il n'y paraissait plus ; au bout de trois mois, on nous l'amène : la douleur est fixe vers l'extrémité supérieure du tibia épaissi et déformé ; le membre est amaigri. L'immobilité, les pointes de feu, les vésicatoires n'amènent aucun soulagement : nous incisons la peau, le périoste qui se décolle facilement ; on arrive sur un os de couleur vineuse, raréfié, friable et creusé de cavernules remplies de fongosités.

La malade de notre service est restée un an dans cette période à manifestations légères, incertaines, un peu effacées, assez mal connues, mais que vous saurez distinguer maintenant. En juillet 1885, treize mois après le début de l'affection, elle s'était couchée un soir sans avoir rien remarqué d'anormal, et se réveille le matin avec une douleur à la partie affectée ; elle y constate un gonflement ; elle veut se lever, mais retombe sur son lit et ne peut marcher. Et depuis cette époque, Messieurs, par conséquent depuis seize mois, elle n'a pas quitté le lit. Cette crise aiguë s'apaisa au bout de seize jours, après l'ouverture d'un abcès juste au niveau de la tubérosité tibiale antérieure ; bientôt nouvelle crise et nouvelle ulcération de la peau ; les deux orifices se réunissent et forment une sorte de clapier rempli de pus fétide et sanguinolent.

Ces épisodes aigus, ces congestions soudaines, ces douleurs, ces gonflements, sont choses communes, d'ailleurs, dans l'histoire de toutes les tuberculoses, et les gommes scrofuleuses du tissu cellulaire, les noyaux caséeux des testicules, longtemps méconnus, sans réaction, tolérés par l'organisme, nous font assister, comme les foyers intra-osseux, à ces poussées inflammatoires.

Dans la suite et à des époques plus ou moins rapprochées, d'autres orifices se sont creusés en divers points de l'épiphyse supérieure du tibia; jamais il n'est sorti d'esquilles; les téguments se sont cicatrisés en certains points, tandis qu'ils s'ulcéraient dans d'autres, et on a vu apparaître le gonflement périarticulaire que nous avons noté dans le segment inférieur de la rotule. Cette intégrité relative de la jointure est une chose importante mais assez exceptionnelle. D'ordinaire les altérations tuberculeuses de l'extrémité osseuse gagnent la jointure voisine, c'est la règle dans l'enfance; jusqu'à vingt ans, la plupart des tumeurs blanches auraient pour origine un foyer tuberculeux de l'os qui, après avoir perforé la synoviale ou érodé le cartilage de revêtement, envahirait la cavité. Les manifestations articulaires plus douloureuses, plus bruyantes, plus compromettantes pour la fonction du membre rejettent alors au second plan les lésions originelles de l'os qui passent inaperçues, et l'arthrite est à faux titre considérée comme primitive. Lannelongue a insisté fortement sur ce point dans son intéressant mémoire sur la coxo-tuberculose.

Ces notions, Messieurs, vous paraissent bien simples. Mais quel temps et quels efforts il a fallu pour les mettre d'aplomb ! Les idées qu'avait défendues Nélaton dans sa merveilleuse thèse de 1836 étaient bien acceptées pour la colonne vertébrale, mais on n'osait les généraliser au système osseux tout entier. Un peu avant la guerre, nous en étions, au point de vue clinique, à cette vieille division en ostéites, carie et nécrose : la tuberculose n'avait pas encore sa place. Lorsque Ranvier, en 1868, montra que l'on rencontre dans les os des granulations grises, — la seule manifestation de la tuberculose que l'on considérât alors comme pathognomonique, — l'émotion fut profonde. A partir de cette époque, les découvertes se succèdent, et les travaux sur la tuberculose des autres tissus mous éclairent d'un jour nouveau celle du tissu osseux, dont Lannelongue, Kiener et Poulet nous apprennent la fréquence, les localisations possibles, l'évolution habituelle et la structure anatomique.

Non seulement on apprend à reconnaître la tuberculose elle-même, mais comme on connaît mieux les autres affections osseuses, le diagnostic n'erre plus à l'aventure, indécis, flottant, comme il l'était il y a une vingtaine d'années. Les maladies chroniques des os sont aussi faciles à déterminer que celles des autres tissus, depuis qu'on sait, d'une part, dépister la tuberculose, et que, de l'autre, M. Lannelongue nous a appris les tares que peut laisser dans l'os l'ostéomyélite des adolescents : un interrogatoire précis du malade nous suffit maintenant pour savoir si une hypérostose, une nécrose, un vieux trajet fistuleux, un abcès, toutes manifestations qui pourraient avoir la tuberculose pour cause, ont au contraire pour origine une périostite phlegmoneuse diffuse dont la période aiguë s'est déroulée, il y a un, deux, dix, vingt et même quarante ans.

Quel recours, Messieurs, avons-nous contre les lésions dont notre fillette est atteinte? Nous nous trouvons en présence d'une des questions les plus délicates de la chirurgie. Depuis que l'on connaît la nature parasitaire de la tuberculose, une doctrine thérapeutique s'est établie, excellente en apparence et qui a eu son jour de faveur ; elle consiste à dire : « Enlevons le foyer morbide, pour qu'il n'infecte pas l'organisme ; enlevons-le tout entier, car si nous laissons, ne fût-ce qu'un bacille, il peut devenir le centre d'une colonie florissante. » Eh bien ! si nous voulions en croire ces rigoureux logiciens, une seule opération serait ici raisonnable, l'amputation au tiers inférieur de la cuisse. Nous enlèverions par cette opération radicale, mais par elle seulement, les fongosités prérotuliennes et le tiers supérieur du tibia.

En effet, on ne pourrait songer à une résection du genou ; celle-ci nécessiterait l'ablation de 3 à 4 centimètres du fémur et de 15 centimètres au moins du tibia, si l'on voulait dépasser sûrement les limites du mal. Nous supprimerions en plus les cartilages de conjugaison, et comme notre malade n'a que seize ans, qu'elle est encore en pleine croissance, son membre serait plus court que le membre correspondant, non seulement de la longueur de l'os réséqué, mais encore de tout ce qu'aurait donné de longueur supplémentaire le développement physiologique des cartilages de conjugaison.

Quelqu'un d'entre vous, Messieurs, oserait-il se résoudre au sacrifice entraîné par une résection pareille ou par une amputation ? Certainement non, et je passe. Vient alors une méthode fort en honneur et que vous voyez pratiquer chaque jour dans nos services hospitaliers : je parle de l'évidement. Nous inciserions la peau au niveau des fistules et sous le lien d'Esmarch, pour que le champ opératoire ne fût pas voilé par le sang. La gouge, ou mieux la curette tranchante, entrerait dans le foyer, extirperait les séquestres, les fongosités, tous les tissus ramollis ou friables, et l'instrument ne s'arrêterait qu'au contact des trabécules saines reconnaissables dit-on, à leur résistance plus grande. Eh bien! je rejette encore cette opération, non pas, il est vrai, d'une façon générale, mais dans le cas qui nous occupe.

Cette opération serait encore trop destructrice. Les auteurs qui parlent ainsi de l'évidement, oublient deux choses : d'abord que tous les tissus tuberculeux ne sont pas fatalement voués à la disparition : le nodule a bien une tendance destructive, mais on a aussi démontré la tendance formative et la possibilité de l'organisation de ses éléments embryonnaires ; le processus ulcératif peut s'améliorer sous l'influence de modificateurs énergiques, et on n'est plus à compter les cavernes pulmonaires cicatrisées, les ulcères de la langue comblés, les adénites et les épididymites tuberculeuses guéries. Chacun de nous pourrait en citer des exemples.

Ce n'est pas tout. Le foyer tuberculeux de l'os est entouré de tissus ramollis et dégénérés, mais qui ne sont pas pour cela infiltrés de bacilles. Vous avez entendu parler du ramollissement graisseux, du ramollissement gélatineux et de l'infiltration lie de vin ; vous savez que des zones étendues de tissu spongieux sont raréfiées ; les trabécules sont amincies et, dans les alvéoles, plus larges, se trouvent des gouttelettes de graisse, ou bien un réticulum fibrillaire et un exsudat muqueux, ou bien encore, une substance analogue à de la boue splénique, avec des éléments embryonnaires, des vaisseaux dilatés entourés d'un manchon de cellules migratrices, de corpuscules pigmentaires. Ces lésions ne sont point un premier degré de la tuberculose ; tout au plus se montrent-elles propices aux colonies des bacilles. Mais ces lésions peuvent rétrocéder. Pourquoi donc les enlever, car votre cuiller tranchante n'y manquera point, puisqu'elle ne doit s'arrêter qu'au tissu résistant ?

Et puis, Messieurs, ces grattages, ces raclages, ces ruginages, ces égrugeages, — tous ces mots ont été employés, — ne sont pas sans danger. On ouvre les vaisseaux en pleine zone suspecte, dans des tissus où fourmillent les bacilles, ainsi que Debove et Bouilly l'ont démontré dans un intéressant mémoire. Ne craint-on pas les auto-inoculations ? Et ne vont-elles pas en se multipliant, ces observations, d'abord signalées par Verneuil, où l'on voit une généralisation tuberculeuse, une granulie ou bien une pneumonie spécifique, une méningite survenir après ces sortes d'interventions ? Les chirurgiens ne sont pas seuls à y croire, et dans plusieurs de ses écrits, aussi bien que dans son enseignement clinique, M. Besnier insiste sur ce danger redoutable.

Aussi vous proposerai-je un traitement vieux comme la chirurgie et qui me semble le meilleur dans l'espèce : la destruction des foyers principaux par des cautères actuels, mais j'entends de gros cautères, qui développent autour d'eux une chaleur énorme et agissent au delà de la zone qu'ils détruisent. Nous éviterons ainsi l'auto-inoculation, car les vaisseaux sont oblitérés en même temps que divisés ; puis les bacilles n'aiment pas les températures élevées : au-dessus de 50 degrés, ils sont malades et s'arrêtent dans leur multiplication. Le rayonnement du cautère aura donc son influence sur les lésions environnantes, sans parler de la révulsion énergique dont il est plus facile de constater les bons effets que d'expliquer le mécanisme.

Et cela, Messieurs, n'est point une simple vue de l'esprit ; cette méthode m'a donné un beau succès cette année même. A l'hôpital Broussais, j'ai soigné par les cautérisations profondes un garçonnet de seize ans, frêle, grêle comme notre fillette, et, comme elle, n'ayant de tare tuberculeuse, en dehors de sa carie du tibia, et de ses fongosités périarticulaires, que quelques ganglions cervicaux volumineux. Le résultat est excellent : une seule intervention, il est vrai, n'a pas été suffisante ; deux foyers, nouveaux ou négligés lors de notre première cautérisation, ont suppuré ; notre ami Charles Nélaton les a détruits, et maintenant l'opéré, complètement rétabli, marche avec un membre ankylosé au genou et amaigri, mais non raccourci et d'excellent usage.

Voici, Messieurs, ce que nous allons faire : nous allons, avec un cautère en hache, un cautère volumineux et semblable à celui des vétérinaires, pratiquer sur le genou quatre raies de feu, qui passeront autant que possible sur les orifices fistuleux ; trois seront antérieures et partiront des fongosités sous-rotuliennes pour dépasser en bas les dernières zones suspectes du tibia ; elles ouvriront largement le derme jusqu'au tissu cellulaire sous-cutané. Une quatrième sera faite en arrière sur le mollet, où existent deux fistules. Je saisirai alors le cautère conique et l'éteindrai plusieurs fois dans les points ramollis de la tubérosité tibiale ; là, je ne craindrai pas de faire une large brèche et je le planterai en plusieurs points, ne m'arrêtant qu'après avoir carbonisé tous les tissus trop friables. Je percerai probablement l'os d'outre en outre et j'établirai un drainage pour que la déclivité entraîne les matières vers la brèche postérieure ouverte au mollet.

Le pansement sera des plus simples : iodoforme dans les trous, dans les ornières creusées par la cautérisation transcurrente ; au-dessus, légère couche de ouate hydrophile, et, enveloppant le tout, un pansement ouaté de Guérin, qui exercera sur le membre une compression élastique, uniforme et maintiendra l'immobilité. Nous le laisserons plus d'un mois à demeure ; les eschares se détacheront sous l'iodoforme, sans mauvaises odeurs, sans suppuration abondante ; les bourgeons charnus se formeront et, lorsque nous enlèverons l'appareil, j'espère trouver une membrane granuleuse tout organisée et même, en certains points, un commencement de cicatrisation.

Notre malade sera-t-elle guérie ? Messieurs, que puis-je dire ? Je compte que son état sera fort amélioré, que les fongosités périarticulaires auront disparu, que plusieurs foyers tuberculeux seront éliminés et leurs parois en bonne voie de cicatrisation. Peut-être en restera-t-il encore quelques-uns ; une deuxième, une troisième intervention seraient alors nécessaires. Peut-être nous faudra-t-il quatre mois, six mois d'un traitement local énergique, sans compter le traitement général. Mais, si nous réussissions, ce serait un très grand succès. Rappelez-vous le sombre pronostic porté sur notre malade par un de nos plus brillants collègues des hôpitaux : « Il faut gratter ces foyers tuberculeux ; on recommencera dans deux mois ; deux mois après, troisième intervention ; et, à la fin de l'année, l'amputation de la cuisse sera né-

cessaire. » Nous espérons faire mentir cette sinistre pro-
phétie.

Nous l'avons fait mentir et aujourd'hui notre malade
est guérie; les masses osseuses brûlées ont mis plus de
huit mois à s'exfolier, mais elles ont fini par disparaître
et du tissu osseux de genèse nouvelle s'est formé au-
dessous.

IV

De la coxotuberculose.

Messieurs,

Au n° 12 de la salle Notre-Dame, est couchée une belle fille de dix-huit ans, entrée à l'hôpital pour une affection de la hanche gauche. Vous avez vu que le membre correspondant est amaigri ; son attitude est caractéristique : il est dans l'abduction, la flexion et la rotation en dehors ; il semble plus long que celui du côté opposé ; enfin, la jointure, fort douloureuse, est immobilisée, et tous les mouvements qu'on imprime à la cuisse se transmettent au bassin ; ces signes nous ont suffi pour porter le diagnostic de coxalgie ou de *coxotuberculose*. Je voudrais aujourd'hui vous parler de l'anatomie pathologique de cette affection en m'appuyant sur les récentes et remarquables recherches de Lannelongue.

La jointure de la hanche, organe fort complexe, est constituée par des surfaces osseuses, tête et col du fémur d'une part, cavité cotyloïde de l'autre, puis par une séreuse et des ligaments intra et extra-articulaires. Aux périodes avancées de la coxotuberculose, tous ces tissus paraissent également atteints et il serait impossible de dire dans quelle partie le mal a débuté. Aussi toutes les hypothèses ont-elles été émises : os, revêtement cartilagineux, synoviale, capsule, on a tout incriminé, et certains nosographes, par trop analystes, ont créé autant de variétés de tumeurs blanches qu'il existe de tissus concourant à la constitution de l'article.

Lannelongue, au contraire, croit à un début toujours identique : le tissu osseux serait le premier envahi ; les altérations étendues de la deuxième et de la troisième période ne seraient que la généralisation d'un foyer primitivement né dans l'épiphyse. L'examen de plusieurs jointures atteintes de coxotuberculose commençante, chez des enfants morts du croup dans son service de l'hôpital Trousseau, lui ont permis d'établir cette opinion sur une base solide ; Volkmann est arrivé aux mêmes conclusions par l'étude d'une série de pièces recueillies grâce à sa pratique des résections précoces. Il s'agit donc d'une constatation directe et non d'une hypothèse comme Rust pouvait en faire, lorsqu'il concluait, lui aussi, au début toujours osseux des tumeurs blanches.

Une première fois, à l'autopsie d'une fillette de trois ans et demi qui souffrait de la hanche et boitait depuis trois mois à peine, Lannelongue a trouvé une intégrité complète de la surface externe de la capsule ; il n'y avait pas trace de liquide épanché dans la synoviale, saine partout, sauf au niveau de son insertion près de la tête du fémur. En ce point la séreuse est rouge, vasculaire, recouverte de fongosités papillaires. La tête fémorale semble intacte, non déformée ; son revêtement cartilagineux est cependant aminci et d'une moindre élasticité. La coupe médiane de l'os révèle de graves altérations ;

le tissu, atteint d'ostéite raréfiante, est creusé d'une cavernule tapissée d'une mince membrane et remplie d'une substance caséeuse concrète. Des fongosités arrivent jusqu'à la surface du col et se continuent avec les points épaissis et végétants de la synoviale.

Mêmes altérations chez un garçonnet de quatre ans ; les douleurs dataient de quelques semaines lorsque l'enfant, conduit à l'hôpital, est emporté par le croup ; l'examen de la hanche malade démontre qu'il n'existe aucun épanchement intra-articulaire ; le ligament rond est intact, le cartilage de revêtement est sain, à peine aminci et vascularisé à la périphérie, près du cul-de-sac synovial fongueux. En ce point, au-dessous, l'os est atteint et l'on y trouve une tache jaunâtre, de la grosseur d'un pois ; elle est constituée par une infiltration caséeuse dans les aréoles un peu agrandies de la tête du fémur.

Chez un enfant de quatre ans dont la coxotuberculose débutait cinq mois auparavant, la capsule et la synoviale sont en partie fongueuses, mais le cartilage de revêtement n'est pas altéré ; le col fémoral contient un petit foyer jaunâtre entouré de quelques végétations papillaires en rapport avec celles de la synoviale, qui se sont aussi propagées vers la surface externe de la capsule et ont donné naissance à un abcès circonvoisin du volume d'une noix. La quatrième observation rappelle la précédente : garçon de douze ans, dont les douleurs remontent à trois mois ; la tête du fémur, en partie dépourvue de cartilage, présente en bas, près du col, une cavité anfractueuse tapissée par des fongosités qui ont envahi la séreuse.

De ces examens, Lannelongue conclut à l'origine osseuse de la coxotuberculose ; celle du moins qui naît primitivement dans l'articulation, car l'affection peut provenir d'une lésion de voisinage ; un abcès vertébral par exemple, dans ses migrations successives, atteint la capsule, l'entame et pénètre la synoviale, bientôt envahie par les végétations fongueuses. Mais ces cas sont fort rares et les constatations de Volkmann, un fait de Barwell, militent en faveur de l'opinion de Lannelongue : les granulations tuberculeuses, dont l'évolution a pour conséquence la désorganisation des divers éléments de la jointure, se déposeraient tout d'abord dans l'épaisseur du tissu osseux.

Une conclusion aussi formelle n'est peut-être valable que pour la coxotuberculose de l'enfance. En tout cas, l'arthrite fongueuse bacillaire de l'adulte a parfois une origine différente. L'éruption miliaire de la granulie, plus fréquente, il est vrai, au genou, a pour siège la surface interne de la séreuse, encore inaltérée. Mais, pour laisser de côté ces « hydarthroses tuberculeuses », et pour en revenir aux tumeurs blanches, disons que Poulet et Kiéner, qu'Antonin Poncet, dont la compétence est si grande, croient à la réalité de l'arthro-synovite primitive ; la séreuse est prise, puis le revêtement cartilagineux attaqué par la chondrite panneuse ; il est perforé, et la carie s'enfonce en forme de coin dans l'épaisseur de la tête osseuse ; l'os pourrait résister même et rester sain : Poulet nous dit en avoir observé de « curieux exemples ».

Des deux os de la jointure, tête fémorale et cotyle, on

ne sait trop lequel est le premier atteint. Poulet et Bousquet accordaient volontiers la prédominance à l'acétabulite. Lannelongue invoque, contre cette opinion, des arguments dont l'un, du moins, nous paraît avoir de la valeur, le résultat de ses quatre nécropsies de coxotuberculose au début : les altérations y avaient la tête du fémur comme point de départ évident ; puis, dans les cas déjà anciens, les désordres ne sont-ils pas plus étendus et plus profonds sur le fémur que sur l'os iliaque ? La physiologie ne nous apprend-elle pas d'ailleurs que le développement est moins actif dans le cotyle que dans l'épiphyse, où le cartilage conjugal est plus épais, plus vasculaire, et le siège d'une prolifération cellulaire plus abondante ?

Le noyau caséeux occupe tantôt le centre de la tête, et tantôt il se dépose au-dessous du cartilage de revêtement ou près du cartilage épiphysaire ; le col lui-même peut être atteint tout d'abord, surtout en bas et en dedans ; on a cité des cas où le trochanter était le siège de l'altération initiale. « Ce sont de simples granulations, une tache jaune, un groupe tuberculeux ; ces petits foyers de début, centraux ou périphériques, restent parfois inactifs pendant des mois ou même des années ; ils sommeillent sans donner lieu à aucun phénomène appréciable en clinique. » Les symptômes de la coxotuberculose n'éclatent que lorsque l'articulation est touchée par les progrès du mal. Cette première période latente, pas ou peu signalée par les auteurs, n'est point particulière à la coxotuberculose, et nous la retrouvons aussi bien dans la plupart des tuberculisations viscérales.

Le noyau primitif s'agrandit ; il agit comme épine, et

provoque une ostéite de voisinage qui gagne de proche
en proche ; les follicules se déposent, et devant eux les
trabécules se raréfient ; les éléments jeunes s'accumulent dans les aréoles élargies et comblées par les fongosités ; les vaisseaux sanguins s'oblitèrent, et le territoire
plus ou moins étendu qu'ils irriguent se nécrose. C'est
ainsi que se forment les séquestres ; ils sont, en général, petits, mais il en est de très volumineux, et Lannelongue possède une pièce « où la tête et le col, dans sa
totalité, sont détachés en un seul séquestre tombé dans
la cavité articulaire ».

Lorsque le foyer agrandi affleure le revêtement cartilagineux, celui-ci s'amincit, perd son élasticité, se ramollit, puis disparaît, et les fongosités émergent dans
l'article. La synoviale se prend, et dès lors se déroulent
les signes de la coxotuberculose. Il est des cas, fort rares
d'ailleurs, où la caverne creusée dans l'épaisseur de la
tête s'ouvre tout à coup dans la jointure par une sorte de
trépanation spontanée de l'os et du cartilage ; le contenu
caséeux se déverse dans la cavité séreuse, qui réagit, et
l'on a tous les caractères d'une véritable arthrite suraiguë.

Tandis que les fongosités désorganisent la synoviale,
la capsule et les ligaments, les os subissent des déformations remarquables. Les deux surfaces de la jointure,
la tête et le cotyle prennent, grâce à la contracture permanente des muscles péri-articulaires, une attitude fixe,
la même dans tous les cas ; la partie supérieure, externe
et centrale de la tête fémorale exerce une pression continue sur la région postérieure, supérieure et externe du
sourcil cotyloïdien ; or la tête et le sourcil ont perdu

leur revêtement; ils sont enflammés, fongueux, de moindre résistance ; ils se détruisent, et cette « ulcération compressive », comme dit Lannelongue, ce « décubitus ulcéreux », selon la désignation de Volkmann, a, comme conséquence, une diminution de volume de la tête aplatie, dégradée, parfois disparue, un agrandissement du cotyle éculé, pour ainsi dire, et sans limite fixe du côté de la fosse iliaque, à moins qu'un relief nouveau ne se développe par irritation de voisinage et ostéite productrice.

Les conséquences de ces déformations sont nombreuses : les mieux connues sont les déplacements des surfaces articulaires; n'étant plus étroitement emboîtées, elles glissent l'une sur l'autre, entraînées par la contraction, et l'on a des chevauchements, des subluxations, des luxations complètes. Le plus souvent, les restes de la tête fémorale s'échappent en haut et en arrière, dans la fosse iliaque externe, grâce à l'effacement du sourcil; mais on sait bien que, pour être le plus fréquent, ce déplacement n'est pas le seul; le rebord cotyloïdien subit parfois l'ulcération compressive en avant; l'acétabulum s'ouvre encore dans le bassin où la tête fémorale pénètre, lorsque ne l'arrête pas une couche d'os nouveau déposée par l'ostéite.

Et ces destructions osseuses du sourcil cotyloïdien, en haut et en arrière, en bas et en avant, cet effondrement de l'arrière-cavité ne sont pas les seules altérations de l'acétabulum. Lannelongue a vu des cavernes, remplies de matières caséeuses et séparées par des reliefs saillants, se creuser dans cet os ; or ces dépressions profondes, sans rapport immédiat avec la tête du fémur, n'étaient

évidemment pas dues à l'ulcération compressive. Dans
d'autres cas, « les trois parties de l'os iliaque, normalement soudées entre elles par le cartilage acétabulaire,
sont disloquées, et une membrane fongueuse s'étend
d'un segment osseux à l'autre ». Lorsque les ligaments
et la capsule persistent encore, leur implantation sur
l'os ne peut plus être la même, puisque leur ancienne
surface d'insertion est cariée ; aussi s'attachent-ils au-
dessus de la cavité agrandie, sur l'os de production nouvelle.

Les lésions de la synoviale passent au second rang
depuis qu'on les considère comme consécutives aux
altérations osseuses. Elles consistent en végétations,
tantôt grêles et chétives, tantôt exubérantes, tantôt loca-
lisées dans les culs-de-sac au-dessus des dépôts tuberculeux et des cavernes creusées dans les extrémités
articulaires. Il existe alors une sorte de continuité entre
les fongosités de l'os et celles de la séreuse. Les unes
sont purement inflammatoires, mais la plupart, rosées
ou grisâtres, rouges ou ecchymotiques, carminées, lie
de vin ou transparentes comme de la chair d'huître,
montrent, à leur centre, un point jaunâtre semblable à
de la semoule cuite et qui n'est qu'un amas de follicules
tuberculeux.

Ces fongosités remplissent bientôt la cavité, *sèche*
jusque-là, nous dit Lannelongue. La sérosité grumeleuse, décrite par les auteurs comme existant déjà aux
premières périodes, ferait au contraire défaut au début,
et la coxotuberculose pourrait même évoluer sans sécrétion intra-articulaire. En tous cas, la matière puriforme

n'apparaîtrait que fort tard et ne serait autre que des débris tuberculeux ramollis et liquéfiés, des parcelles osseuses, des lambeaux de cartilage et tous les tissus en régression de la jointure désorganisée.

Ce foyer provoque des désordres dans les parties avoisinantes ; les fongosités franchissent facilement les limites de la capsule ramollie et, dans une zone jadis saine, au-devant des végétations exubérantes, se développe du tissu conjonctif jeune, d'autant plus abondant que la résistance des diverses couches anatomiques est moindre ; ces amas néoformés se substituent peu à peu aux cloisons celluleuses et aux muscles eux-mêmes, et leur traînée va être l'origine des collections puriformes de tout ordre, des abcès intra ou extra-synoviaux qui caractérisent les périodes avancées de la coxotuberculose.

L'origine de ces abcès est étudiée d'une manière très précise dans les leçons de M. Lannelongue. On y voit comment ils naissent de la synoviale fongueuse, des foyers osseux caséifiés et des ganglions lymphatiques ramollis. La « membrane tuberculogène » de la séreuse progresse aussi bien vers la cavité où s'épanouissent les végétations que vers la périphérie ; dans le premier cas, les éléments tuberculeux liquéfiés distendent la synoviale : dans le second, ils forment une des variétés des abcès circonvoisins de Gerdy ; les fongosités qui ont envahi les muscles ou les espaces celluleux entrent en nécrobiose, et une collection purulente s'amasse, indépendante de la jointure.

Les abcès osseux s'ouvrent dans l'article et nous avons vu comment un foyer latent, sans réaction, se déverse dans la synoviale par trépanation spontanée, et provoque une arthrite suraiguë. Mais le contenu de la caverne peut encore prendre un autre chemin : une fistule se forme qui gagne la surface de l'os au delà des limites de la jointure. Y aurait-il aussi des abcès extra-articulaires indépendants de la synoviale et de l'os? On nous parle de follicules discontinus, sans relations avec le foyer primitif et qui naîtraient dans le tissu lardacé entourant la jointure malade. M. Lannelongue n'y croit guère, et, pour lui, ces collections isolées étaient primitivement en connexion avec la séreuse ou l'extrémité osseuse dont elles se sont séparées plus tard ; ne trouve-t-on pas parfois quelques liens fibreux, vestiges des connexions anciennes, entre l'abcès froid et son lieu d'origine?

Les ganglions inguinaux et iliaques qui reçoivent les lymphatiques des divers tissus de la jointure s'altèrent presque constamment ; les inguinaux sont les premiers atteints, puis ceux de la fosse iliaque ne tardent pas à se prendre et l'on trouve une chaîne ininterrompue qui commence dans le triangle de Scarpa pour arriver jusqu'à la colonne vertébrale. Au début, il s'agirait d'un simple gonflement, d'une adénite chronique sans follicules spécifiques dans le tissu sclérosé, mais, plus tard, les nodules se déposent, les amas caséeux se forment ; l'inoculation bacillaire a suivi la voie lymphatique et, de la hanche, s'est propagée de ganglions en ganglions. Ceux mêmes que recouvre le péritoine communiquent leur virulence à la séreuse, parsemée, aux points de contact, de granulations miliaires.

Vous avez pu, Messieurs, par divers exemples observés dans notre service, reconnaître combien sont exactes les opinions professées par **M.** Lannelongue sur l'origine osseuse des tumeurs blanches de l'enfance. Vous vous rappelez sans doute ce garçon de dix-sept ans, cette fille de seize ans, qui sont entrés dans nos salles pour des « gonotuberculoses ». Chez eux, il était facile de démontrer que le foyer primitif du mal avait pour siège le condyle interne du fémur.

CHAPITRE IV

MALADIES DE LA BOUCHE ET DU COU

I

Kystes dermoïdes du plancher buccal.

Messieurs,

Les kystes dermoïdes du plancher buccal sont mal connus pour deux raisons : d'abord, les prenant souvent pour des grenouillettes vulgaires, on pratique un examen superficiel d'un cas que l'on croyait banal, et dont l'intérêt éclate lorsqu'il est trop tard pour en faire une étude sérieuse. En second lieu, les observations en sont peu nombreuses, puisque, en compulsant les recueils, on n'arrive guère qu'au chiffre de trente faits bien authentiques. Aussi insisterons-nous sur leur histoire dans cette rapide clinique, qui s'appuiera sur le remarquable et récent traité de Lannelongue, sur un bon mémoire d'Ozenne, sur le travail inséré par Gérard Marchant dans les *Bulletins de la Société anatomique*, et enfin sur une observation personnelle intéressante à bien des égards.

Voici cette observation : Un cultivateur béarnais, d'un village voisin de ma ville natale, débarque à Paris dans une situation véritablement fort précaire; depuis trois fois vingt-quatre heures, il lui était impossible de prendre la moindre nourriture : la cavité buccale était oblitérée par l'accroissement subit d'une tumeur qui refoulait la langue en arrière et s'appliquait sur la voûte palatine, occupant tout l'espace situé entre les arcades dentaires et le pharynx. Le malheureux, affolé, avait pris le train, et, dix-huit heures après, il était dans notre service.

Je connaissais son histoire : pendant les vacances, au mois de septembre, il m'avait consulté, effrayé par les progrès rapides d'une tumeur du plancher buccal. Il y a trois ans — le malade avait alors vingt-sept ans — il sentit une grosseur du volume d'une noisette, arrondie, mobile, et qui commençait à soulever la langue. Elle augmentait peu à peu sans déterminer la moindre douleur ou même une gêne appréciable. Au bout d'un an, elle était comme un œuf; au bout de deux, comme une orange; au bout de trois, lorsque nous avons pratiqué notre premier examen, comme le poing d'un adulte.

Elle proémine à la fois sur le plancher de la bouche et dans la région sus-hyoïdienne, où elle occupe la dépression sous-mentonnière; la tumeur continue, pour ainsi dire, la face, qui en est allongée d'autant, et imprime à la physionomie un aspect bizarre. La surface en est lisse, et régulièrement arrondie sous les muscles et sous la peau souple et mobile qui la recouvre. En arrière de l'arcade dentaire, la saillie est non moins considérable; elle refoule la langue et vient appliquer, sous la voûte palatine, la muqueuse rouge, épaissie, plus vascularisée, mais sans adhérences. La fluctuation est évidente, et la pression exercée par un doigt placé sur le segment buccal, se transmet intégralement au doigt qui refoule le segment inférieur ou sus-hyoïdien. Il n'existe encore que peu de troubles fonctionnels : la respiration est facile, la déglutition peu gênée, la mastication possible ; la voix n'a subi qu'une légère modification de son timbre.

Mon diagnostic fut vite porté : cette tumeur fluctuante et molle ne pouvait être — pour laisser de côté les kystes hydatiques, dont on cite deux cas à peine — qu'une grenouillette, un lipome, une tumeur érectile ou un kyste dermoïde du plancher buccal. Ce n'était pas une grenouillette ; une grenouillette aussi volumineuse aurait donné à la muqueuse distendue une coloration bleuâtre, une demi-transparence ou même une véritable translucidité. Ce sont là les caractères des grenouillettes sus-hyoïdiennes, si bien décrites par Delens, et qui font saillie au-dessus et au-dessous du plancher de la bouche. On ne saurait les confondre avec notre tumeur plus grosse, opaque et à parois évidemment fort épaisses.

Ce n'était pas un lipome : « les grenouillettes graisseuses sus-hyoïdiennes », comme on les appelle, sont irrégulières, lobulées. La muqueuse buccale laisse voir souvent par transparence une coloration jaunâtre particulière ; la compression de la tumeur fait éprouver, dit-on, une sensation spéciale, « la collision crépitante », qui, d'après Richet et Morel-Lavallée, serait absolument caractéristique ; enfin on n'a pas, que je sache, décrit encore de lipomes d'un tel volume. Aussi ne pouvait-on y songer pour notre tumeur énorme, lisse, régulière, sans bosselures et très nettement fluctuante. Ce n'était pas non plus une tumeur érectile, « la grenouillette sanguine » de Dolbeau, violacée, mollasse, réductible, et qui se gonfle sous l'influence des cris et des efforts, caractères dont aucun ne se retrouvait chez notre malade.

Nous avons songé sur l'heure à un kyste dermoïde du plancher buccal, dont nous connaissions bien l'évolution pour en avoir déjà observé un cas. Un seul point nous inquiétait : notre homme est intelligent, or il nous affirme d'une manière catégorique qu'il y a trois ans seulement, c'est-à-dire à vingt-sept ans, il a remarqué pour la première fois l'existence d'une tumeur: la genèse en aurait été récente, tandis que les kystes dermoïdes sont d'origine congénitale. Cette objection n'était pas sans valeur; mais je passai outre, car, dans nombre de cas, on signale le long sommeil de kystes congénitaux assez petits pour passer inaperçus. Tout à coup leurs parois sécrètent avec plus d'abondance, ils grossissent, et on les prend alors pour un néoplasme acquis.

Notre diagnostic fut vérifié ; le malade réclamait une intervention immédiate, nous étions à la campagne, sans les instruments nécessaires et presque sans aides. Nous pratiquons alors une ponction, et nous plaçons un tube à demeure qui permettra l'écoulement incessant des sécrétions pariétales jusqu'à ce qu'il nous soit loisible, lors d'un nouveau voyage, de recourir à une opération plus régulière. Le bistouri est plongé dans la région sus-hyoïdienne, sur la ligne médiane, au point

le plus saillant de la tumeur : il s'enfonce de 2 centimètres environ avant d'atteindre la poche, d'où s'écoulent plus de 400 grammes d'une substance granuleuse,
qui rappelle, à s'y méprendre, un épais bouillon de semoule. L'issue de cette substance est une des caractéristiques du kyste dermoïde.

Tout marcha bien pendant un mois, mais par malheur
le tube tombe ou on le retire, l'orifice se referme, et
peu à peu la poche se distend de nouveau. A la fin de
décembre, trois mois après notre intervention, ses
dimensions sont les mêmes qu'en septembre. Le 6 janvier, survient un accroissement subit qu'accompagnent
une douleur vive et une réaction inflammatoire appréciable. La poche augmente à tel point que la bouche est
oblitérée et que le malade ne peut avaler, même les
liquides. L'état s'aggrave le 7, aussi notre laboureur,
peu habitué cependant aux voyages, se décide brusquement à quitter sa maison, et le 8 au soir il entre à
l'Hôtel-Dieu, où nous le trouvons le 9 au matin.

L'état n'est pas absolument alarmant, car les fonctions respiratoires sont à peu près intactes, sauf lorsque
le malade se baisse. Mais on ne pourrait le nourrir que
par l'artifice d'une sonde nasale ; la tumeur ne laisse
passer ni les petites cuillers, ni le long bec d'une ai-
guière. Aussi la soif est ardente, les forces sont dimi-
nuées ; la surexcitation cérébrale est intense. Le
kyste nous apparaît plus volumineux encore qu'à notre
premier examen. En bas, il déborde l'os hyoïde de plusieurs travers de doigt ; en haut, il remplit la bouche et
écarte les deux maxillaires, dont les dents sont distantes
de plus de 2 centimètres. Il dédouble la muqueuse

de la langue, raccourcie et qui semble un simple bourrelet saillant au-dessus du kyste. On prendrait la tumeur
pour une langue hypertrophiée, et la langue pour une
petite tumeur.

L'extirpation était urgente, nous la pratiquons et
notre diagnostic est confirmé une fois encore : les
parois de la tumeur, comme déjà son contenu, témoignent en faveur d'un kyste dermoïde ; elles sont mobiles
sur les tissus voisins, denses, résistantes, et mesurent
plus de 3 millimètres. La surface externe en est
lisse, bleuâtre, semblable à une sclérotique ; à la
surface interne, elles sont irrégulières, chagrinées,
et rappellent de la peau en macération. Vers la partie
inférieure, cet aspect change : la paroi kystique y est
molle, très vasculaire, elle se déchire au moindre effort,
et l'on y constate la destruction des cellules épithéliales
qui la tapissent ; il s'est fait en ce point un travail
spécial, d'origine inflammatoire, qui nous explique le
rapide accroissement pris par la tumeur en moins de
trois jours.

L'examen microscopique pratiqué par M. Lion nous
prouve qu'ici, comme dans tous les kystes dermoïdes,
la structure de la paroi est identique à celle de la peau :
l'épithélium qui la recouvre rappelle l'épiderme ; il est
formé comme lui de plusieurs couches et l'on trouve,
en allant de la surface libre ou interne vers la substance
adhérente ou externe : 1° une couche de cellules cornées
très épaisses ; 2° une couche de cellules simples remplies de granulations d'éléidine ; 3° une couche de cellules polygonales à dentelures très fines, 4° une couche
de cellules cylindriques reposant directement sur le

derme. Celui-ci est constitué par du tissu conjonctif à cellules aplaties et qui renferme dans son épaisseur des fibres élastiques, des vaisseaux, des nerfs et des glandes sébacées. Ces dernières déversent dans la cavité leurs produits de sécrétion, qui, mélangés aux débris des cellules épidermiques, forment la substance butyreuse, mélicérique, athéromateuse, signalée par tous les auteurs.

On connaît bien maintenant le mode de formation de ces kystes dermoïdes. Autrefois Lebert invoquait « l'hétérotopie plastique », propriété d'après laquelle des tissus simples ou composés, des organes mêmes peuvent se développer de toutes pièces dans des endroits du corps où, à l'état normal, on ne les rencontre point. C'est ainsi que, dans notre cas, du tissu cutané apparaîtrait au milieu des muscles du plancher de la bouche où l'on n'en trouve pas d'ordinaire. Cette théorie n'a pu résister aux objections qu'on lui oppose et, maintenant, on accepte comme démontré le mécanisme de l'enclavement imaginé par Verneuil : au niveau des fentes branchiales de l'embryon, le tégument externe, la peau reste en arrière de la soudure et se trouve « enclavée » dans l'épaisseur de tissus où elle n'a que faire. Là, le petit sac qu'elle forme peut s'accroître; ses parois sécrétantes distendent la cavité et un kyste dermoïde se constitue.

Que s'est-il passé chez notre malade? Pendant la vie embryonnaire, et sous l'influence d'une cause inconnue, la peau qui recouvre la face antérieure des deux bourgeons dont la coalescence sur la ligne médiane formera le maxillaire inférieur, cette peau, ou mieux, une partie de cette peau a été pincée, pour ainsi dire, par la rencontre des deux segments de l'os, marchant à la rencontre l'un de l'autre. Aussi est-il resté en arrière un petit sac cutané, inerte et stationnaire pendant vingt-sept ans. Puis — et ici encore, sous une influence inconnue, — les parois ont sécrété plus abondamment et se sont distendues jusqu'à prendre les dimensions colossales du kyste dermoïde que nous avons extirpé.

Au cours de mon opération, j'ai eu la démonstration de la réalité de cette pathogénie : la poche kystique était mobile sur les tissus environnants, sans adhérences, et, avec le doigt ou la sonde cannelée, il nous a été facile de l'isoler partout, sauf en avant, vers les apophyses géni et la partie postérieure de la symphyse maxillaire. Il existait là une bande fibreuse, d'une épaisseur de plus de 2 millimètres, sorte de frein résistant, de pédicule se rendant de l'os sur la paroi du kyste. Des tractions, même énergiques, n'ont pu le rompre, et pour couper cette lanière, il nous a fallu introduire le plat des ciseaux courbes entre le kyste et le maxillaire.

L'adhérence du kyste au squelette est la règle, et tous les auteurs la signalent; mais, pour les tumeurs du plancher buccal, l'insertion se fait, tantôt au maxillaire inférieur et tantôt à l'os hyoïde. Au point de vue opératoire, il ne serait pas indifférent de savoir à quel os adhère la poche, aussi Gérard Marchant propose-t-il de diviser les tumeurs dermoïdes du plancher buccal en kystes *adgéniens* ou fixés aux apophyses géni, et en kystes *adhyoïdiens* ou fixés à l'os hyoïde. Cette classification est des plus légitimes.

Mais où nous nous séparons de notre ami, c'est lorsqu'il

parle d'établir, avant l'opération et par la palpation
attentive. le point d'insertion du kyste. Dans un cas
qu'il a publié, il a qualifié la tumeur d'adhyoïdienne
parce que, lors des mouvements de déglutition, os hyoïde
et kystes étaient soulevés en même temps; la dissection
a justifié son diagnostic. Pur effet du hasard, car, dans
notre observation de kyste adgénien, la tumeur, adhérente
au maxillaire, se mouvait cependant avec l'os hyoïde. Et
comment en serait-il autrement? Le kyste repose sur la
sangle mylo-hyoïdienne et sur les muscles génio-hyoïdiens qui attirent en haut et en avant, à la fois l'os hyoïde
et le kyste, que celui-ci soit adgénien ou adhyoïdien.

Notre observation diffère par quelques points des
faits semblables qui ont été publiés; nous ne parlerons
plus de l'époque tardive d'apparition de notre kyste
congénital, bien que sur trente faits authentiques on en
trouve à peine quatre où le malade ait atteint vingt-sept
ans avant que fût révélée l'existence de la tumeur.
Nous devons signaler le volume exceptionnel de notre
kyste et nous n'en connaissons pas qui ait produit des
phénomènes fonctionnels aussi graves. Ce volume tenait
à l'inflammation de la poche; une sécrétion purulente
s'était faite et avait distendu la cavité. Ce cas est à peu
près unique; nous n'en trouvons d'analogue ni dans le
traité des kystes congénitaux de Lannelongue, ni dans
le mémoire d'Ozenne, ni dans celui de Gérard Marchant.
On a bien cité des faits de dysphagie et d'asphyxie commençante, mais ces accidents étaient dus au développement normal du kyste et il leur a fallu plus de trois jours
pour prendre un caractère alarmant.

Un autre point important est la fluctuation, fort nette, dans notre cas; nous ne la trouvons notée que dans un très petit nombre d'observations. La tumeur, d'ordinaire, est plus dure, mais elle peut avoir une consistance pâteuse et l'on cite deux faits où elle conservait l'impression du doigt qui refoulait la membrane enveloppante dans une masse semblable à du suif ramolli. Ce sont là les seules particularités qu'ait présentées notre tumeur : l'altération du timbre de la voix, les troubles de la mastication, le raccourcissement apparent de la langue ou même sa disparition, la sécrétion salivaire plus abondante, l'indolence absolue, du moins avant le début des phénomènes inflammatoires, sont les caractères communs à la plupart des kystes du plancher buccal; aussi n'insisterons-nous pas.

Ces tumeurs doivent être extirpées; peut-être pourrait-on essayer des injections irritantes, et le chlorure de zinc, sans doute, donnerait des succès. Mais nous nous défierions beaucoup de l'inflammation aiguë qui surviendrait et des accidents de voisinage qu'elle pourrait provoquer. N'avons-nous pas vu une poussée congestive spontanée déterminer, chez notre malade, une dysphagie redoutable? La compression du larynx serait plus grave encore, et, si on essayait de cette méthode des injections, il faudrait être prêt pour une trachéotomie éventuelle. Aussi, sans plus longue discussion, considérons-nous l'extirpation du kyste comme le procédé de choix.

Donc, lorsque le kyste grossit et qu'il a pris un développement assez grand pour déformer la région ou pour provoquer des troubles fonctionnels, il faut l'enlever.

On ne saurait songer à l'incision simple ; la poche se vide il est vrai, mais la paroi sécrétante reste et une fistule intarissable s'établit si, comme dans notre observation, l'orifice ne s'oblitère pas pour permettre à la cavité de se distendre de nouveau. Aussi extirpera-t-on tout, contenu et contenant, et cette opération se pratiquera soit par la voie buccale, soit par la voie sus-hyoïdienne. La première a jusqu'ici obtenu le plus de faveur ; c'est un tort, et pour ma part je propose hardiment la seconde.

Si, dix-neuf fois sur vingt et une observations, les chirurgiens ont eu recours à la voie buccale, c'est sans doute parce que la tumeur proémine sur le plancher ; elle est sous le bistouri et, la muqueuse divisée, la membrane du kyste se trouve à nu. Dans la région sus-hyoïdienne, au contraire, la poche est protégée par la saillie des génio-hyoïdiens et par la sangle du mylo-hyoïdien ; avant d'atteindre le kyste, l'instrument tranchant doit traverser une épaisseur de tissu de plus de 1 centimètre. A l'avantage d'une profondeur moindre on ajoute encore celui d'éviter une cicatrice disgracieuse, l'incision de la muqueuse ne paraît pas, tandis qu'on pourrait voir celle qui divise la peau de la région sous-mentonnière.

Ces arguments sont sans valeur : la tumeur s'aborde facilement par en bas et la cicatrice linéaire, à peine visible lorsque le malade lève la tête avec effort, est dissimulée par la saillie du menton. Ce n'est pas tout, en suivant la voie sus-hyoïdienne on ne risque pas de sectionner les canaux de Warton. Puis la déclivité entraîne le sang et les liquides sécrétés par la plaie ; il n'y a pas ce cul-de-sac profond, anfractueux, que crée l'extirpation buccale et où peuvent s'accumuler le pus, la salive et toutes les substances septiques. Enfin, on évolue à l'aise, on manœuvre à découvert, on n'est pas gêné par les lèvres, les arcades dentaires, la langue; l'anesthésie est facile et sans danger. Nous préférons donc l'incision sus-hyoïdienne et nous y avons eu recours.

Voici quel est notre plan : incision sur la ligne médiane de toute la convexité inférieure de la tumeur; le bistouri ira du bord inférieur du maxillaire à l'os hyoïde, les muscles génio-hyoïdiens et la sangle musculaire du mylo-hyoïdien seront découverts, séparés par la sonde cannelée et retenus à droite et à gauche par des écarteurs; la poche, mise à nu, sera ponctionnée comme le serait un kyste de l'ovaire; lorsqu'elle ne contiendra plus qu'une petite quantité de matières butyreuses, l'orifice sera oblitéré avec une pince à forcipressure; on tirera alors sur la tumeur qui s'énucléera, une fois libérée de ses adhérences avec l'os hyoïde ou les apophyses géni. C'est le manuel opératoire déjà suivi par moi dans un autre cas; Gérard Marchant, qui m'avait imité, s'en était aussi très bien trouvé.

L'incision de la peau, l'écartement des muscles, la ponction de la poche, son évacuation partielle n'ont présenté aucun incident; mais, lorsque j'ai voulu saisir le kyste avec les pinces, ses parois, friables et ramollies par les poussées inflammatoires, se sont rompues. Nous ne pouvions pas tirer sur la tumeur pour l'accoucher au travers de la boutonnière musculaire et cutanée. Heureusement que nous avons enfin saisi un lambeau pariétal résistant; le reste de l'opération a été des plus simples : le fond du kyste s'est pour ainsi dire décollé, surtout lorsque, avec les ciseaux courbes glissés sur les doigts, nous avons sectionné la bride qui unissait le kyste au maxillaire inférieur. Nous avons drainé la cavité, suturé les bords de l'incision et pansé la plaie avec de l'iodoforme et de la ouate hydrophile.

Le résultat a été superbe ; la région sus-hyoïdienne a repris sa forme normale ; le plancher de la bouche, encore un peu saillant les premiers jours, s'est peu à peu affaissé au-dessous des arcades dentaires jusqu'à reprendre sa position primitive ; la langue, libre maintenant, peut être ramenée au niveau des lèvres. Il n'y a pas eu de fièvre, pas de suppuration ; au quinzième jour la cicatrisation est complète et notre opéré peut regagner son village. Sa foi aveugle et un peu enfantine en Paris et ses chirurgiens n'aura pas été trompée.

II

Tuberculose buccale.

Messieurs,

Nous venons d'observer deux malades atteints d'ulcération tuberculeuse de la bouche; ces faits ont un grand intérêt, car l'affection est fréquente et de diagnostic délicat, aussi l'occasion nous paraît bonne de parler de cette lésion, qui a fait son entrée dans la pathologie il y a vingt ans tout au plus. La thèse de Juilliard en 1865, et surtout un mémoire de Trélat, en 1870, lui en ont ouvert les portes.

Notre premier malade est un bijoutier de quarante ans, dont les antécédents héréditaires et personnels sont bons; il s'était toujours bien porté lorsque, il y a deux ans, il fut pris d'une fièvre typhoïde grave; sa santé en fut compromise et, au mois de décembre 1886, il vit apparaître, dans l'aine gauche, de petites tumeurs dures, indolentes à la pression, gênantes pendant la marche et les efforts prolongés; ce sont des ganglions lymphatiques; ils ont augmenté peu à peu de volume et forment, avec de nouveaux groupes engagés dans la fosse iliaque, une sorte de gâteau irrégulier, de consistance ligneuse. En même temps la région sous-angulaire de la mâchoire se prend à droite et à gauche, et l'on y trouve une masse bosselée comme celles du pli de l'aine.

A ce moment, il y a deux mois à peine, se creusèrent, sur le bord droit de la langue, deux petites ulcérations, larges tout au plus comme des lentilles ; le malade ne peut nous donner de renseignements bien précis sur la forme, l'aspect, la couleur qu'elles pouvaient avoir à ce début ; mais il nous dit que la sécrétion salivaire fut un peu augmentée, qu'il y avait de la douleur spontanée et que la souffrance s'exagérait — sans jamais du reste devenir insupportable — pendant la mastication, la déglutition et la phonation. Comme à ces inconvénients s'ajoutait l'accroissement continu de la tuméfaction à l'aine, notre homme se décide à entrer à l'hôpital où nous constatons les particularités suivantes.

La langue est souple et normale dans toute son étendue, sauf sur le bord droit où l'on trouve, vers la partie moyenne et dans les points qui correspondent aux grosses et aux petites molaires, trois ulcérations de 7 à 8 millimètres de diamètre dans tous les sens : elles empiètent à la fois sur la face dorsale et sur la face inférieure. Le bord n'en est ni saillant ni décollé ; l'excavation, fort peu profonde, à fleur de muqueuse, est recouverte par un enduit jaunâtre, pultacé, sans caractère précis : aussi tous les diagnostics peuvent se donner carrière, et s'émettre toutes les hypothèses : ulcère simple, plaques muqueuses, syphilides tertiaires ulcérées, tuberculose linguale. Pour ma part j'adoptai cette dernière opinion ; il m'eût été difficile, pourtant, de vous en donner la démonstration péremptoire. Inutile d'ajouter que le traitement mixte, mercure et iodure de potassium,

fut administré pour « tâter la syphilis ». La perte de
substance ne diminuait pas.

Au contraire, elle s'est accrue; la lésion a marché et
il y a quelques jours, lorsque j'ai examiné de nouveau
les ulcérations, je leur ai trouvé des caractères qui me
permettent d'affirmer un diagnostic seulement soupçonné
au début, lorsque la surface n'était pas détergée et que
les masses pultacées, les débris épithéliaux la recou-
vraient encore. La perte de substance, toujours superficielle, peu profonde, mesure 1 centimètre environ dans
tous les sens; son fond est creusé irrégulièrement; on
dirait que la poussée destructrice l'a « raviné », laissant
çà et là de fines saillies, de petits mamelons, de délicates
arêtes, respectant un bord et fouillant l'autre, qui surplombe alors l'ulcère sans être pour cela décollé. Je ne
saurais trop insister sur cette destruction irrégulière et
sur ma comparaison de ravinement, qui me paraît pein-
dre, mieux que toute autre, le bizarre relief des ulcérations tuberculeuses de la langue.

Au sommet des saillies, des mamelons, des arêtes,
sur toutes ces parties soulevées de l'ulcère, on voit de
petits points d'un blanc jaunâtre, un semis particulier,
formé par de petits amas de matière caséeuse ; quelques-
uns sont encore recouverts de lamelles épithéliales, qui
se desquament bientôt ou sont envahies par la dégénérescence : le petit point blanc s'effrite alors, tombe et
creuse une dépression là où auparavant il y avait une
saillie. Ces macules blanches se retrouvent en avant des
limites de la perte de substance, et nous en avons constaté deux petits foyers, sur la face dorsale de la langue,
à quelques millimètres au-dessus des trois ulcérations

principales. Ce ne sont plus des points, mais de petites plaques de 2 millimètres de diamètre environ; l'une d'elles commence déjà à s'ulcérer.

Notre second malade est un journalier de quarante-huit ans, il est d'une santé fort précaire; il accuse, dans son enfance, un engorgement ganglionnaire cervical qui persiste encore à cette heure; plus tard, à vingt-six ans, une pleurésie; à quarante ans, une double kératite, des bronchites fréquentes, des hémoptysies; il a beaucoup maigri, il crache abondamment et l'auscultation révèle des râles sibilants d'emphysème dans toute la poitrine et, au sommet du poumon, des râles sous-crépitants et caverneux : l'existence d'une tuberculose semble évidente. Ajoutons qu'il est grand fumeur et alcoolique avéré; il boit du vin, de l'absinthe et de l'eau-de-vie autant qu'il peut s'en procurer; en ce moment, sa détresse est profonde; il a beaucoup souffert du froid, de la faim et de la soif, mais, lorsqu'il était soldat, il s'est livré à toutes sortes d'excès.

Nous trouvons chez lui une véritable phtisie buccale. La moitié gauche du voile du palais est desquamée, bourgeonnante, irrégulière, d'aspect cicatriciel; cette ulcération blafarde et qui rappelle certaines scrofules du cou, gagne le rebord gingival dépourvu de dents, puis le sillon gingivo-labial, et, enfin, envahit toute la muqueuse de la joue gauche, atteinte de la commissure labiale au pilier antérieur de l'isthme du gosier : là l'ulcère gagne la langue qui présente sur son bord, sur sa face dorsale, même au delà de la ligne médiane, une perte de substance, plus large qu'une pièce de 5 francs. Nous avons déjà observé neuf cas de tuberculose linguale; en aucun les lésions n'étaient aussi étendues.

Ces ulcérations nous offrent un peu partout l'aspect considéré, depuis les recherches de Trélat, comme pathognomonique des dégénérescences tuberculeuses de la muqueuse buccale; sur le voile du palais, il existe deux ou trois foyers où le semis blanchâtre est très abondant; mais c'est à la langue et surtout à la joue, sur la commissure, que la perte de substance revêt ses caractères les plus évidents; là nous voyons ces incisures, ces sillons de déchiquètement, ces dépressions qui limitent des saillies, des mamelons et des arêtes; puis, à leur sommet, ces petits amas blancs, nets surtout en avant du V lingual et près de la commissure où se dessine une tache rouge vineuse. C'est la muqueuse enflammée, sous l'épithélium de laquelle transparaissent de petites plaques jaunâtres de 1 à 2 millimètres. Elles sont confluentes, au nombre de sept ou huit sur un espace large comme une pièce de 50 centimes : le ramollissement et l'ulcération en paraissent imminents.

Chez ce malade, comme chez le précédent, d'ailleurs, l'ulcération à fleur de muqueuse repose sur des tissus souples et de consistance à peu près normale; nulle part on ne sent une base indurée. A peine existe-t-il en avant, près de la commissure, au point où la muqueuse est rouge et un peu tuméfiée, une résistance un peu plus grande. Ajoutons, pour en finir, que l'affection a débuté, il y a plus de deux ans, par une petite perte de substance à la joue; de là, l'ulcère s'est étendu dans tous les sens, pour acquérir les dimensions que nous lui avons assi-

gnées. Il était resté longtemps à peu près indolore et,
seuls, les aliments vinaigrés produisaient, au passage, une
souffrance assez vive; depuis, la déglutition est devenue
pénible; il y a des élancements fort douloureux et le
malade crache avec difficulté la salive abondante qui
s'accumule dans sa bouche.

Dans ces deux cas, nous sommes allé droit au diagnostic. Nous avons reconnu l'ulcère tuberculeux grâce
à ses caractères propres, à l'apparence « ravinée » de
son fond, aux découpures de ses bords qui rappellent
les indentations des côtes écossaises et les fiords norvé-
giens; et surtout à ce semis blanchâtre, à ces petits
nodules caséeux déposés à son milieu et à son pourtour.
Ce signe a la plus grande valeur, et M. Trélat, qui l'a
indiqué, a raison de le considérer comme pathognomonique. On avait dit que ces points blancs ou jaunes
étaient dus à l'oblitération, par des amas tuberculeux,
des goulots des glandules linguales. Mais ces glandules
n'existent pas et, dans un cas présenté au congrès de
Clermont, j'ai pu constater que, pour les ulcérations de
la face dorsale, c'est dans l'épaisseur des papilles que
se déposent et que dégénèrent les granulations. Celles-ci
se rencontrent encore dans le chorion de la muqueuse,
et Spillmann en a trouvé même en plein muscle lingual.

Dans nos deux cas, nous n'avons pas appuyé notre
diagnostic sur l'état général du malade, sur ses antécédents personnels et héréditaires. Ils ne nous auraient
rien appris pour notre première observation, où nous
n'aurions pu nous guider que sur l'engorgement et le
ramollissement des ganglions du pli de l'aine. Il faut
savoir se passer d'une phtisie concomitante, et dépis-

ter sans elle la tuberculose linguale, car sur neuf faits qui nous sont personnels, dans cinq elle manquait totalement ; au sixième elle n'apparut que quatre mois après le début de l'ulcération ; deux fois elle était évidente ; les sujets déjà cachectiques furent emportés en deux et quatre mois ; dans le dernier cas — il s'agit du second malade couché actuellement dans nos salles — la nature des lésions pulmonaires, bien que non douteuse, est un peu voilée par les râles de l'emphysème.

Vous avez noté chez nos deux malades un engorgement fort considérable des ganglions sous-maxillaires et pré-carotidiens. Nous ont-ils été de quelque utilité dans le diagnostic ? Non, car tous les auteurs s'accordent à regarder leur tuméfaction comme exceptionnelle ; je crois même qu'ici quelque candidat au Bureau central en a pris prétexte pour conclure à la syphilis. Remarquez d'ailleurs, Messieurs, que, dans nos deux cas, l'ulcération linguale n'est pour rien dans l'envahissement ganglionnaire ; chez notre premier malade il a eu lieu plus de quinze jours avant les lésions de la muqueuse, et chez notre second, les glandes du cou avaient grossi dès l'enfance sans rétrocéder depuis cette époque lointaine.

L'absence d'induration, la souplesse relative du tissu sur lequel l'ulcère repose, est un signe d'une grande importance ; mais il peut manquer lorsque survient de l'inflammation, et l'on cite des cas où s'allume une véritable glossite ; la tuméfaction est alors souvent considérable ; la douleur est intense, elle s'irradie vers les régions voisines et provoque de véritables crises où la souffrance est extrême ; le malade n'ose pas manger, car

le passage des aliments peut hâter l'apparition de ces
crises; la salivation est incessante, aussi l'amaigrissement est-il rapide; la tuberculose pulmonaire éclate, ou
s'aggrave si déjà le malade en est atteint.

En 1872, lors de mon internat chez M. Féréol, j'ai
observé un des premiers malades chez lequel l'ulcération
tuberculeuse ait été reconnue, et ce fait servit de texte à
un remarquable mémoire que notre maître publia dans
l'*Union médicale*. La perte de substance avait tous les
caractères dont nous avons parlé : faible profondeur,
aspect raviné, semis de points jaunâtres; mais la langue
ne tarda pas à se tuméfier; elle devint douloureuse et
de véritables crises névralgiques, spontanées ou provoquées, éclatèrent au moindre mouvement de l'organe.
La déglutition était surtout pénible et, comme la sécrétion salivaire s'exagérait extrêmement, le malheureux se
tenait au-dessus d'un crachoir qui recevait le liquide
s'écoulant des deux commissures. Notre malade, robuste
au début, était phtisique au bout de quatre mois et
mourait au bout de six. M. Trélat a publié un autre cas
tout semblable.

De ce qui précède, Messieurs, nous pouvons conclure
que les ulcérations tuberculeuses de la langue ont des
signes propres, précis, qui, le plus souvent, nous évi-
teront l'humiliant procédé de diagnostic par exclusion.
Tout au plus, aujourd'hui, y avons-nous recours comme
contre-épreuve, et il vous faut savoir que les ulcérations
tuberculeuses ne pourraient être confondues qu'avec les
ulcères simples, les ulcères syphilitiques primitifs, secondaires ou tertiaires et certains ulcères cancéreux,

pour ne point parler ici des ulcérations mercurielles ou
antimoniales; ne suffit-il pas d'être averti de la possibilité de ces dernières pour les reconnaître? Les commémoratifs, l'existence d'une intoxication médicamen-
teuse ou professionnelle sont sans laisser aucun doute
dans l'esprit d'un clinicien attentif.

Certains auteurs nous disent que l'ulcère tuberculeux
est presque toujours solitaire. Le fait est fréquent en
effet, mais la multiplicité des pertes de substance se rencontre trop souvent, pour que nous puissions en tirer un
signe qui aide tant soit peu au diagnostic. Chez notre
premier malade, nous trouvons trois grands ulcères,
puis, au-dessus, deux petites pertes de substance larges
à peine comme un grain de mil. Chez notre second
malade, leur nombre était pour ainsi dire infini. Cependant, on pouvait n'en reconnaître qu'une, tant sont
peu précises les limites qui séparent chaque ulcération.
Dans une autre de nos observations, il y avait trois
ulcères; deux dans une quatrième. Dans nos cinq
autres faits personnels, la perte de substance était
unique.

L'*ulcère simple* a bien le même siège que la perte de
substance observée chez notre premier malade; il se rencontre toujours sur le bord de la langue, il est peu profond aussi, superficiel même et repose sur une base peu
indurée; mais il est plus régulier; son fond n'est pas
raviné, il n'a pas de semis blanchâtre, il est allongé
d'avant en arrière selon la direction des mouvements
habituels de la langue et, signe caractéristique, la pulpe
du doigt passée sur le rebord des dents révèle l'existence
de la saillie tranchante qui a formé et entretient l'ulcère:

la dent limée ou arrachée, la guérison est des plus rapides; tandis que, nous le disons dès à présent, l'ulcère tuberculeux, qui se rencontre non seulement sur le bord de l'organe, mais sur tous les points de la muqueuse buccale, évolue avec une lenteur désespérante.

Le *chancre dur* — le chancre mou ne se rencontre pas sur la langue — se reconnaît à sa topographie spéciale; chez l'homme il est toujours à la pointe de l'organe; chez la femme il se rencontre un peu partout, détail que vous comprendrez sans qu'il soit nécessaire d'entrer dans des explications répugnantes. D'ailleurs le chancre syphilitique est arrondi, comme creusé à l'évidoir, ses bords sont rouges, « taillés à pic »; il est unique et s'accompagne d'une adénite d'ordinaire considérable. On ne tardera pas, d'ailleurs, à voir les signes d'une vérole commençante; roséole, engorgement ganglionnaire généralisé, enfin plaques muqueuses qui, lorsqu'elles se développent sur la langue, pourraient encore être confondues avec une tuberculose.

Il me semble que le diagnostic des *plaques muqueuses* sera fort simple : d'ordinaire, la syphilis est jeune encore et l'on en trouvera quelque signe ailleurs que sur la langue. La plaque est plus superficielle que l'ulcération tuberculeuse; elle n'entame pas le derme et sa surface d'érosion est voilée d'une mince pellicule opaline. Les *syphilides tertiaires,* les ulcérations gommeuses se reconnaîtront à la masse bourbillonneuse qui s'échappe de la perte de substance ; la langue présente alors des sillons, des fissures profondes, à bords indurés, à papilles rouges et hypertrophiées qui donnent à l'organe un aspect particulier, bien décrit par Fournier d'abord, et plus tard par Fairlie Clarke.

Quant aux ulcérations *cancéreuses*, Messieurs, elles reposent le plus souvent sur une tumeur dont les prolongements ligneux s'enfoncent dans l'épaisseur de l'organe; en tout cas, la base en est épaisse, dure, résistante, ce que nous ne trouvons pas dans la tuberculose. La perte de substance est plus profonde et plus saignante; ses bords sont calleux, renversés, recouverts parfois de détritus ichoreux. L'engorgement ganglionnaire est beaucoup plus fréquent que dans les ulcérations bacillaires. Sans même invoquer les antécédents du malade, on trouve dans ces signes, les affections concomitantes et l'évolution de l'ulcère, une base solide pour le diagnostic.

Que va-t-il advenir de nos deux malades, bien et dûment atteints de tuberculose linguale? Le pronostic que tracent les auteurs de cette affection est très sombre, et d'après nos plus récents traités, la mort arriverait toujours à brève échéance, ou par les progrès du mal, ou surtout par l'invasion et l'extension de la phtisie pulmonaire. Je crois qu'il y a exagération manifeste, et j'ai constaté, pour ma part, une guérison des plus nettes. Un de nos jeunes confrères, honorable praticien de Paris, m'a souvent consulté pour une ulcération linguale que les professeurs Lasègue, Fournier, Verneuil et Trélat, les Drs Tapret, Brissaud et moi avons unanimement regardée comme tuberculeuse. Or, en cinq mois, et après des alternatives d'aggravation et d'amélioration, elle a fini par se cicatriser sans autre intervention qu'une hygiène meilleure.

Cette observation n'est pas isolée : Nélaton, dans son excellente thèse d'agrégation sur la tuberculose chirurgicale, nous signale cinq cas où il survint une amélioration considérable : ce sont les faits de Labbé, de Billroth, de Lambert, de Raynaud et de Pouzergue, et cinq cas où la guérison fut complète, ce sont ceux de Verneuil, de Ducrot, de Barthélemy, de Laboulbène et de Juilliard, auquel nous pouvons ajouter le nôtre. Il ne faut donc plus, comme Duplay dans son traité et Kirmisson dans notre manuel, considérer les ulcérations tuberculeuses de la langue comme à peu près incurables.

Il serait d'ailleurs étonnant que des ulcérations aussi superficielles et cantonnées, le plus souvent, dans les couches superficielles de la muqueuse ne pussent pas guérir. Ne savons-nous pas que les tuberculoses « exposées » ou peu profondes s'améliorent spontanément, pour peu que s'y prête l'état des viscères, du poumon en particulier ? Le traitement général seul a parfois suffi : parfois on y a ajouté des applications d'acide chromique, de nitrate d'argent ou d'iodoforme. Billroth, cependant, a recours dans ce cas à des cautérisations énergiques avec de la potasse caustique. Quoi qu'il en soit, de la lecture des observations, il me semble ressortir avec évidence que le pronostic de la lésion linguale est contenu dans le pronostic de la lésion pulmonaire concomitante, et que la gravité de celle-là dépend de la gravité de celle-ci.

Aussi, Messieurs, le traitement, surtout médical, sera celui des lésions tuberculeuses. Si l'ulcération linguale existe seule, il n'en faudra pas moins combattre le mauvais état général dont la perte de substance de la muqueuse n'est qu'une manifestation. On ne négligera pas pour cela les gargarismes au chlorate de potasse, les insufflations de poudre d'iodoforme, les attouchements avec l'acide chromique ou le nitrate d'argent. C'est ce que nous ferons pour notre second malade, celui dont les muqueuses palatine, gingivale, buccale et labiale sont atteintes.

Nous en agirons autrement chez le premier. Ici, malgré l'existence de trois ou même de cinq foyers, les lésions sont assez « ramassées » pour être enlevées par le chirurgien. Aussi allons-nous, avec la petite lame du thermocautère, sectionner la muqueuse où reposent les ulcérations; nous créerons ainsi une perte de substance assez étendue; mais, pour éviter la lenteur d'une cicatrisation par seconde intention, nous en affronterons les bords par la suture, et nous espérons en obtenir la réunion malgré l'emploi du platine rougi. N'avons-nous pas montré, en effet, que, dans les tissus très vasculaires, cette réunion avait plusieurs fois réussi dans nos mains, dans celles de Nicaise et dans celles de Lefort? En tout cas l'essai n'en coûte rien.

Le résultat en a été excellent. Les trois ulcères ont été extirpés au thermocautère; la suture a été pratiquée et la réunion immédiate obtenue. Seulement, phénomène que nous n'avions pas prévu, il s'est produit une suppuration abondante au niveau de l'adénite sous-maxillaire et précarotidienne. Cette suppuration, d'ailleurs, a eu comme avantage d'amener la disparition de ces tumeurs tuberculeuses. Notre malade est maintenant guéri.

III

Cancroïdes et leucoplasie des muqueuses buccale et vaginale.

Messieurs,

Depuis les leçons de Bazin et surtout depuis la thèse qu'a publiée, en 1873, son élève Debove, on connaît fort bien une affection particulière de la langue nommée indifféremment : ichtyose, plaque des fumeurs, psoriasis, tylose, kératosis ou leucoplasie buccale. A ces mots, pour la plupart mauvais, Besnier préfère celui de « stomatite épithéliale chronique superficielle ». Cette désignation est précise et plus scientifique, mais elle a le tort d'être longue ; aussi adopterons-nous, pour la description courante, celle de leucoplasie, qui du moins nous rappelle le principal caractère du mal.

J'ai justement recueilli cinq observations, où l'on suit, pas à pas, l'évolution de la leucoplasie, depuis le premier reflet argenté ou laiteux, la première tache opaline, nacrée et translucide, jusqu'aux plaques épaissies, crémeuses et jaunâtres, aux fissures et aux crevasses, aux papillomes, enfin jusqu'aux cancroïdes les plus graves, terminaison funeste, dont l'existence a été établie par Negligan en 1862, et la fréquence par Bazin,

Verneuil, Debove, Panas, Robert Weir et Trélat, pour
ne parler ici que des premiers observateurs. Cette des-
cendance de l'épithélioma, son développement sur les
plaques dites psoriasiques de la muqueuse buccale sont
maintenant admis pour tous; certains auteurs prétendent même que la majorité des cancroïdes de la langue
a pour origine la maladie de Bazin patente ou méconnue.

Voici le premier de nos faits : il s'agit d'un malade
entré dans notre service de l'Hôtel-Dieu pour un énorme
lymphadénome de la région cervicale ; notre homme
ignorait l'existence d'une altération de la muqueuse de
la bouche, lorsque, au mois de décembre, nous avons
reconnu les premiers vestiges d'une leucoplasie : la
langue est étalée, aplatie, et ses bords portent, en plusieurs points, l'empreinte des dents; sa face dorsale est
plane, lisse, dépapillée et comme enduite d'un vernis ;
elle est parcourue, d'avant en arrière, par une fissure
profonde qui, du V lingual, s'étend, en avant, jusqu'à
la pointe de l'organe. De cette crevasse médiane se détachent, à droite et à gauche, des sillons secondaires
qui débitent, pour ainsi dire, la langue en un certain
nombre de parcelles irrégulières; le dessin rappelle un
peu la peau du caïman ou les larges craquelures d'une
faïence.

Chacun de ces petits districts, de ces îlots et de ces
quadrilatères est uni et comme vernissé; les saillies des
papilles ont disparu, et la surface opaline, bleuâtre,
translucide, a des teintes argentées, nacrées ou laiteuses,
qui rappellent les reflets des perles. La face inférieure
de la langue est saine; la muqueuse des joues aussi ;

cependant, de chaque commissure, part une bande ardoisée, qui s'étend jusqu'à la branche montante du
maxillaire inférieur; elle est horizontale, et suit la ligne
où les dents supérieures et inférieures se juxtaposent.
Ces lésions ne préoccupent guère le malade, qui ressent
à peine de légers picotements lorsqu'il mange des aliments épicés ou acides, et une certaine difficulté pour
mouvoir rapidement la langue. Il attribue son affection
à des excès de tabac, dont il a fumé jusqu'à 40 grammes par jour.

Nous ne trouvons, dans ce cas, aucune saillie anormale, aucune végétation au niveau des taches opalines
ou blanches; la leucoplasie ne se complique ni de cancroïde ni même de papillome. Peut-être n'en est-il pas
de même dans notre deuxième observation : elle a trait
à un fabricant d'instruments de chirurgie, âgé de trente-
huit ans; il est de bonne santé habituelle, mais il a
abusé du tabac ; il fumait quinze cigares par jour, et,
pour le moins, autant de cigarettes. Il y a six ans de
cela, une certaine gêne se fit sentir dans les mouvements
de la langue; la mastication semblait entravée, et les
aliments vinaigrés et épicés provoquaient des douleurs
assez vives. Mais comme le mal était stationnaire, il ne
s'en préoccupait point : voici deux mois seulement qu'il
est venu nous consulter à la clinique.

Nous trouvons la même fissure antéro-postérieure, et
les mêmes sillons perpendiculaires qui isolent des îlots
irréguliers; mais ici, les fentes sont plus profondes, et
la face dorsale de la langue semble ravinée; les pla-
teaux que ces crevasses limitent, sont atteints de lésions
différentes; les uns, lisses, unis, vernissés, ont les

teintes irisées, opalines, translucides, bleuâtres, signalées sur notre premier malade ; d'autres sont franchement blanches, opaques, comme crémeuses ; d'autres enfin, épaissies, jaunes, verdâtres, rugueuses et d'aspect cicatriciel. Les papilles y sont plus marquées, et comme enveloppées d'un étui épithélial plus saillant ; en ce point, la muqueuse rappelle celle qui recouvre la langue du chat, et contraste avec les régions voisines « dépapillées », lisses et polies. La face interne des lèvres et des joues est parsemée de taches blanches, semblables à des gouttes de lait.

Mais la lésion la plus importante consiste en une petite tumeur du volume d'un pois, située sur la partie centrale de la langue ; elle est entourée de fissures qui l'isolent, et sa surface grenue rappelle une petite fraise saupoudrée de sucre. Elle résiste à la pression, et repose sur une base indurée. S'agit-il d'un papillome simple ou d'un épithélioma commençant? Nos craintes sont d'autant plus vives que, sous la peau, dans la région maxillaire, on trouve un ganglion mobile, et dont l'engorgement pourrait être sous la dépendance de l'excroissance linguale. Malgré nos doutes, nous aurions déjà proposé une opération radicale, n'était l'amélioration sensible amenée par un traitement des plus simples.

Mais voici des cas où le doute n'est plus possible : dans notre troisième observation, l'épithélioma lingual est déjà des plus nets et rejette au second plan la leucoplasie. — Il y a un an, je fus consulté par un propriétaire de cinquante-sept ans, grand mangeur, grand buveur, et surtout grand fumeur ; il avait, me dit-il, toujours un cigare à la bouche. Il y a dix ans, son médecin lui signale, sur la langue, des plaques blanches que l'acide chromique fait disparaître ; en juillet 1885, se développe au niveau d'une tache ardoisée, d'aspect cicatriciel, un bourgeon assez semblable à une petite framboise ; je l'examine en mai 1886 : la tumeur rouge, saignante, exulcérée, avait alors le volume d'une cerise ; elle reposait sur une base indurée ; un ganglion sous-maxillaire était engorgé. Deux jours après, j'opère le malade. En septembre, récidive sur une plaque lisse et cendrée ; nouvelle intervention. A cette heure, il existe, sur le moignon de l'organe deux fois coupé, une petite tache blanche, simple altération leucoplasique, dont je reparlerai tout à l'heure.

Ma quatrième observation est plus intéressante encore, car ici l'épithélioma s'est développé non sur la langue, son lieu d'élection, mais sur la face interne de la lèvre où le cancroïde d'origine leucoplasique est exceptionnel. — Un client du docteur Chopy, de Nemours, propriétaire ; soixante-huit ans, solide, robuste, sans antécédents morbides, sans tare organique, appelle notre confrère le 22 octobre 1882 ; il éprouvait de la douleur pendant la mastication en un point situé à la partie interne de la joue droite, où il existait d'ailleurs une petite excoriation ; elle semblait produite par un rebord aigu de la troisième molaire inférieure qui fut limée ; la surface saignante n'en devint pas moins plus grande et plus saillante ; en huit jours, elle avait atteint le diamètre d'une pièce de 50 centimes. M. Chopy m'amena son malade, que j'examinai le 31 octobre.

La langue, les lèvres, les joues présentent des taches

opalines, des plaques laiteuses, des squames nacrées, des fissures et des crevasses, tous les aspects et toutes les lésions que nous avons décrites dans les observations précédentes. Mais on trouvait en outre, à la face interne de la joue droite, une sorte de plateau arrondi, pédiculisé et que je ne pourrais mieux comparer qu'à un cautère nummulaire; il formait, au-dessus de la muqueuse, une saillie de 4 à 5 millimètres; la surface en était exulcérée, rouge, saignante, et reposait, par une implantation légèrement étranglée, sur une base indurée. L'évolution en était rapide, car en huit jours, sous nos yeux, elle doubla de volume; l'ablation fut décidée et pratiquée le 10 novembre.

Deux mois après, le malade me revint; un ganglion avait apparu dans la région sous-maxillaire correspondante; je l'extirpe et je pouvais croire mon malheureux opéré tranquille pour quelque temps, lorsque le 6 juin, cinq mois après ma deuxième intervention, M. Chopy constate, dans le cul-de-sac gingival, au niveau de la canine inférieure droite, une nouvelle production épithéliale, une sorte de bourgeon exubérant, qui, lui aussi, prend un développement si rapide, qu'en moins de huit jours il a doublé de volume. L'ablation de la lèvre inférieure, avec restauration aux dépens de la peau des deux joues, est pratiquée le 12 juin 1883, et aujourd'hui, 14 juin 1887, juste quatre ans après cette troisième et dernière intervention, notre opéré est aussi bien portant que possible, avec cette réserve toutefois que la leucoplasie buccale persiste encore et que la cuisse, la tête, le scrotum et le gland sont recouverts de taches « psoriasiques ».

Enfin, voici une cinquième observation de haute importance, car la lésion a pour siège, non la muqueuse buccale, mais la muqueuse vaginale dont la leucoplasie est fort peu décrite. Verneuil, Besnier, Trélat et Merklen en ont recueilli chacun un exemple, mais nous ne sachons pas qu'ils aient été publiés. Robert Weir, en 1875, et Jouin, en 1882, sont, à ma connaissance, les seuls qui aient mentionné des faits de ce genre. Notre malade est une dame de cinquante-six ans, qui fut traitée, de douze à quinze ans, pour une « dartre » vulvaire dont elle ignore la nature. C'est à cinquante ans que survinrent des démangeaisons et une raideur, un épaississement du vestibule, pour lesquels elle consulta M. Besnier ; puis elle se confia aux soins de M. Hardy et de mon collègue Raymond, qui me fit appeler ; voici l'état que présentaient les parties :

La petite lèvre droite, tout entière, était envahie par une tumeur ulcérée, saignante et qui, à plusieurs reprises déjà, avait donné lieu à des hémorrhagies assez rebelles. L'épithélioma gagnait en profondeur la paroi vaginale, mais avait respecté, en haut, le clitoris et l'orifice uréthral. Les ganglions étaient sains ; mais aux limites du mal, on trouvait, sur la muqueuse, des taches blanches, et semblables à de la peau de gant de chevreau ; d'autres étaient luisantes, argentées ; leur surface était chagrinée, un peu rugueuse, et en certains points se détachaient des pellicules, des squames, des lambeaux nacrés semblables à ceux qu'on observe dans la leucoplasie buccale. La lésion était encore accessible et je l'extirpai, dans sa totalité, le 8 décembre 1885 ; en quelques jours, la guérison était complète.

Malheureusement il restait encore sur le rebord de la muqueuse vaginale, qui remplace la petite lèvre extirpée avec le cancroïde, une plaque blanche épaisse et rugueuse ; elle était très nette au mois d'août ; en octobre, elle avait augmenté ; en décembre, un an après l'opération, elle se hérissait de quelques saillies douteuses ; en mai, plus d'illusion à se faire : une récidive avait lieu, sous forme d'une petite tumeur, grosse environ comme une framboise et, comme elle, mamelonnée. Grâce à deux injections de cocaïne, j'ai pu extirper, facilement et sans douleur, ce nouvel épithélioma et, à cette heure, dix-huit mois, après ma première intervention, deux mois après ma deuxième, l'état local et général est excellent ; il existe encore toutefois, en avant de la cicatrice, un léger reflet ardoisé ou bleuâtre qui n'est pas sans assombrir l'horizon.

J'ai essayé, par le classement de mes observations, de montrer l'évolution de la leucoplasie des muqueuses, depuis ses lésions les plus légères jusqu'au cancroïde le plus envahissant. Mais cette dégénérescence épithéliale n'est pas fatale et la stomatite peut demeurer stationnaire et en rester à ses manifestations les plus bénignes. Notre premier malade est sans doute atteint depuis longtemps et l'affection ne s'aggrave point. Tous les auteurs ont signalé des psoriasis vieux de dix, vingt et trente ans, qui n'ont pas donné naissance à des cancers. Il serait même difficile d'exprimer par des chiffres la fréquence de cette terminaison : Schwimmer nous dit 4 sur 20, soit 1 sur 5 ; Debove, 6 sur 24, soit 1 sur 4 ; Morris, 13 sur 27, soit 1 sur 2 ; ce serait la proportion observée par Vidal.

En tous cas, comme l'affirme Debove, comme le répète Paul Bénard dans son excellent mémoire sur la question : « Il est impossible d'établir une relation entre la gravité ou l'étendue de la lésion squameuse et l'apparition du cancroïde. Il se développe tantôt sur des langues où la glossite occupe toute la surface de l'organe, tantôt sur des langues qui ne présentent qu'une ou deux taches. » Il arrive même que l'épithélioma naisse, non sur les plaques, mais à côté d'elles ; Morris en cite des exemples ; Schwimmer a vu la tumeur émerger d'une fissure, et, dans notre deuxième observation, c'est dans le fond de la crevasse médiane que s'implante le papillome.

On ne saurait prévoir non plus au bout de combien de temps se développera le cancroïde. Cette « complication » ou cette « conséquence directe » peut ne pas survenir ; des individus ont vécu, nous l'avons dit, vingt, trente, quarante ans, et sont morts sans qu'une tumeur épithéliale soit née sur leur psoriasis muqueux. Elle peut encore être très lente dans son apparition ; elle peut enfin survenir au bout de quelques mois. Robert Weir donne, à ce sujet, une statistique intéressante : sur soixante-huit cas qu'il a relevés, deux fois la dégénérescence s'est faite au bout de quarante ans ; cinq fois après vingt ans ; huit fois après dix ans ; sept fois entre six mois et deux ans ; et trente-sept fois, le chirurgien l'a vu s'établir sous ses yeux.

Certaines formes de glossite épithéliale seraient-elles plus prédisposées aux cancroïdes? Morris a décrit trois types cliniques : dans le premier, la face dorsale de la langue serait lisse, vernissée, unie et rappellerait l'aspect de la porcelaine ; la couche leucoplasique est mince, opaline, argentée ou bleuâtre; l'évolution serait plus lente, et plus rare la terminaison par le cancer. — Dans le deuxième, on trouve des îlots séparés par des fissures profondes, des crevasses taillées à pic; la langue est ravinée et comme déformée par une cicatrice; les plaques sont épaisses, jaune verdâtre; elles sont dures, cornées, sèches, et les lésions marchent rapidement : les cancroïdes y seraient fréquents comme dans le troisième type, — le type papillomateux — où, sur le psoriasis, se développent des papilles très grosses, serrées les unes contre les autres et recouvertes d'un enduit jaune ou blanchâtre. Ces divisions répondent à quelques cas, mais le plus souvent, on trouve côte à côte, sur le même malade, les trois ordres de lésions : les types purs sont exceptionnels.

La texture des taches et des plaques est d'ailleurs identique : Leloir nous dit que la leucoplasie est due à l'accumulation de pellicules blanchâtres, adhérentes, sèches et rugueuses; elles forment, à la surface de la langue, une couche qui rappelle la lame cornée de la peau; au-dessous se trouve un lit granuleux, juxaposi-tion de cinq ou six rangées de cellules chargées d'éléi-dine. L'épiderme muqueux a donc, au niveau de la région malade, les caractères de l'épiderme cutané en voie de kératinisation, comme cela se voit sur les callo-sités. Le corps muqueux sous-jacent offre, comme celui de la peau, des prolongements intrapapillaires hyper-trophiés. Ces lésions s'arrêtent brusquement; entre les tissus sains et les tissus malades, il n'y a pas de zone de transition.

On ne saurait donc considérer la glossite épithéliale

comme un stade, une période, le premier degré du cancroïde ; il n'y a pas, entre celui-ci et celle-là, une chaîne
ininterrompue, qui conduise des lésions de l'une aux
lésions de l'autre. Ce sont deux affections distinctes, et
nous acceptons sur ce point la doctrine de Trélat et de
Besnier : la leucoplasie est une sorte d'épine permanente dans l'épaisseur de la muqueuse linguale. Or
« tous les points de la peau ou des muqueuses qui sont
le siège d'une irritation prolongée peuvent devenir le
siège d'élection d'un épithélioma ; ne le sait-on pas pour
les cicatrices, un vésicatoire, un cautère à demeure, un
lupus, une syphilide invétérée ? »

Le traitement est assez précaire et peu d'affections
sont plus rebelles que la leucoplasie des muqueuses ;
tout au plus peut-on, au début, enrayer le mal, lorsque
les individus ne se plaignent encore que de sécheresse
de la bouche ; leur langue est lourde, comme ligneuse ;
il leur semble qu'ils l'ont échaudée ; il y a des picotements, une sensation de brûlure, de la gêne, de la mala-
dresse dans l'articulation ; les taches sont minces et
opalines. Alors, la proscription du tabac, de l'alcool, des
mets épicés, l'extrême propreté de la bouche, quelques
topiques émollients, les alcalins, les solutions boriquées
ou salicylées faibles ont produit de bons résultats.
Bazin, Tillot et Paul Bénard ont recueilli d'excellents
effets de l'emploi des eaux de Saint-Christau ; ces auteurs
nous parlent même de guérisons légitimes et leurs observations nous paraissent indiscutables.

D'ailleurs on exercera une surveillance active ; la langue sera tenue en observation et, dès qu'une tumeur

apparaîtra, elle devra être extirpée ; je sais bien qu'on nous parle de papillomes, néoplasmes bénins qui peuvent même guérir ; Paul Bénard en a vu rétrocéder à Saint-Christau, mais comme le diagnostic est délicat entre le papillome et le cancroïde naissant, un doute longtemps prolongé ne nous semble pas de mise : il faut opérer. L'intervention sera d'autant plus rapide que ces épithéliomas marchent vite. Dans notre troisième et notre quatrième observation, nous avons vu le diamètre de la tumeur doubler en moins de huit jours. Et déjà, pour latente qu'elle fût, l'infection ganglionnaire n'en existait pas moins, puisque, un mois après, je devais reprendre le bistouri pour enlever une masse sous-maxillaire.

Je sais bien que ces opérations ne sont pas toujours brillantes et que la récidive habituelle fait le désespoir du chirurgien : l'épithélioma des muqueuses peut passer pour le pire des cancers et Denonvilliers disait autrefois : « Tout cancer ulcéré de la langue meurt dans l'année. » Ma toute petite statistique ne confirme pas ce terrible pronostic et voici ce qui est advenu chez six malades que j'ai pu suivre. Le premier, opéré en mai 1886 et réopéré en octobre de la même année, est en pleine réci-dive et va mourir probablement sous peu, n'ayant bénéficié de mon intervention que pendant quatorze mois. Mais les autres observations sont meilleures : J'ai pratiqué, il y a six ans, avec les docteurs Brissaud et de Beurmann, l'ablation d'un large épithélioma lingual avec ganglions sous-maxillaires, chez un orfèvre de cinquante-cinq ans ; cet opéré vit encore ; je l'ai vu, il y a quatre jours, à l'ocasion de cette clinique ; son moignon est

parfaitement souple, mobile ; la guérison s'est maintenue parfaite.

J'ai opéré, en octobre 1882, d'un épithélioma de la
joue ; en juin 1883, d'un épithélioma de la face interne
de la lèvre inférieure, un propriétaire de soixante-huit
ans, dont j'ai donné plus haut l'observation. Le docteur
Chopy m'écrit à la date du 12 juin que, depuis cette
époque, il y a quatre ans, presque jour pour jour, les
cicatrices sont souples ; il n'y a pas trace de récidive ; —
j'ai enlevé, il y a dix-huit mois, un vaste cancroïde
lingual avec dégénérescence ganglionnaire chez un
négociant de Versailles ; mon opéré est venu me voir
il y a quinze jours, avec son médecin, le docteur Védri-
nes : pas de trace de récidive ; — j'ai opéré, en mai 1886,
pour un cancer de la langue le sujet de ma troisième
observation ; je l'ai réopéré pour une récidive en septembre ; depuis neuf mois, la guérison est complète ; —
enfin, j'ai opéré la dame qui fait le sujet de ma cinquième
observation, d'un cancroïde vulvo-vaginal en décembre
1885 ; dix-huit mois après, survient un petit papillome
que j'ai extirpé, il y a deux mois ; ma malade va bien.

Ces résultats sont aussi beaux qu'exceptionnels et je
n'ose compter qu'une telle série continue longtemps ;
mais à propos de ces derniers malades, une remarque
est nécessaire : notre dame, opérée en décembre 1885,
pour un cancroïde de la petite lèvre, conservait, après
son extirpation, une tache blanche, épaisse, persistante,
rebelle à tous les topiques ; au mois d'avril de l'année
suivante, elle s'étendit et devint saillante. C'est sur
cette plaque qu'apparut, cinq ou six mois après, l'épithélioma que j'ai extirpé, il y a quelques semaines.

Or la question suivante se pose : lorsqu'une leucoplasie limitée mais tenace existe en un point fixe, ne serait-il pas prudent d'enlever ce point si l'opération est simple, facile, et n'entraîne aucun dommage?

Je suis aujourd'hui en face de ce problème. Le malade de notre troisième observation — que j'ai opéré en mai et en septembre 1887 — n'a plus, comme vestige de sa leucoplasie buccale, qu'une seule plaque laiteuse étalée en un point de la cicatrice; elle est large de 4 millimètres et longue de 10; aucun des topiques appliqués pour le combattre n'a pu la faire disparaître et, d'autre part, on peut, d'un coup de ciseau, l'enlever et supprimer cette épine à demeure, cette cause d'irritation incessante qui provoquera presque sûrement l'apparition d'un troisième cancroïde. Je n'hésite pas, et dans quelques jours, je pratiquerai cette petite intervention.

IV

Kyste séreux congénital et uniloculaire.

Messieurs,

Nous observons en ce moment une fillette de huit
mois qu'on apporte toutes les semaines dans le service
pour une tumeur volumineuse développée sur le côté
gauche du cou. Hésitant un instant sur le diagnostic, nous nous demandions s'il ne s'agissait pas d'un
angiome veineux ; notre doute a été de courte durée et
nous avons reconnu l'existence d'un kyste séreux
uniloculaire congénital.

Notre fille est forte, bien portante, sans tare organique et sans antécédents héréditaires : il y a deux
mois, sa mère a remarqué, sur le cou de l'enfant,
une grosseur dont le volume était sensiblement le même
que celui que nous avons constaté lors de notre premier examen. A ce moment, nous trouvons une saillie,
un peu allongée dans le sens vertical et qui mesure
6 centimètres environ; elle est arrondie, lisse; la peau
qui la recouvre est souple, mobile, sans adhérences, un
peu bleuâtre, de la teinte des veines qui se dessinent à sa
surface. La palpation donne une sensation particulière;
la masse s'affaisse, fuit, s'évanouit sous le doigt comme

un édredon que l'on presse. Lorsque l'enfant se tourne, crie, relève la tête, fait un effort, la saillie s'accuse en arrière du sterno-mastoïdien.

Cet affaissement, cette sensation d'édredon, ces veinosités bleuâtres sous la peau transparente, cette tension pendant les cris et les efforts, nous firent penser à un angiome ; mais deux constatations importantes nous forcèrent sur l'heure d'abandonner cette hypothèse : d'abord la tumeur devenait plus saillante sous l'influence de la contraction du sterno-mastoïdien, qui bridait la poche, la refoulait en arrière, l'énucléait pour ainsi dire, puis on constatait une transparence des plus nettes. De nouvelles recherches nous prouvèrent alors qu'il s'agissait sans conteste d'une collection liquide ; il y avait de la fluctuation ; une ponction aspiratrice nous donna quelques grammes d'un liquide séreux, transparent, un peu brunâtre, et qui tenait quelques hématies en suspension. Notre interne en pharmacie y a trouvé de l'albumine en abondance et quelques stries de substance fibrineuse.

Après évacuation de la poche, nous avons pu nous rendre un compte exact de sa situation ; elle s'épanouit en arrière du sterno-mastoïdien, mais elle pénètre sous ce muscle, et se dirige en avant et en dedans vers le paquet vasculo-nerveux, artère carotide primitive, veine jugulaire interne et pneumogastrique , sans qu'on puisse savoir si, en ce point, la paroi séreuse adhère ou non aux vaisseaux et au squelette. Il n'y a qu'une cavité, car une seule ponction a évacué tout le liquide. Cependant, on sent en arrière, et comme dans l'intérieur même du kyste, un petit corps pédiculé, du volume d'un pois, d'une grande résistance et qui paraît s'insérer par un hile aminci sur l'une des parois.

Trois jours après, on nous ramène l'enfant : le liquide s'est un peu reproduit; mais la poche est encore flasque, affaissée, à peine au quart pleine; on renvoie le flot liquide d'un point à l'autre, et, pour constater la transparence et la fluctuation, il faut presser sur le diverticule antéro-interne et refouler la sérosité qu'il contient, en arrière du sterno-mastoïdien. Depuis, l'état n'a pas changé; le kyste ne s'est pas distendu; aussi attendons-nous avant de pratiquer une nouvelle ponction qui peut-être suffira pour amener une guérison totale : nous en serions très heureux, car la région est dangereuse et une dissection ne serait pas sans présenter une difficulté réelle; une intervention radicale paraîtrait d'autant plus hasardeuse que nous ne pouvons fixer les connexions exactes de la tumeur.

Dans ce cas, Messieurs, la tumeur semblait ne pas exister encore au moment de la naissance : c'est au sixième mois qu'on a reconnu le kyste à l'accroissement qu'il a pris ; cette particularité est presque de règle ; aussi a-t-on souvent confondu, avec des tumeurs acquises, des tumeurs vraiment congénitales; dans notre cas, la poche était sans doute de très petite dimension, perdue sous la peau ou sous les muscles; tout à coup elle s'est développée sous une influence inconnue et les parents peu attentifs ou le malade lui-même, ont cru à une apparition où il ne s'agissait que d'une distension plus rapide. Lisez les nombreuses et remarquables observations annexées par Lannelongue à son traité des kystes congénitaux, et vous verrez la fréquence de ces méprises.

Dans l'immense majorité des faits, la tumeur se trouve dans la région cervicale, à droite, à gauche, en avant, quelquefois en arrière, mais, enfin, au niveau du cou ; cette prédilection est très marquée et le diagnostic de la tumeur se base presque toujours sur la position qu'elle occupe, aussi bien que sur le jeune âge du malade. Pour être fort rares, les kystes des autres parties du corps n'en ont pas moins été observés ; on en a vu souvent dans l'aisselle ; il est vrai que ceux-là ne sont souvent qu'un volumineux diverticule émané d'un kyste cervical, mais on y a trouvé aussi des kystes indépendants ; on en a rencontré encore sur l'épaule, sur le bras et l'avant-bras, au dos, sur l'abdomen, à la fesse, et même dans l'intérieur du ventre.

Le siège de notre kyste est classique ; c'est au cou que nous le trouvons, et à gauche : nous devons signaler, à ce propos, une particularité singulière ; les kystes à une seule loge, uniloculaires comme on dit, se rencontrent presque toujours à gauche, sans qu'on puisse donner de cette localisation une explication satisfaisante. La pathogénie en reste absolument obscure, et, comme le remarque très justement Lannelongue, les kystes du cou n'ont pas de fixité, un siège bien défini correspondant à quelque disposition embryogénique : ils n'ont rien à faire avec l'appareil branchial. « On ne peut, en un mot, chercher aucune indication sur leur lieu d'origine dans les particularités que nous présente l'anatomie topographique du fœtus. »

Ce siège particulier des kystes séreux uniloculaires

sur la partie latérale gauche du cou, leur structure si simple, une poche fibreuse souvent fort mince, tapissée d'un endothélium semblable à celui des séreuses et des vaisseaux, surtout leur guérison plus facile avec des moyens thérapeutiques peu compliqués, les avaient fait ranger par nombre de pathologistes dans une catégorie spéciale, bien différente de celle qui renferme les kystes multiloculaires. Lannelongue n'accepte pas une différenciation aussi nette; il montre, par une série d'observations bien étagées, qu'entre le kyste à une seule loge et le kyste formé par l'agglomération d'une infinité de cavités miliaires, de dimensions presque microscopiques, on trouve tous les intermédiaires, d'abord une cloison incomplète, puis complète, puis plusieurs cloisons et plusieurs kystes juxtaposés.

Notre cas donne raison à M. Lannelongue; le kyste est bien uniloculaire et une seule ponction a suffi pour en évacuer le contenu; mais, lorsque la poche a été vide, une palpation attentive a permis de constater un épaississement de la paroi en un point, une résistance grenue, comme si de petits kystes miliaires étaient logés dans la membrane; puis une tumeur pédiculée, semblable à un haricot et mobile dans la cavité. Certainement nous sommes en présence d'un type de kyste à une seule loge, mais il n'en faut pas moins reconnaître qu'il plaide en faveur de l'unité d'origine et de nature, défendue par M. Lannelongue : il est, si l'on veut, la première étape qui mène du kyste simple au kyste composé.

Mais ni pour les uns, ni pour les autres, nous ne

trouvons une pathogénie plausible; depuis qu'on étudie les kystes congénitaux, — il y a déjà près d'un demi-siècle, — depuis les recherches de César Hawkins, de Gilles, de Lorain, de Virlet, depuis la thèse remarquable soutenue par Boucher en 1868, depuis le mémoire de Wagner, qui date de 1877, celui de Middeldorff, qui n'a que deux ans de date, enfin le traité de Lannelongue, publié il y a quelques mois à peine, la question de l'origine des kystes séreux congénitaux uniloculaires ou multiloculaires n'a pas fait un pas. Les hypothèses sont nombreuses, mais leur valeur est plus que discutable, et vous allez voir qu'aucune ne peut entièrement satisfaire.

On a dû renoncer tout d'abord à invoquer un arrêt de développement, une inclusion, l'accroissement de quelque tissu embryonnaire oublié. On s'est rabattu alors sur les organes glandulaires de la région où naît la tumeur, les glandes salivaires et en particulier la sous-maxillaire; on s'est rejeté ensuite sur le ganglion inter-carotidien d'Arnold pour les kystes du cou, et sur la glande de Luschka pour ceux du siège. Mais quel ganglion analogue faire intervenir pour les kystes séreux des autres régions, de l'épaule, de l'aisselle, de l'avant-bras, du dos et du ventre? D'ailleurs, l'épithélium souvent vibratile qui tapisse les vésicules de la glande de Luschka ne ressemble en rien à l'endothélium des kystes séreux congénitaux. Cette pathogénie sans base n'a plus de partisans.

Une théorie plus solide et plus générale a pour défenseurs Holmes Coote, Cruveilhier et Broca; d'après eux, la tumeur se développerait aux dépens des vais-

seaux ectasiés d'une tumeur érectile; des segments des
canaux sanguins s'isoleraient les uns des autres en
cavités indépendantes dont le sang se dépouillerait peu
à peu de ses matières colorantes, jusqu'à prendre l'aspect séreux. N'a-t-on pas trouvé des kystes au milieu
d'angiomes; ces kystes, suivant leur plus ou moins
grande ancienneté, ne sont-ils pas ou transparents, ou
bruns, ou rouges? On l'a constaté, en effet; mais ne
peut-on admettre que ces kystes, si rares d'ailleurs,
aient pu se former dans un angiome, indépendam-
ment de cet angiome? ou que, dans un kyste multiloculaire, les vaisseaux aient pris un tel développement
qu'on puisse croire aux débris d'une tumeur érectile?
Ces hypothèses sont plus plausibles que celle de Broca,
car, en définitive, les tumeurs érectiles sont d'ordinaire
intra ou sous-dermiques, tandis que les kystes sont
profonds. Ces deux tumeurs n'ont pas le même siège;
elle n'ont pas, par conséquent, une origine commune.

Ainsi, dans notre cas, il faudrait admettre l'existence
antérieure d'une tumeur érectile profonde, développée
au-dessous du sterno-mastoïdien; il faudrait admettre
l'oblitération particlle des vaisseaux, leur division en
segments isolés : un kyste multiloculaire se serait ainsi
formé; puis, une à une, les cloisons se seraient détruites
jusqu'à ce que toutes les loges se fussent confondues
dans la cavité unique que nous observons maintenant.
Et ces phénomènes multiples, sans parler encore de la
décoloration du sang et de sa métamorphose en liquide
séreux, se seraient produits dans les deux mois pendant
lesquels la tumeur s'est accrue! Ne trouvez-vous pas
que la vérité est en général plus simple, et qu'un tel

amoncellement d'hypothèses suffit déjà pour ruiner la
théorie de l'origine vasculaire?

Une opinion, qui compte de nombreux adeptes, regarde les kystes congénitaux comme une sorte d'aber-
ration de l'appareil lymphatique. Il est vrai qu'entre les
kystes séreux et certaines tumeurs, certaines malfor-
mations lymphangiomateuses, il existe de frappantes
analogies sur lesquelles Wagner et Middeldorf ont
beaucoup insisté. Mais, d'autre part, la démonstration
directe, anatomique de leur parenté ou de leur identité
n'a jamais été donnée, surtout pour les kystes uniloculaires, et nous imiterons la sage réserve de Lannelongue
qui dit fort justement : « Les preuves manquent, et,
dans notre opinion, l'origine lymphatique des kystes
séreux congénitaux est probable, mais non encore
démontrée. »

La thérapeutique de ces kystes est encore bien mal
fixée; je ne parlerai ici que de ceux du cou, qui,
par leur volume, prennent souvent une gravité exceptionnelle. Ils compriment le larynx et la trachée, le
pharynx et l'œsophage, les gros nerfs, les troncs arté-
riels de la région, et provoquent des accidents redoutables. On ne saurait donc rester dans l'expectative :
l'extirpation de la tumeur semble au premier abord la
méthode de choix. Mais l'anatomie pathologique montre
déjà à quels périls elle nous expose. La membrane enkystante, épaisse en certains points, manque pour ainsi
dire en d'autres, et une mince couche fibreuse revêtue
d'endothélium sépare parfois le liquide des tissus au sein
desquels la tumeur s'est développée.

Ce n'est pas tout; le kyste peut adhérer à des organes qu'il serait dangereux de toucher, s'enfoncer dans la profondeur du cou, et s'adosser aux carotides, à la jugulaire, au pneumogastrique; parfois aussi il peut envoyer des diverticules profonds qui plongent dans le médiastin, et il est souvent difficile de prévoir l'existence de ces poches secondaires. On les soupçonne seulement, lorsqu'il est possible de refouler le liquide vers la profondeur, lorsque la tumeur se réduit pendant l'inspiration et bombe au contraire pendant l'expiration, lorsque la saillie se prononce pendant les cris et les efforts; mais ces signes manquent quand la tumeur est polykystique et formée d'un nombre infini de petites loges : ces variations dans la tension de la tumeur ne sauraient exister alors. La matité du médiastin, démontrée par la percussion, aurait dans l'espèce une importance capitale.

En tous cas, on ne tentera l'extirpation qu'après une étude minutieuse du kyste et de ses connexions probables; encore faudra-t-il que la tumeur paraisse accessible, qu'elle gêne déjà par son volume et devienne un danger par son accroissement. On se dira d'ailleurs que, pour être utile, l'extirpation ne doit pas être totale de toute nécessité, et la récision de la tumeur a donné quelques bons résultats. Le chirurgien s'arrêtera donc au voisinage des vaisseaux et des nerfs importants, et ne poursuivra pas, jusque dans l'intérieur du médiastin, les prolongements qui peuvent y pénétrer. On voit toutes nos réserves; elles sont motivées par l'étendue de l'opération, qui, ne l'oublions pas, a pour théâtre la région cervicale d'un enfant de quelques mois ou tout au plus de quelques années.

L'extirpation, cependant, est à peu près la seule ressource lorsque le kyste est multiloculaire : James Hardie a bien, en 1872, proposé l'électrolyse, mais le premier essai fut infructueux, nous dit Lannelongue, qui, deux fois pour son propre compte, a eu recours à ce moyen, les rapports des tumeurs ne permettant pas de tenter une extirpation complète. Les résultats encourageants dans un cas, puisqu'on a obtenu une diminution considérable dans le volume d'un ancien kyste du cou, ne l'ont pas été dans le second exemple. Après quatre séances d'électrolyse, il survint une inflammation diffuse suivie de suppuration, et la petite malade succomba aux complications amenées par l'incision de l'abcès.

Notre kyste est uniloculaire et l'intervention devient plus simple ; cependant son siège profond, les adhérences probables au paquet vasculo-nerveux, les diverticules possibles dans le médiastin, nous arrêtent. Nous avons déjà pratiqué une ponction simple et le résultat en a été bon. Il n'y a pas eu de réaction inflammatoire et le liquide ne s'est reproduit qu'en partie ; depuis quinze jours, la poche reste stationnaire. Nous allons surveiller la petite malade ; si la cavité se remplit de nouveau, de nouveau nous pratiquerons une ponction aspiratrice avec toutes les précautions antiseptiques possibles : c'est seulement devant un échec certain de ce moyen fort simple qui a donné quelques succès, que nous aurons recours à une injection irritante, à l'éther iodoformé, d'abord, plus tard à la teinture d'iode. Mais n'oublions pas que ces injections ont parfois provoqué des inflammations, qui, malheureusement, ne sont pas sans danger.

V

Diagnostic et traitement du lymphadénome cervical.

Messieurs,

Nous avons vu dans le service, en moins de quatre mois, une femme et trois hommes atteints de lymphadénome du cou ; pendant cette même période, j'en ai trouvé deux cas en dehors de l'hôpital. C'est dire que cette affection n'est pas rare, je devrais ajouter « maintenant », car si, de 1872 à 1880, sa fréquence était telle qu'en une seule année d'internat j'ai pu recueillir onze faits chez M. Verneuil, cette dégénérescence ganglionnaire devint plus tard exceptionnelle et ce n'est que depuis un ou deux ans qu'elle nous semble reparaître avec une certaine abondance.

Notre première observation a trait à une journalière de vingt-quatre ans, sans antécédents morbides héréditaires ; elle-même ne peut nous signaler, comme tare organique, qu'une tuméfaction thyroïdienne qui commença vers l'âge de dix ans ; ce goître subit une poussée et doubla de volume à l'occasion des premières règles qui ne s'établirent qu'à dix-neuf ans. A vingt-deux ans, notre jeune fille vint à Paris et s'y maria ; elle n'a point eu de grossesse ; mais peu après ses noces, vers la fin de l'année 1885, elle vit apparaître, dans l'aisselle droite, un ganglion dur, indolore et mobile sous la peau. Quelques mois plus tard, en février 1886, un autre ganglion se développa en arrière de l'angle gauche du maxillaire ; puis un deuxième se montra, un troisième, et en moins d'une année, toute la chaîne sterno-mastoïdienne était engorgée ; la masse irrégulière et lobulée s'étendait de l'oreille au creux sus-claviculaire envahi.

La région cervicale droite était indemne, lorsque, trois semaines avant l'entrée de la malade, plusieurs ganglions y apparaissent d'une même poussée et, en un mois, l'envahissement est tel que la déformation est déjà aussi marquée de ce côté-là que de l'autre. On trouve en effet une première tumeur dure, mobile, roulant sous la peau, au niveau du lobule de l'oreille ; elle est indépendante encore, mais tangente à une masse volumineuse sous-jacente plus grosse qu'un œuf et qui semble formée par la fusion de trois ou quatre tumeurs voisines. Au-dessous, et toujours le long du sterno-mastoïdien, émergent quelques petits ganglions isolés surtout et bien distincts dans le creux susclaviculaire.

A gauche, la chaîne ganglionnaire est plus volumineuse encore et plus irrégulière ; la masse centrale qui siège aussi en arrière de l'angle de la mâchoire est bosselée, dure, résistante et envoie quelque traînée jusqu'au-dessous du trapèze. L'aisselle correspondante est libre ; nous en dirons autant du pli de l'aine, du triangle de Scarpa et du creux poplité ; toutes les régions à ganglions paraissent intactes ; la paroi abdominale, souple, se laisse déprimer, et l'on ne sent aucune tuméfaction anormale dans la fosse iliaque et le long des lombes. Enfin la palpation et l'auscultation sont muettes et rien ne fait soupçonner l'existence d'un engorgement des ganglions trachéo-bronchiques.

Le diagnostic s'imposait : nous ne pouvions hésiter en effet qu'entre la tuberculose ganglionnaire et le lymphadénome ; or ce n'était certainement pas un engorgement strumeux. Tout le passé de la malade protestait contre cette hypothèse ; dans son enfance elle n'avait eu ni gourme, ni blépharite, ni otorrhée, ni adénite suppurée ; son adolescence avait été sans manifestation scrofuleuse, et si, depuis quatre ans, on notait une tendance réelle à la chlorose, l'intégrité de tous les organes était absolue. Une poussée tuberculeuse aussi généralisée n'eût été guère possible que sur un sol depuis longtemps préparé à l'ensemencement bacillaire, et nous avons vu que l'état général était bon.

D'ailleurs, les ganglions tuberculeux n'ont ni cet aspect ni cette évolution ; ils s'engorgent bien aussi par poussées successives, mais il est infiniment rare d'en voir un aussi grand nombre d'atteints. On n'y observe guère ces masses énormes, ces longues traînées qui descendent de l'apophyse mastoïde à la clavicule, si volumineuses souvent que, lorsque l'engorgement est bilatéral, le cône thoracique se continue directement jusqu'à la face ; la dépression cervicale a complètement disparu. Dans nos quatre observations, la déformation était considérable, et pas une des quinze ou vingt adénites tuberculeuses sus ou sous-hyoïdiennes que nous avons traitées cette année, n'atteignait de pareilles dimensions.

Et puis, la consistance n'est pas la même : le lymphadénome comprend deux variétés cliniques : la forme *dure* et la forme *molle*. Celle-ci est caractérisée par des tumeurs lobulées, indolores, et où parfois la fluctuation paraît si nette qu'on affirme l'existence d'une collection liquide. J'ai soigné, dans le Béarn, un enfant de cinq ans, dont la région carotidienne droite et gauche était soulevée par deux masses que l'âge du malade et son aspect chétif me firent prendre pour deux foyers tuberculeux ramollis, deux véritables abcès froids; j'y plonge mon bistouri; il pénètre dans un tissu spongieux d'où s'écoule une nappe sanguine abondante. Il s'agissait — je le vis alors et l'évolution du mal, la mort rapide me prouva l'exactitude de ce diagnostic — de la forme molle du lymphadénome.

Eh bien ! je n'aurais pas dû m'y tromper, car les masses tuberculeuses ramollies ne présentent pas, comme la forme molle du lymphadénome, une consistance partout égale. En certains points, la peau est vascularisée, adhérente, épaissie ou amincie, et, sous ces téguments altérés, on éprouve la rénitence particulière des collections liquides; mais sur le pourtour, les autres ganglions, dont la dégénérescence est moins avancée, sont d'une dureté ligneuse, sans élasticité. En un mot, les lymphadénomes mous ont une dépressibilité uniforme, tandis que les ganglions tuberculeux ramollis présentent, à côté de bosselures fluctuantes, des nodosités où les noyaux encore crus résistent sous le doigt.

Même remarque pour la variété dure du lymphadénome; la consistance est partout uniforme; les ganglions

isolés ou agglomérés sont élastiques ; sous une pression
énergique, on sent qu'ils cèdent et s'affaissent un peu,
pour reprendre leur courbe première aussitôt que le doigt
se soulève. Ils paraissent enveloppés d'une couche souple
de tissu cellulaire, sans atmosphère inflammatoire, sans
périadénite comme dans la tuberculose ; la peau leur
est peu adhérente, c'est seulement lorsque leur volume
est extrême que les téguments, étirés, distendus et amincis, semblent faire corps avec la tumeur sous-jacente.
Cette modification de la peau est si rare qu'elle constitue
un des caractères les plus nets de l'affection ; plusieurs
chirurgiens en ont fait la pierre angulaire du diagnostic.

Nous ne saurions méconnaître la valeur de ce signe ;
il répond au plus grand nombre de faits, et les observations que vous avez sous les yeux lui prêtent un formel
appui. Ne voyez-vous même pas qu'un de nos lymphadénomes, traité par des injections interstitielles très
multipliées, a suppuré plus de dix fois? Mais, dès que
la collection est vidée, la perte de substance, au lieu de
rester fistuleuse, s'oblitère, et cette cicatrisation rapide
est bien différente des clapiers intarissables, des abcès
sans fin que laissent après eux les ganglions tuberculeux ramollis et ouverts sous les téguments. Vous connaissez trop les vieilles écrouelles pour ne pas constater
la différence qui les sépare de nos tumeurs lymphadéniques où la peau demeure intacte.

N'allez pas cependant jusqu'à prétendre, avec certains
auteurs, qu'une tumeur ulcérée ne peut être un lymphadénome. Winiwarther nous dit que « la peau n'est jamais
adhérente ; elle n'est pas envahie par la dégénérescence
ganglionnaire, et lorsqu'elle est ulcérée, elle l'est du

fait d'une intervention intempestive ; la perte de substance accidentelle qui se produit alors reste toujours limitée aux téguments ». Eh bien, j'ai vu, pour ma part, plusieurs lymphadénomes spontanément ulcérés ; j'en ai vu un dans le service de Lefort, trois dans le service de Verneuil, et je crois qu'à cette heure il en existe un bel exemple à Beaujon. Sachez que ce cas existe ; mais sachez aussi qu'il est exceptionnel.

Le diagnostic, dans nos trois autres observations, était non moins évident. Notre employé de commerce, âgé de vingt-quatre ans, présente, lui aussi, une double chaîne ganglionnaire cervicale, s'étendant de l'apophyse mastoïde à la clavicule ; elle est irrégulière et bosselée. Autour de la masse centrale, agglomération de plusieurs tumeurs, se détachent des nodosités secondaires, petites et mobiles sous la peau ; elles sont toutes indolores, élastiques, le tégument qui les recouvre est normal. Seule différence à noter : l'affection est ici à ses débuts et, malgré leur volume énorme, les deux chapelets carotidiens ont apparu il y a trois mois seulement. Du reste, comme dans notre premier cas, les groupes ganglionnaires des autres régions ne sont pas hyperplasiés ; le foie et la rate sont sains, et les globules blancs du sang pas plus nombreux qu'à l'ordinaire.

Notre troisième malade, âgé de quarante-six ans, et d'assez bonne santé habituelle, vit survenir, il y a onze mois, une petite glande au niveau de l'angle droit du maxillaire inférieur. Autour de cette première tumeur s'en est développée une deuxième, puis une troisième, qui bientôt se sont réunies en une masse unique; il est vrai qu'au-dessous et en arrière, vers le bord antérieur du trapèze, apparaissaient d'autres ganglions isolés; lorsque le malade se présente à nous, il existe une tumeur principale du volume du poing, à bosselures dures, rénitentes, élastiques et, sur le pour-tour, des satellites indépendants, mobiles dans leur atmosphère celluleuse. Les ganglions des autres parties du corps sont intacts; le foie et la rate paraissent sains; les leucocytes du sang ne sont pas plus abondants qu'à l'ordinaire.

Le développement rapide de la tumeur, dans ces cas, contraste avec l'évolution lente, l'accroissement insi-dieux qui caractérise notre quatrième observation de lymphadénome, survenu chez un cordonnier de qua-rante-trois ans. A six ans, apparaît, à droite et à gauche, en arrière de l'angle de la mâchoire, une tumeur dure et mobile, indolore et qui soulève la peau sans l'altérer; elle atteint le volume d'un œuf de poule, puis reste sta-tionnaire pendant un an; elle décroît ensuite peu à peu, mais si lentement que la tumeur droite n'a disparu qu'à douze ans et la gauche qu'à trente; encore demeure-t-il de cette dernière une petite masse de la grosseur d'une noisette qui, à trente-trois ans, se développe de nouveau, pour arriver, en dix ans, et avec des alternatives diverses, à l'état où nous la trouvons maintenant.

La tumeur primitive occupe la région rétro-maxillaire; elle semble formée par l'agglomération de plusieurs masses et présente trois bosselures principales qui sou-lèvent la peau; en bas, en arrière du sterno-mastoïdien, sur le bord antérieur du trapèze, on trouve quatre gan-glions isolés, indépendants, du volume d'une grosse noix et dont l'inférieur affleure la clavicule ; ces quatre tumeurs se sont développées successivement, et la plus récente est moins grosse que ses aînées. Les diverses régions ganglionnaires ne sont pas engorgées, mais, au-dessous de l'ombilic, on trouve une petite dureté intradermique de nature douteuse, et le malade raconte que, il y a dix-huit mois, il a incisé, d'un coup de tranchet, à quelques centimètres au-dessus de la crête iliaque, une tumeur d'où s'est écoulé du sang en abondance ; peu à peu elle a disparu.

Vous voyez, Messieurs, que, dans nos quatre observations, la tumeur s'est toujours présentée avec le même aspect, celui d'une chaîne ganglionnaire, dont le massif central, à la fois le plus volumineux et de formation plus ancienne, se trouve sur le cou, en arrière de l'angle de la mâchoire. C'est, du reste, leur siège habituel, et Winiwarther a bien établi que le lymphadénome cervical, de beaucoup le plus fréquent, occupe, en premier lieu, l'angle de la mâchoire, aux confins de l'amygdale ; en second lieu, la région moyenne du sterno-mastoïdien, et, en troisième, le creux sus-claviculaire. Dans un de nos cas, le premier ganglion engorgé se montra bien dans l'aisselle droite : mais, en très peu de temps, la masse rétro-angulaire se développait.

Ajoutons que la tumeur reste souvent unilatérale. Elle l'est dans deux de nos cas ; mais, dans les autres, l'envahissement des deux côtés du cou fut à peu près simultané ; c'est ainsi qu'il y a trois mois à peine, notre malade, couché au n° 13 de la salle Saint-Landry, voyait apparaître, à droite et à gauche, une tumeur dure, mobile, indolore, au niveau de l'angle rétro-maxillaire. Nous ne saurions donc souscrire à l'assertion trop absolue de Winiwarther, pour qui l'affection est toujours unilatérale au début. L'unilatéralité, pourtant, et surtout le développement de la tumeur première au-dessus du lobule de l'oreille, sont deux signes de quelque importance et qui peuvent aider au diagnostic.

Un engorgement se limitant parfois à la chaîne ganglionnaire carotidienne, une telle affection devrait être peu grave ! Elle l'est au contraire beaucoup, et souvent mortelle à très brève échéance. « La durée totale de la maladie, nous dit Winiwarther, est de six mois à un an ; il est rare qu'elle atteigne un an et demi ou deux ans. » Cela est vrai pour certaines formes, mais ne devons-nous pas ajouter que l'histoire des lymphadénomes est encore fort obscure, et que ce groupe se fragmentera sans doute en variétés qui n'auront pas toutes un pronostic aussi sombre? On découvrira peut-être quelque hyperplasie simple, qui n'aura pas l'évolution rapide et la marche fatale du pire des cancers.

La forme molle se comporte en effet comme les tumeurs les plus malignes. Elle peut apparaître simultanément en plusieurs points de l'organisme ; le développement de chaque foyer est rapide et provoque des compressions des vaisseaux, des nerfs, de la trachée et de l'œsophage. Des troubles généraux éclatent, une sorte de cachexie mal déterminée, de la diarrhée, des vomissements, une fièvre intermittente ou continue, des hémorragies nasales, de l'ascite et de l'anasarque, des troubles viscéraux profonds, dus à des foyers métastatiques, à des lymphadénomes secondaires provenant de quelque greffe embolique. Un érysipèle peut causer la mort; nous l'avons vu chez un malade de Féréol; mais, chose singulière, et que plusieurs auteurs ont notée, la tumeur cervicale s'affaissa tout à coup sous l'influence de l'exanthème, et les globules blancs, jusqu'alors en proportion normale, devinrent excessivement nombreux.

La forme dure est moins rapide. Mais c'est ici que les variétés cliniques s'établiront sûrement. Nous avons vu, cette année, un client de Bouilly, qui a été emporté en moins de six mois par un lymphadénome rétro-angulaire unilatéral. Est-ce que ce cas peut être rapproché de notre quatrième, où le premier engorgement ganglionnaire avait apparu trente-sept ans auparavant? Si cette observation était isolée, on pourrait douter du diagnostic; mais j'ai, dans mes notes, le fait d'un Bizontin qui, en 1882, consulta Verneuil, Bouilly, Poulet et moi, et qui devait mourir au bout de dix mois d'un lymphadénome cervical; or, la première manifestation du mal datait de dix-huit ans. Quatre ganglions rétro-angulaires, gros comme des noisettes, durs, mobiles, indolores, étaient restés stationnaires pendant dix-sept ans; ils s'accrurent tout à coup, sous l'influence d'une émotion très vive; un an après, survenait la mort.

Plus tôt, plus tard, elle arriverait toujours du fait du lymphadénome, et je ne sais pas si, en France, nous avons une observation bien nette, bien authentique, de diagnostic précis, où la guérison ait été obtenue, soit par l'extirpation de la tumeur, soit par l'usage de médicaments internes. En tous cas, l'intervention chirurgicale semble jugée. J'ai vu enlever sept lymphadénomes par

Verneuil, trois par Trélat, et, dans ces dix faits, la récidive survint, sous nos yeux, de quelques jours à quelques semaines. Un malade de Bouilly est opéré en août; en septembre, il est repris; il est opéré de nouveau, et de nouveau le mal reparaît. Les Allemands n'ont pas été plus heureux; c'est ainsi que, « sur neuf opérés de Busch, un seul a survécu pour succomber à une récidive ».

Aussi, a-t-on renoncé à l'instrument tranchant. On a d'autant plus recours à la médication interne que, au début, les signes sont précaires; on hésite souvent entre un lymphadénome et un simple engorgement strumeux; l'absence de scrofule antérieure et l'évolution seule du mal fixent d'ordinaire notre diagnostic. Or, avant de sillonner la région cervicale de cicatrices plus ou moins apparentes, on cherche toujours à faire « fondre » la tumeur. Les toniques, les bains sulfureux, les préparations iodées et iodurées n'ont donné de résultat que dans les faux lymphadénomes. Verneuil aurait été plus heureux avec le phosphore; mais ses imitateurs semblent avoir peu bénéficié de ce médicament, et, à cette heure, c'est l'arsenic qui jouit sans conteste de la réputation la mieux établie.

Ce mode de traitement nous revient d'Allemagne, car il est toujours resté dans la vieille tradition française pour le traitement des tumeurs malignes, et Lefébure de Saint-Ildefond, en 1775, l'employait contre le « cancer », soit à l'intérieur, soit comme topique. Billroth, Tholen, Czermak, Israël, Karewski, Winiwarther, Grümmach, Lewandoski, Güterbock, Küster y ont recours, et ont publié de très nombreuses observations où le succès aurait couronné leurs efforts; la guérison serait de règle, soit qu'on se contente de faire prendre l'arsenic à l'intérieur, soit qu'on ajoute à ce mode de traitement des injections interstitielles.

C'est sous forme de liqueur de Fowler qu'on administre d'ordinaire l'arsenic; les médecins de Vienne commencent par quatre ou cinq gouttes par jour, puis, à intervalle de trois à quatre jours, on monte de cinq à dix, de dix à vingt, à vingt-cinq, à trente et à quarante gouttes. On s'arrête toutes les fois que surviennent des phénomènes d'intoxication, pour reprendre bientôt, et la médication est soutenue pendant plusieurs mois. Les injections interstitielles se font aussi avec de la liqueur de Fowler, que l'on dédouble souvent en l'étendant d'une égale quantité d'eau distillée; on injecte avec la seringue de Pravaz de deux à vingt gouttes de ce liquide. Si l'on commence par de faibles doses, c'est pour éviter la suppuration que provoquerait sûrement une injection massive.

Sous l'influence de ces injections et de cette médication interne, « les glandes tuméfiées deviennent douloureuses; les paquets dont elles se composent paraissent plus nettement isolables; du huitième au dixième jour, les douleurs sont intenses à la pression, bien que la couleur de la peau ne soit pas modifiée. Bientôt on note des accidents d'intoxication, des troubles digestifs, de l'amaigrissement notable, de la rougeur des pommettes; les ganglions sont plus petits et plus durs; ils suppurent quelquefois. Dès la quatrième ou cinquième dose, la fièvre apparaît et dure jusqu'à la fin du traitement. Quand elle est intense, les tumeurs diminuent rapidement. « On doit rapprocher ces faits de celui qu'a signalé Busch et que j'ai observé moi-même. Souvent les lymphadénomes semblent se fondre au cours des maladies fébriles, et, en particulier, de l'érysipèle. »

Billroth a publié plusieurs cas de guérison à la suite de ce traitement; Tholen a eu deux succès sur quatre tentatives. Zezas raconte qu'un malade, traité en 1880, pour un lymphadénome inquiétant, voit sa tumeur se réduire au volume d'une amande, sous l'influence d'injections arsenicales; dix mois après, récidive; nouvelles injections quotidiennes de liqueur de Fowler, alternativement dans l'une ou dans l'autre des masses glandulaires; liqueur de Fowler et oxyde de fer à l'intérieur. Au bout de deux semaines, des troubles digestifs nécessitent la diminution des doses. Mais, à la fin du neuvième septénaire, le lymphadénome, plus gros qu'une poire et qui avait déjà envahi l'amygdale, ne dépassait plus les dimensions d'une amande.

Les observations de Karewski et d'Israël auraient plus d'importance, car la guérison serait complète; parfois cependant, survient une récidive qu'un nouveau traitement fait disparaître; ils pratiquent les injections non seulement dans les tumeurs cervicales, mais aussi dans les amygdales malades. Pour éviter le gonflement subit et les menaces de suffocation, ils injectent, au début, une ou deux gouttes seulement de solution arsenicale. Grümmach a eu un malade guéri par l'injection, tous les deux jours, de deux à quatre gouttes de liqueur de Fowler; au bout de vingt et un mois, récidive, et l'on recommence la médication. Güterbock a, chez cinq malades guéris, observé une seule fois la récidive. Küster a guéri trois lymphadénomes; pour un, il y eut récidive, mais l'arsenic en eut rapidement raison. Enfin, nous trouvons deux faits de Lewis, où vingt-cinq injections interstitielles de six à huit gouttes de liqueur de Fowler firent disparaître toutes les tumeurs lymphadéniques.

Nous ne pourrions, en France, fournir de semblables résultats : je ne connais qu'une seule observation, publiée par Terrillon, et où l'amélioration fut considérable. Mais j'ai revu plus tard le malade en pleine récidive. J'ai bien radicalement guéri, une jeune Anglaise de dix-huit ans, qui vint me consulter pour une chaîne ganglionnaire cervicale, survenue en quelques jours. Mais, malgré l'absence d'antécédents strumeux, malgré la forme, l'aspect, la résistance particulière des tumeurs, leur fonte fut si rapide que je doute encore du diagnostic; trois semaines y suffirent, et ma malade prit, pour toute médication, deux cuillerées à soupe d'huile de foie de morue et vingt gouttes de liqueur de Fowler par jour.

Mais la malade de notre première observation prenait sous vos yeux jusqu'à trente-huit gouttes quotidiennes de liqueur de Fowler, et, au vingt-deuxième jour, lorsque, malgré nos instances, elle quitta l'hôpital, l'amélioration était bien peu sensible. Les hautes doses d'arsenic à l'intérieur — jusqu'à quarante gouttes — n'ont pas empêché notre troisième malade de voir l'amygdale s'affecter et un ganglion apparaître vers l'angle de la mâchoire, du côté gauche. En cinq mois de traitement, nous avons tout au plus obtenu la tumeur en état stationnaire. Nous en dirons autant de notre quatrième malade ; les doses élevées d'arsenic que son médecin lui a ordonnées à plusieurs reprises ont empêché seulement une plus rapide extension du mal.

J'ai deux observations plus satisfaisantes. Je soigne un notaire de province qui, depuis le mois de janvier 1885, est atteint d'un lymphadénome du cou ; six mois après le début du mal, et lorsque la tumeur était déjà plus volumineuse que le poing, j'ai commencé le traitement. La liqueur de Fowler a été prise, à l'intérieur, par dose quotidienne de trente-cinq à quarante-cinq gouttes, sans provoquer d'accidents d'intoxication. Mon malade, d'ailleurs, m'a fait des infidélités nombreuses ; il s'adresse à tous les médecins et à tous les rebouteurs ; aussi, de temps en temps, abandonne-t-il l'arsenic pour suivre une autre médication. Mais il y revient toujours, car d'une manière mathématique, la tumeur augmente lorsqu'il cesse l'arsenic, pour décroître lorsqu'il y a recours.

Le malade de notre deuxième observation est dans nos salles depuis moins de deux mois ; il prend vingt gouttes de liqueur de Fowler à l'intérieur, et c'est le premier de nos malades à qui nous ayons pratiqué, dans les ganglions, des injections interstitielles de solution dédoublée ; la dose injectée s'élève à une dizaine de gouttes environ, et nous ne la répétons que tous les quatre jours. Or, il est certain que l'amélioration est très notable ; la masse totale a diminué ; les ganglions agglomérés s'isolent et deviennent indépendants ; leur résistance est moindre ; aussi le malade voudrait-il nous quitter. Nous nous y opposons formellement, et je vais accentuer le traitement chez lui et chez les autres, car nous voulons avoir le cœur net de la valeur de l'arsenic contre les lymphadénomes.

Nos expériences actuelles ne suffisent point, en effet : je suis un des chirurgiens qui, en France, aient donné les doses les plus élevées de liqueur de Fowler. Or, en aucun cas, je n'ai eu de vrais signes d'intoxication ; à peine ai-je noté de la sécheresse de la gorge et du picotement des yeux ; mais jamais de diarrhées profuses et de la fièvre continue. Or, la plupart des auteurs allemands signalent ces accidents chez les malades qui ont guéri. Nous allons donc, dès aujourd'hui, imprimer une activité plus grande à notre traitement, élever nos doses quotidiennes, et multiplier les injections interstitielles. Nous voulons espérer que le lymphadénome n'est pas plus malin en France qu'en Allemagne.

CHAPITRE V

MALADIES DU TUBE DIGESTIF ET DE SES ANNEXES

I

Traitement des perforations traumatiques
de l'estomac et de l'intestin.

Messieurs,

Un long débat s'est déroulé devant la Société de chirurgie sur le traitement des perforations traumatiques de l'intestin. L'accord n'a pu se faire, et deux opinions nettement opposées sont en présence : les uns pensent que lorsque le diagnostic de pénétration est évident, il faut ouvrir le ventre, chercher les plaies intestinales et les oblitérer pour éviter l'effusion certaine des matières fécales qui provoqueraient une péritonite sûrement mortelle ; les autres affirment que l'abstention systématique est préférable ; les succès, disent-ils, sont plus nombreux et achetés à moindre prix.

S'il nous fallait choisir entre ces deux méthodes exclusives, notre délibération serait courte et nous opterions sans hésiter pour la seconde. Mais nous pensons qu'il y a place pour toutes les deux : on doit, aussitôt qu'on est en présence du blessé, instituer tout un traitement que nous aurons à exposer plus tard, et qui a pour but d'arrêter la progression des matières fécales, leur passage au niveau de la perforation et leur effusion dans la séreuse. Si, malgré une médication rigoureuse, la péritonite éclate, on doit alors ouvrir le ventre, en nettoyer la cavité et chercher à obtenir une occlusion des orifices anormaux. Tel est le terrain sur lequel nous nous serions placé si les circonstances nous avaient permis de nous trouver à la Société de chirurgie, pendant la récente discussion.

Mais un premier point qu'il est fort difficile d'établir est le diagnostic des perforations traumatiques de l'intestin : le plus souvent, les tissus de la paroi abdominale divisée reviennent sur eux-mêmes, l'orifice cutané s'oblitère et l'on ne sait quels désordres se sont produits dans le ventre : un viscère a-t-il été ouvert ou bien le projectile a-t-il passé entre les anses qui ont glissé ou fui devant l'agent vulnérant? Celui-ci aurait écarté les circonvolutions sur lesquelles on ne retrouve pas la moindre trace de déchirure. Pour paradoxale qu'elle paraisse, cette intégrité des viscères est possible et il en existe, dans la science, un certain nombre d'observations irrécusables.

Seulement ces cas sont fort rares et il est bon d'insister sur ce point, car cette possibilité pour une balle de traverser l'abdomen sans blesser des viscères a permis de s'établir la doctrine que « toute perforation intestinale est mortelle ». Le raisonnement devient en effet des plus simples : si le blessé meurt, il y avait perforation de l'intestin; il n'y en avait point, si les accidents font défaut. Nous voyons, sans cesse et sous toutes les formes, reparaître cet argument; il est de toute nécessité que la statistique y réponde; or elle nous prouve, si nous en croyons du moins nos expériences sur le cadavre, que, 3 ou 4 fois sur 100 tout au plus, un projectile pénètre dans l'abdomen sans ouvrir un viscère. Retenons bien ce fait et concluons avec M. Trélat que « plaie pénétrante et perforation intestinale sont termes presque toujours synonymes ».

Mais il faut s'en tenir à cette extrême probabilité, car les signes de certitude manquent; on a bien parlé de l'issue au dehors de matières intestinales, mais elle est absolument exceptionnelle; on cite bien quelques exemples où le doigt introduit dans la plaie est ressorti taché de jaune et imprégné d'une odeur stercorale, on raconte même à l'appui l'histoire d'un duel célèbre, mais ces explorations ne sont pas sans danger. Comme signe immédiat de perforation, nous ne connaissons que l'hématémèse, et encore ne l'observe-t-on que dans les plaies de l'estomac. L'issue du sang par l'anus est un phénomène tardif, de telle sorte, comme l'a très bien dit Bouilly, que « la réaction péritonéale » est, pour le chirurgien, le premier signe de la perforation ; le diagnostic tient presque tout entier dans la péritonite suraiguë que la blessure provoque.

Vous le voyez, Messieurs, dans l'immense majorité des cas, le diagnostic de pénétration intestinale n'aura, aux premières heures de l'accident, qu'une base, fort solide il est vrai, la coexistence presque constante d'une perforation viscérale dans le cas où la paroi abdominale est elle-même perforée. C'est dans ces conditions qu'il faut instituer votre traitement. Quelle conduite allez-vous tenir? Une école dont les partisans augmentent chaque jour nous dit : Toute plaie pénétrante de l'abdomen s'accompagne de plaie intestinale, « et toute plaie intestinale, même petite, est fatalement suivie d'épanchement stercoral », c'est-à-dire de péritonite mortelle. Aussi la conclusion s'impose : on doit au plus tôt pratiquer la laparotomie, chercher les orifices anormaux et les oblitérer.

Si en effet, comme le dit un de nos maîtres éminents dans une remarquable clinique, « la mort est fatale à la suite des coups de feu de la cavité abdominale quand l'intestin a été atteint par le projectile », toute discussion serait oiseuse et la laparotomie demeurerait la seule ressource. Mais rien n'est moins exact que cette assertion qui repose sur des statistiques, contradictoires d'ailleurs, et dont les chiffres sont tirés de la chirurgie militaire ; or, dans la pratique civile, nous avons surtout en vue les plaies intestinales que font des projectiles de 5, de 7, de 9 millimètres et l'on ne peut comparer des blessures de chassepot à celle de nos revolvers de poche ou de nos carabines de salon.

Acceptons cependant le débat sur ce point. Où donc a-t-on vu que « la mort est toujours fatale » dans les plaies pénétrantes de l'abdomen, même par armes de guerre? Otis nous dit que, sur 3,771 cas de plaies pénétrantes de l'abdomen avec lésions viscérales, 421 ont guéri, soit une proportion de 22 à 23 pour 100 ; d'après une deuxième statistique, nous verrions que, sur 653 observations de plaies de l'intestin, il y a eu 51 résultats inconnus, 484 morts et 118 guérisons, soit une proportion de 25 à 26 pour 100 ; enfin, dans 68 cas de plaies pénétrantes observées pendant les opérations au Tonkin, la mortalité se serait élevée à près de 78 pour 100, soit encore une proportion de plus de 22 pour 100 de guérisons. Je sais très bien que toutes ces statistiques sont forcément inexactes; mais ne peuvent-elles pas pécher aussi bien par excès que par défaut?

Évidemment la mortalité sera très inférieure s'il s'agit de blessures par balles de médiocre calibre; non seulement parce que le diamètre du projectile est plus petit, mais aussi, mais surtout parce que la force de pénétration est moins grande. Je sais bien qu'une balle de 5, 7 ou 9 millimètres peut faire une plaie de 12, 15, et 20 millimètres; elle prend parfois l'intestin en écharpe; elle suit un instant un trajet parallèle, ou frappe une anse au niveau d'une couture; il est donc bien essentiel de savoir qu'on ne doit pas, du seul calibre du projectile, inférer le diamètre de la perforation; mais notre affirmation première n'en est pas moins vraie pour cela et, toutes choses égales d'ailleurs, les désordres produits par un chassepot sont plus redoutables que ceux que provoque un révolver.

Dans la dernière discussion de la Société de chirurgie, on a semblé nier la réalité des guérisons de plaies de l'intestin par balles de revolver; les cas n'en sont cependant pas rares; j'en ai observé pour ma part un des plus nets: il s'agissait d'un lycéen qui, avant le déjeuner, jouait, un dimanche matin, avec un pistolet de tir; le coup part et une balle de 9 millimètres pénètre à droite, à quelques centimètres en dehors de l'ombilic; elle va se loger probablement dans le muscle psoas ainsi qu'en témoigne une douleur persistant encore en ce point trois ans après l'accident. Le blessé a guéri, grâce, je crois, au traitement rigoureux qui fut prescrit immédiatement et sur lequel j'aurai à revenir dans la suite.

Le Dʳ Tissier me communique une observation inédite : Le 20 décembre M. X..., âgé de trente-neuf ans, se tire un coup de revolver dans l'abdomen : il était encore à jeun ; la balle, du calibre de 12 millimètres, pénétra dans le creux épigastrique à quelques centimètres au-dessus de l'ombilic ; la plaie était évidemment pénétrante, comme le prouva une exploration pratiquée par un chirurgien du pays. Tous les doutes, d'ailleurs, sur l'existence d'une perforation intestinale, auraient été levés par l'expulsion, à trois reprises différentes, de garde-robes noirâtres, visqueuses, semblables à du goudron, que le Dʳ Chédevergne considéra comme caractéristiques de la blessure d'une portion élevée du tube digestif. Grâce à un traitement approprié, il n'y eut aucune menace de péritonite, et la guérison se maintient encore aujourd'hui. — Cas semblable observé par Quénu ; ici encore le diagnostic de perforation intestinale s'impose, puisqu'il y a eu des vomissements sanglants.

Ces guérisons ne sont pas exceptionnelles. En dehors des faits dont Verneuil, Tillaux et Berger ont parlé à la Société de chirurgie, nous en avons recueilli déjà un grand nombre dans les auteurs que nous sommes loin d'avoir tous compulsés. Il y a d'abord seize cas dus à Travers, Garengeot, La Motte, Dupuytren, Michael, Andrews, Hayes, Parkes, Pickett, etc., où la blessure de l'intestin, sans être certaine, est infiniment probable ; le projectile a pénétré dans des conditions

telles que nos statistiques basées sur l'expérimentation
ne nous permettraient de défalquer, tout au plus, qu'un
ou deux faits où l'on pourrait invoquer un chemine-
ment à travers les anses demeurées indemnes. Eh bien !
dans ces seize observations la guérison est survenue.

Dans vingt-sept autres où quelques circonstances,
dont les plus probantes ont été les hématémèses, le
melæna ou le rejet de la balle au milieu des selles,
nous permettent d'affirmer la perforation de l'intestin,
la guérison a été obtenue. Ces faits sont dus à Travers, Ravaton, Hémard, Beach, Cors, Cappi, Pereira,
Campbell, Izard, Collin, Mac-Cormac, Hinton, Leale,
Cannizaro, Ferraton, Poncet de Cluny, Larrey et d'autres encore. Nous en donnerons d'ailleurs le détail
dans un mémoire étendu que je prépare avec la collaboration de mon interne, M. Paul Noguès. Ces chiffres
sont d'autant plus intéressants que nous ne trouvons,
dans les recueils, que douze observations où, dans les
mêmes circonstances, la mort soit survenue.

Pourquoi d'ailleurs la mort serait-elle fatale? L'anse
intestinale est perforée, nous dit-on ; les matières qu'elle
contient passent par l'orifice anormal et provoquent une
péritonite suraiguë : c'est évidemment là l'unique danger, si nous laissons de côté l'hémorragie dont nous
reparlerons plus loin. Mais cette effusion de matières
chyleuses ou fécales ne s'observe pas de toute nécessité. La thèse récente du Dr Barnard nous montre,
dans des observations où une laparotomie a permis de
voir une ou plusieurs perforations intestinales, que six
fois seulement, on a noté l'existence d'un épanche-

ment de substances alimentaires ou stercorales; tandis que, neuf fois, on a constaté son absence une, deux, deux et demie, six, huit, treize, seize, dix-sept et vingt heures après l'accident.

Plusieurs raisons expliquent l'absence d'inondation du péritoine : d'abord, si le blessé est à jeun, l'estomac et les parties supérieures de l'intestin grêle ne contiennent pas de matières ; qu'on proscrive les aliments solides ou liquides, il n'y aura pas à craindre d'effusion. Dans les deux observations que nous avons citées plus haut, la nôtre et celle de M. Tissier, ne voyons-nous pas justement qu'il en était ainsi pour nos individus? Mon lycéen avait quitté le collège à 8 heures, mais il s'était bien gardé de rien prendre, pour déjeuner plus amplement chez lui. Malgaigne a beaucoup insisté sur la vacuité du tube digestif et sur la bénignité qu'en tire le pronostic dans les cas de perforations intestinales.

M. Noguès et moi avons institué une série d'expériences qui viennent à l'appui de cette assertion. On sait combien sont graves les perforations traumatiques intestinales chez le chien ; nous sommes les premiers, si je ne me trompe, qui ayons vu survivre ces animaux après une plaie pénétrante. Pour arriver à ce résultat nous purgeons nos chiens ; puis nous les privons de nourriture pendant deux jours, et, alors seulement, nous pratiquons la blessure ; l'alimentation est à peu près proscrite quelques jours encore ; à peine donnons-nous, d'heure en heure, quelques lappées de lait; enfin nous administrons la morphine à haute dose.

Pour éviter l'effusion dans le péritoine, il faut donc, d'une part, suspendre l'ingestion des liquides et des solides, et, d'autre part, immobiliser, dans le segment intestinal où elles se trouvent, les matières accumulées déjà. Si elles restent en place, elles ne passeront pas au niveau de l'orifice anormal et l'inondation n'aura pas lieu. D'ailleurs la plaie est vite oblitérée ; quelques heures peut-être, en tous cas quelques jours y suffisent, et bientôt la perforation est bouchée par les adhérences qu'elle contracte avec le feuillet séreux d'une anse voisine. Le mécanisme en est des plus simples et trop connu, en chirurgie, pour que nous y insistions.

Nous n'acceptons donc pas le premier terme de la proposition que j'énonçais tout à l'heure. Non! toute plaie intestinale n'est pas « fatalement suivie d'épanchement stercoral ». La « péritonite mortelle » peut être évitée et la guérison est même loin d'être rare. Aussi rejetons-nous la conclusion des auteurs et repoussons-nous la laparotomie immédiate, car, dans l'espèce, elle est une opération dangereuse, souvent incomplète et presque toujours inutile.

Je le sais bien , pour peu qu'on opère dans un milieu aseptique, on ouvre maintenant le ventre avec impunité. Mais ne confondez pas la laparotomie exploratrice qui dure quelques instants avec une intervention nécessitant des heures, et où il faut sortir l'intestin de la cavité abdominale, le manipuler, le dévider dans toute son étendue, l'inspecter jusque dans ses moindres replis, car, lorsqu'on a trouvé et oblitéré une première perforation, il faut bien savoir qu'il y en a, d'ordinaire, une deuxième, une troisième, une quatrième, souvent une cinquième, peut-être une douzième, une quinzième, une seizième ; la même balle peut percer vingt fois l'intestin ! Legouest a très bien dit que les « lésions de l'intestin par coup de feu sont presque toujours multiples », et, d'après nos expériences, la moyenne serait de cinq plaies pour chaque balle.

Comme rien n'est plus difficile que de reconnaître la perforation, l'examen méthodique, minutieux, est indispensable ; une attention soutenue ne suffit même pas toujours, puisque des chirurgiens tels que Kinlock et Lloyd, ont refermé le ventre sans avoir oblitéré toutes les perforations intestinales et mésentériques. Or, ces explorations prolongées sont d'une gravité extrême, la pratique de la chirurgie abdominale l'a démontré depuis longtemps : le choc et la péritonite en sont les conséquences habituelles. C'est d'ailleurs ce que nous enseignent les observations, et si la laparotomie était la seule méthode de traitement des plaies intestinales, il n'y aurait guère à protester contre la formule : « La mort est fatale quand l'intestin est perforé. »

En effet, M. Barnard nous donne un tableau où sont relevées vingt-quatre laparotomies pour plaies pénétrantes de l'abdomen. Dans ce tableau, je retranche l'observation II de Newall, puisqu'on n'a pas fait la suture de l'intestin perforé ; l'observation IV d'Andrews, puisqu'il n'y eut aucune intervention chirurgicale, les intestins n'étant pas lésés ; l'observation XI de Bull, suivie de mort, d'ailleurs, puisqu'il n'y avait qu'une plaie du foie contre laquelle l'opération ne put rien ; enfin l'observation XXIV de Heddens, puisqu'il n'y avait pas de lésion viscérale. Restent donc vingt observations de plaies intestinales, traitées par l'incision du ventre sur la ligne blanche. Nous y joignons un fait inédit de Léon Labbé.

Sur ces vingt et une laparotomies, on compte trois succès et dix-huit morts, soit 14 p. 100 de guérisons. En vérité, si nous voulions nous amuser au jeu des statistiques, nous pourrions comparer ces résultats à ceux de la guerre de Sécession et de la guerre du Tonkin, où les guérisons montent à 23 p. 100, malgré qu'il s'agisse, non plus de balles de revolver comme dans le relevé de M. Barnard, mais de projectiles d'armes à longue portée, de chassepot ou de carabine. — Sans parler des mille et une conditions défavorables qui rendent les catastrophes imminentes dans la chirurgie militaire, à la suite d'une bataille.

La mort a eu pour cause, dans les cas où la laparotomie a été pratiquée, la méconnaissance d'une perforation, la filtration des matières intestinales à travers la suture insuffisante, le choc, l'hémorragie et surtout la péritonite septique ou même encore le rétrécissement que l'intervention provoque dans l'anse perforée. En effet, la suture la plus délicate et la plus habile « mange » une quantité très appréciable de l'étoffe intestinale, et le calibre du conduit en est diminué d'autant ; la lumière serait parfois tellement rétrécie que la résection du segment lésé et l'inosculation des deux bouts en sont devenues nécessaires. Or, on sait l'extrême gravité d'une telle opération, l'outillage particulier et surtout le long temps qu'elle exige. En pareil cas, nous nous demandons combien d'heures il faudrait pour la mener à bien.

Au cours d'une discussion à la Société de chirurgie, M. Pozzi disait qu'il fallait avoir vu les désordres que peut provoquer dans le ventre le passage d'une

balle de revolver, même de petit calibre, pour comprendre que la chirurgie seule saurait y remédier. Je les
connais, ces lésions, pour les avoir déterminées plus de
quarante fois dans nos expériences sur le cadavre ou
sur le chien et je suis loin de partager l'avis de ce chirurgien : la nature est en effet autrement mieux outillée que
nous pour oblitérer les perforations et les déchirures intestinales ; l'adossement au feuillet séreux voisin, de simples adhérences y suffisent, tandis qu'il nous faut, comme
je le disais tout à l'heure, empiéter sur les deux lèvres
de la plaie intestinale, au risque sérieux de déterminer
un rétrécissement.

Et voilà, Messieurs, pourquoi je repousse la laparotomie comme méthode de choix. Il me reste à vous dire
dans quels cas elle peut devenir la méthode de nécessité :
ce sera le sujet d'une prochaine clinique.

II

Expectation et laparotomie dans les perforations traumatiques de l'intestin.

MESSIEURS,

Quelle conduite allez-vous tenir en présence d'une perforation intestinale probable ou certaine ? Pour ma part, j'ai recours au vieux traitement classique, modifié sans doute au gré de la thérapeutique actuelle, certainement amélioré, mais encore d'une simplicité extrême. Voici quelle est ma pratique :

Vous avez été, je suppose, appelé au moment même de l'accident, vous êtes médecin dans un duel par exemple ; la paroi abdominale a été traversée, les anses intestinales sont sans doute atteintes ; vous devez au plus tôt, et le plus complètement possible, immobiliser le blessé ; il ne marchera pas, on le transportera sur une civière ; l'orifice de la plaie sera désinfecté et oblitéré avec un peu de baudruche et de collodion iodoformé ; le ventre sera enveloppé d'une couche épaisse de ouate, que l'on comprimera, comme après l'ovariotomie, par une ceinture de flanelle solidement épinglée ; puis, séance tenante, on injectera sous la peau, avec une seringue de Pravaz, 2 ou 3 centigrammes de morphine, tandis

qu'on fera avaler, à sec, quelques centigrammes d'extrait
thébaïque. Pendant les cinq ou six premiers jours, toute
alimentation sera supprimée ; on permettra de petits
blocs de glace pour tromper la soif, et, pour conjurer la
faim, on donnera, de quart d'heure en quart d'heure, une
petite cuillerée de lait, de bouillon ou de vin.

Vous nous avez vu, cette année, avoir recours deux
fois à cette méthode, et avec un succès remarquable ; la
perforation était due, il est vrai, à la lame d'un couteau
et non à un projectile, mais les dangers de l'inondation
péritonéale n'en étaient pas moins graves. — Dans la nuit
du 19 au 20 décembre, un cordonnier âgé de vingt-
six ans sortait d'un bal public, lorsqu'il fut frappé de
deux coups de couteau, l'un, superficiel, au niveau du
cinquième espace intercostal gauche, et l'autre, profond,
dans la région épigastrique au-dessous des fausses côtes,
dans les points fixés par la médecine opératoire pour la
gastrotomie ou pour la taille de l'estomac.

Le blessé avait perdu connaissance ; il est transporté
à l'Hôtel-Dieu, où l'on constate les blessures qu'on
oblitère avec du collodion iodoformé. A ce moment,
notre individu est pris d'envie de vomir et rend, sous les
yeux de l'interne de garde, environ deux verres de sang
pur qui ne pouvaient laisser aucun doute sur la perforation du tube digestif ; aussi applique-t-on de la glace sur
le ventre et fait-on avaler 5 centigrammes d'extrait thébaïque, tandis que, avec la seringue de Pravaz, on injecte 2 centigrammes de morphine. Toute alimentation et
même toute boisson sont supprimées. Au matin on
commence à donner une cuillerée à café de lait glacé,
de quart d'heure en quart d'heure.

A la visite nous trouvons le blessé pâle, un peu prostré, très faible ; il éprouve une vive douleur en arrière sur le côté gauche de la colonne vertébrale, mais le ventre est plat, souple ; le pouls est petit, mais lent et régulier, il y a du hoquet mais pas de nouveau vomissement ; vers 1 heure de l'après-midi le malade rejetait, par régurgitation, environ un verre de sang. A 5 heures du soir l'état est le même ; la douleur persiste dans la région lombaire, pourtant on ne voit apparaître aucun symptôme de péritonite. Il est entendu avec l'interne que je serai prévenu au moindre signe d'inflammation.

Il ne devait pas en survenir : au troisième jour, les doses accumulées de morphine et d'extrait thébaïque provoquent quelques étourdissements, une céphalalgie, des troubles de la vue, des vertiges ; on supprime les opiacés et les accidents cessent aussitôt. Au lait glacé nous ajoutons un peu de bouillon ; le sixième jour nous donnons un œuf au malade, deux le lendemain, trois le surlendemain. Au douzième jour il y a quelques coliques qui cèdent à la suite d'une légère purgation. Des trois selles que rend le malade, les deux premières contenaient du sang ; elles étaient noires, semblables à du goudron. Le 9 janvier, le blessé se lève, complètement guéri. Nous l'avons vu quatre mois après la blessure ; sa santé était parfaite.

Nous serons bref sur notre seconde observation : il s'agit d'un épicier de vingt-quatre ans qui a reçu trois coups de couteau dans le poumon gauche, un dans le poumon droit et un en plein ventre. L'hémorragie par la plaie abdominale a été considérable et la douleur des plus vives, au niveau du creux épigastrique ; nous pensions l'issue funeste à brève échéance; il n'en a rien été : la compression ouatée des cavités thoracique et abdominale, l'opium en injections sous-cutanées et par le tube digestif, la suppression de l'alimentation nous ont réussi encore, et, à cette heure, notre blessé est sur le point de quitter l'hôpital.

Tel est ce traitement, d'une application très simple et qui, cependant, est loin d'être encore entré dans nos mœurs chirurgicales. Nous lisons dans les observations que les malades ont marché; ils se sont déshabillés tout seuls ; on les a laissés boire à leur fantaisie et, lorsqu'on a administré quelques centigrammes d'extrait thébaïque, on s'est mis en règle avec la tradition et l'on croit avoir eu recours au traitement rationnel ; on accuse même ce traitement d'impuissance si le blessé ne guérit pas, malgré les imprudences qu'il a, ou que nous avons commises.

Il ne guérira pas toujours, d'ailleurs, même après l'application rigoureuse de la méthode que nous préconisons. Que faire alors, si la réaction du péritoine nous prouve l'effusion des matières intestinales dans la séreuse? La laparotomie, malgré ses nombreux et lamentables échecs, reste la suprême ressource; il faut y avoir recours, et l'on pourra arracher encore quelque malheureux à une mort certaine. Bull opéra dix-sept heures après l'accident, en pleine péritonite, un individu de vingt-deux ans, dont l'intestin grêle et le gros intestin étaient troués en sept endroits; la guérison fut obtenue.

N'est-ce pas encore un succès que ce cas où Bouilly ouvrit l'abdomen pour réséquer et suturer une anse d'intestin déchirée par un coup de pied de cheval? Au mo-

ment où l'opération fut pratiquée, le malade était déjà
en pleine péritonite. Il mourut bien au bout de huit
jours, mais guéri pour ainsi dire, et à la suite d'une
manœuvre intempestive et d'une exploration inutile.
Mikulicz a eu recours, avec un bon résultat, à une opération semblable. Ne sait-on pas, d'ailleurs, les succès
que, dans la péritonite aiguë, l'on doit à la laparotomie?
Lawson Tait ne nous dit-il pas qu'elle lui a réussi quarante et une fois sur quarante-quatre interventions?

Je n'ai qu'une observation personnelle, encore est-
elle incomplète ; mais elle suffit pour m'encourager dans
cette voie. J'ai opéré, il y a dix-huit mois, avec mon
maître, M. Féréol, une jeune accouchée dont la péritonite, circonscrite tout d'abord dans la fosse iliaque gauche, se généralisait déjà au milieu de symptômes inquiétants ; le pouls était misérable, les vomissements étaient
incoercibles, le ventre était ballonné, douloureux en
tous les points : la large ouverture du foyer, un drainage
étendu, des lavages antiseptiques fréquents, ont arrêté
le mal et assuré la guérison en moins d'une semaine.

Aussi, Messieurs, suis-je partisan de la laparotomie
lorsque, malgré le traitement préventif, des signes surviennent qui montrent la péritonite évidente. Si la douleur abdominale, fixe au niveau de la blessure, devient
plus vive, s'exaspère au moindre mouvement et tend à
s'irradier dans le ventre, si le météorisme se dessine, si
le pouls est fréquent et petit, tandis que la température
reste normale, à ce moment — avant ce moment, dirions-
nous volontiers — le chirurgien doit être prêt à ouvrir la
cavité abdominale. Pour nos malades aux plaies pénétrantes de l'estomac, notre arsenal instrumental était

rassemblé, et, à la première alerte, nous aurions pratiqué la laparotomie : comme le dit fort bien M. Trélat, il faut « opérer à temps ».

Mais, entre notre maître et nous, il existe une divergence sur la signification de cette formule. Opérer à temps, pour M. Trélat, c'est opérer dès que le diagnostic de perforation est posé. Opérer à temps, pour nous, c'est opérer lorsque l'oblitération des orifices anormaux par adhérence spontanée des séreuses a échoué. Ces deux propositions d'ailleurs se rapprochent l'une de l'autre, car, au point de vue pratique, les moments de notre intervention coïncident. En effet, dans l'immense majorité des cas, le diagnostic ferme de perforation ne s'établit que par l'inflammation de la séreuse, qu'irrite la pénétration de matières intestinales ; or, cette même péritonite commençante nous démontre que les adhérences espérées ne se sont pas produites.

Pourtant, malgré le point commun où elles aboutissent le plus souvent, ces deux formules ne sont pas équivalentes, et nous préférons la nôtre, parce qu'elle rappelle qu'entre le moment de la blessure et la péritonite commençante, le rôle du chirurgien n'est pas purement expectatif. Il doit essayer de conjurer, par la suppression des aliments et des boissons et par l'immobilisation de l'intestin, l'issue des matières dans la cavité abdominale. S'il échoue, eh bien! il se trouve arrivé au point même d'où part M. Trélat, et ses précautions n'auront certes pas nui au succès de la laparotomie, seule tentative qui lui permette encore d'arracher un blessé à la mort.

Il n'est pas toujours aisé de saisir « le moment psychologique » : c'est une grosse entreprise que d'ouvrir le ventre pour aller à la recherche de perforations nombreuses ; n'y a-t-il pas probablement 4, 6, 8 orifices, peut-être 10, 15 à oblitérer ? On sait les dangers que va courir le blessé du fait de l'intervention, la difficulté de la mener à bien, et les résultats aléatoires de l'opération la plus régulière et la mieux conduite. Puis on se dit que cette péritonite commençante est peut-être une péritonite localisée, enkystante pour ainsi parler, et l'on se rappelle le cas de Berger où le blessé avait déjà le ventre ballonné, du refroidissement des extrémités et des vomissements ; notre collègue s'abstint et la guérison se fit, malgré l'inflammation très vive du péritoine, malgré la perforation incontestable de l'intestin.

Il faut écarter toutes les délibérations de ce genre et agir sans retard. Dès que la péritonite s'établit et qu'elle menace de se généraliser, le blessé est perdu ; aussi peut-on courir la chance d'une opération très grave par elle-même. D'autant qu'il est des cas où l'intestin n'est pas perforé, et où l'inflammation a pour cause la pénétration d'un lambeau de vêtement, une hémorragie redoutable dont on tarira la source. Or, dans ces circonstances, la laparotomie donne des résultats très supérieurs à ceux que nous avons relevés dans les faits de plaies intestinales.

Le tableau de Barnard possède trois observations de ce genre : Un individu reçoit un coup de fusil chargé avec du plomb de chasse ; le lendemain on pratique la laparotomie et, sans toucher à l'intestin, on extrait de la cavité abdominale des débris de bourre et de vêtement ; l'opéré a guéri. Andrews observe, à la suite d'un coup de feu, de la sensibilité diffuse dans le ventre, des vomissements de sang, du choc ; il incise sur la ligne blanche, ne trouve aucune lésion, mais évacue environ un litre de sérosité sanguinolente, fait la toilette du péritoine, et ce blessé se rétablit. Nouveau succès pour Heddens qui, lui aussi, après une laparotomie, reconnaît l'intégrité des viscères, mais enlève un morceau du gilet du malade et quelques onces de sang qu'il trouve dans la séreuse. Bull fut moins heureux dans un cas où l'hémorragie était due à la section presque complète du lobe gauche du foie.

Je ne repousse donc pas la laparotomie, mais je restreins singulièrement son domaine, parce que cette opération est toujours dangereuse, presque toujours inefficace et bien souvent inopportune, car, si l'on est appelé peu après la perforation, une thérapeutique rigoureuse peut éviter l'effusion dans le péritoine, comme trois fois déjà nous l'avons observé. Aussi, vous dirai-je :

Lorsqu'on soupçonne une plaie pénétrante de la partie sous-diaphragmatique du tube digestif, tout mettre en œuvre pour empêcher l'inondation de la séreuse ; l'immobilité, la compression du ventre, la suppression des aliments et des boissons, l'administration d'extrait thébaïque et les injections de morphine répondront à cette première indication ; mais si, malgré ce traitement, les signes précurseurs de la péritonite se montrent, on pratiquera la laparotomie pour suturer la plaie et faire la toilette de la séreuse. Si l'inflammation est déjà généralisée, on interviendrait encore pour peu que le blessé eût encore un fonds suffisant de résistance.

III

Sur sept kélotomies.

Messieurs,

Depuis que nous dirigeons ce service, sept kélotomies ont été pratiquées : quatre pour des hernies crurales chez la femme, et trois pour des hernies inguinales chez l'homme. Les observations en sont simples ; l'opération a été régulière six fois et heureuse dans tous les cas. Si nous en prenons texte pour un de nos entretiens cliniques, c'est que l'étranglement constitue un cas d'urgence. Vous n'avez le temps ni de réfléchir ni de consulter, il faut intervenir sur l'heure, et votre plan de campagne, tracé une fois pour toutes, doit être toujours prêt.

Une règle absolue que l'expérience des trente dernières années a consacrée définitivement, est que la hernie incarcérée doit être libérée au plus tôt. On ne parle même plus de cataplasmes sur la tumeur, de bains prolongés, de purgatifs explorateurs et de lavements. Dès que le cours des matières est arrêté, on ne se paie plus des mots d'engouement et d'inflammation ; on ne compte plus sur la nature bienfaisante pour rétablir le libre passage des fèces et des gaz ; on essaie par le taxis de refouler dans le ventre l'intestin hernié, et s'il n'obéit pas

à la pression méthodique du chirurgien, on a recours à
la kélotomie.

Et le plus tôt sera le mieux; plus l'opération est
hâtive, plus grandes sont les chances de succès. Le
malade ne sera pas affaibli par l'ébranlement nerveux,
la douleur, les vomissements opiniâtres qui caractérisent
l'étranglement; la séreuse ne sera pas encore enflammée;
on ne craindra donc pas que la péritonite se généralise
et se propage du sac à l'abdomen; enfin l'intestin n'aura
pas eu le temps de s'ulcérer, de se perforer, de se gan-
grener au niveau du point où le collet exerce sa pression.
La prompte intervention, plus peut-être que l'emploi
des pansements antiseptiques, a rendu la kélotomie
innocente : le vieux Manec, qui opérait tôt, avait, seul
des chirurgiens des hôpitaux de Paris, de bonnes statistiques dans son service à la Salpêtrière, bien qu'il ne
connût encore ni l'acide phénique, ni le sublimé, ni le
bi-iodure, ni l'iodoforme.

Aussi, Messieurs, votre conduite sera correcte si,
appelés dès les premières heures de l'étranglement, vous
tentez un taxis méthodique. Il est inutile de le prolonger
outre mesure : dix à vingt minutes suffiront pour
juger de son efficacité; si l'intestin rentre, c'est bien;
s'il résiste, vous endormez le malade, averti qu'on ne le
réveillera que la hernie réduite; on essaie encore du
taxis sous le chloroforme qui relâche les muscles; mais
si cet effort nouveau échoue, l'intervention sanglante est
de rigueur; vous ne devez quitter votre patient que
lorsque l'intestin a réintégré l'abdomen, et si vous voulez
un court aphorisme pour graver dans votre mémoire cet
indiscutable précepte, dites-vous que « le chirurgien ne

peut sortir que lorsque la hernie est rentrée ». D'aucuns
l'ont traduit d'une autre manière : « En fait de hernie,
ne remets pas au lendemain ce que tu dois faire aujour-
d'hui. »

Telle a été notre conduite dans les sept cas dont je
veux vous entretenir. Il y a deux mois environ, je suis
appelé, vers 11 heures du soir, dans le quartier des
Halles, pour une dame de quarante-deux ans dont une
hernie crurale droite, mal contenue et vieille de quelques
années, s'était étranglée à 4 heures. Un de mes anciens élèves, médecin fort attentif, avait fait mettre la
malade dans un bain pour y pratiquer un taxis énergique, mais la réduction ne fut pas obtenue. J'essayai
de nouveau, mais sans succès, et je me résolus à l'opération. La chambre était petite, le lit très grand, l'éclai-
rage mal entendu. Je décidai cette dame — fort intelli-
gente — à se laisser porter à l'hôpital. On l'y installait à
minuit et la kélotomie était achevée huit heures après le
début de l'étranglement. Au bout de neuf jours, la guérison, survenue sans incidents, permettait à la malade
de regagner son domicile.

Une femme de vingt-cinq ans, frotteuse de son métier,
entre dans notre service pour une hernie crurale droite;
lorsque nous voyons la malade, à 9 heures du matin,
l'étranglement date de quinze heures. Depuis la veille
au soir il n'y a émission ni de gaz, ni de matières par
l'anus, et les premiers vomissements apparaissent. On
avait pratiqué, en ville, un taxis violent et prolongé et nous n'osions y revenir. Le chloroforme
est administré, la tumeur petite, dure, marronnée, est

ouverte et réduite selon la méthode que nous aurons à
décrire; la suture est pratiquée. La température n'a
jamais atteint 38 degrés, et au bout de six jours la guérison était complète. Si nous avons gardé douze jours la
malade, et si même elle est partie malgré nous, c'est
qu'elle était atteinte d'une dysurie que nous aurions
voulu étudier et traiter.

Notre troisième observation est aussi simple : ménagère de quarante-neuf ans en convalescence d'une
variole; hernie crurale droite non contenue depuis vingt
ans; un vendredi, à 4 heures du soir, l'étranglement commence à la suite d'un effort léger: les gaz ne
sortent plus par le fondement. Il y a quelques vomissements le dimanche; ils augmentent le lundi; aussi la
femme se décide-t-elle à entrer à l'hôpital ce jour-là,
soixante-seize heures après le début de l'incarcération.
Ce long temps fait que je n'ai point essayé du taxis, malgré le peu de réaction organique et l'excellence de l'état
général. J'incise, l'intestin n'est que congestionné; je le
réduis; j'extirpe le sac, et la guérison s'obtient en sept
jours, sous un seul pansement.

Notre quatrième observation diffère peu de la précédente; nous avons aussi opéré, dès l'entrée, notre
malade, journalière âgée de soixante-cinq ans; mais ici
encore, le médecin qui la soignait en ville, ne connaissait
pas les préceptes de règle aujourd'hui, et la tumeur
était étranglée depuis quatre fois vingt-quatre heures
lorsqu'il songea à nous l'envoyer. Or, Messieurs, la hernie
était peu volumineuse, et vous avez lu que dans les
hernies crurales, surtout lorsqu'elles sont petites, la
perforation et la gangrène de l'intestin sont souvent très

rapides : à la fin du deuxième jour elle est possible, elle est probable à la fin du troisième, presque certaine à la fin du quatrième. Nous avions donc le droit d'être effrayé, d'autant que les tentatives immodérées de taxis, pratiquées à maintes reprises, sans relâche et sans mesure, ajoutaient un danger de plus à celui que faisait courir, à l'anse herniée, la pression du collet du sac ou de l'anneau crural.

Cependant la tumeur, bien que petite et dure, n'était pas très douloureuse ; la peau qui la recouvrait était mobile, de couleur normale, sans rougeur et sans œdème ; l'état général ne paraissait pas inquiétant, les vomissements, fort espacés, étaient biliaires, non encore fécaloïdes ; il n'y avait pas trace de péritonite, pas d'é- lévation de température et l'on ne trouvait pas, sur la figure de la malade, cette anxiété particulière, cet aspect grippé qui se manifeste après les premières heures des étranglements serrés. Nous opérons et nous trouvons, dans le sac, une anse intestinale, très congestionnée, mais sans sillon ulcératif au niveau du pédicule ; la constriction était peu énergique ; la guérison a été aussi prompte et aussi régulière que dans les trois observa- tions précédentes.

Nos trois derniers faits sont relatifs à des hernies inguinales chez l'homme. Deux de nos opérés sont encore dans nos salles. L'un est un journalier de quarante- huit ans dont la hernie, vieille de trente ans, a toujours été mal contenue par un bandage insuffisant. Un soir, à cinq heures, la tumeur augmente tout à coup et ne peut être réduite ni par le patient, ni par un médecin appelé en toute hâte ; la douleur est très vive et l'émission des gaz suspendue ; aussi le malade entre-t-il sans tarder à l'hôpital ; mon collègue Schwartz arrive à 10 heures, cinq heures après l'étranglement, fait sans résultat de nouvelles tentatives de taxis sous le chloroforme, après piqûre de la hernie avec l'aiguille aspiratrice de Dieulafoy. Il intervient alors avec le bistouri ; l'opération fut laborieuse, longue, délicate ; le lendemain nous notions une légère ascension thermique, une douleur vive, généralisée dans le ventre, et nous craignions l'invasion d'une péritonite ; la glace sur le ventre, des injections de morphine en ont eu raison, et à cette heure la guérison est complète.

Histoire semblable chez notre deuxième opéré : journalier de cinquante-sept ans, porteur d'une hernie gauche qui remonte à quatre années ; elle était assez bien contenue sous un bandage inguinal, lorsque, à la suite d'un effort de toux, elle sort abondamment et ne peut rentrer ; douleurs vives, arrêt des matières intestinales et des gaz, vomissements alimentaires ; un médecin pratique en vain le taxis ; le malade est alors envoyé à l'hôpital où nous le voyons à 10 heures, moins de quatre heures après l'étranglement. La tumeur occupe le scrotum, du testicule au canal inguinal ; son volume est celui d'un poing d'adulte ; elle est dure et irrégulière. On endort le malade ; quelques nouvelles tentatives de taxis sont faites infructueusement ; nous avons alors recours à la kélotomie, qui, en moins de huit jours, a donné une guérison complète, sans ascension thermique et sans suppuration.

Notre troisième observation est fort anormale : il s'agit d'un imprimeur de dix-sept ans, dont la hernie avait apparu à douze ans et du premier jour était descendue au fond des bourses. Depuis cette époque, aucun bandage n'avait été appliqué, et la masse s'était beaucoup accrue. Le 3 mai de l'année courante, à 10 heures du soir, notre garçon ressent des coliques subites et va se coucher; elles augmentent malgré l'application de cataplasmes sur la hernie dure et douloureuse. Le lendemain le ventre était ballonné; il n'y avait eu ni selle ni émission de gaz. A 2 heures, dix-huit heures après le début de l'incarcération, on apporte le malade à l'Hôtel-Dieu où je l'opère.

Je trouve un premier sac déshabité, occupé par le seul testicule; un deuxième sac doublé par de l'épiploon adhérent et épais de 4 centimètres que je déchire; je pénètre dans une vaste cavité remplie de sérosité où se trouve l'anse intestinale étranglée. J'essaie de la réduire après désinfection soignée; mais elle roule sur elle-même; je m'aperçois qu'il existe, au-dessus, un troisième sac propéritonéal où se trouve une masse nouvelle d'intestin. Je ne puis la parcourir tout entière et en suivre les limites avec mon doigt; cependant il réussit à atteindre l'orifice d'entrée dans l'abdomen et à constater qu'il n'est pas assez serré pour qu'un débridement soit utile.

Je craignais d'ouvrir ce sac nouveau à cause du délabrement qu'il faudrait faire sur la paroi abdominale; j'étais effrayé par le sang que pourraient donner les vaisseaux du sac épiploïque qui doublait le sac péritonéal. Aussi je pratique sur la ligne blanche une incision de 7 centimètres, par où j'introduis la main dans le ventre; j'arrive sur la masse qui pénétrait dans la cavité propéritonéale; je tire dessus doucement, et cette réduction de dedans en dehors se fait avec une facilité extrême. Je referme le ventre ; puis j'excise le sac scrotal. J'applique un pansement compressif sur le sac propéritonéal. La guérison a été obtenue en huit jours.

Voilà donc, Messieurs, sept opérations, autrefois réputées fort sérieuses, et qui nous ont donné sept guérisons, dans un laps de temps qui n'a pas dépassé huit jours ; certainement les précautions antiseptiques que tout chirurgien prend à cette heure sont pour quelque chose dans la rapidité et la sûreté de ces résultats ; mais je crois que, tout d'abord, nous devons rendre grâces à la précocité de l'intervention ; sauf dans deux cas, nous avons agi très peu après le moment où l'étranglement s'est produit, soit, pour être plus précis, après dix-huit heures, quinze heures, huit heures, cinq heures et quatre heures. Voilà le secret des statistiques superbes que l'on communique maintenant et vous en tirerez, comme conclusion rigoureuse, que toute hernie étranglée doit être réduite aussitôt par la kélotomie, si le taxis a échoué.

Mais comment opérerez-vous ? Je ne veux pas faire ici la description de la kélotomie ; elle est trop bien exposée dans vos traités pour la rééditer après Malgaigne et Lefort, Alphonse Guérin, Chalot, Championnière et d'autres encore ; je ne vous dirai pas comment on lave et rase la peau, comment on la recouvre de compresses antiseptiques, comment on incise les téguments et comment on ouvre le sac, comment on examine l'intestin, comment on le lave et comment on le réduit. Vous l'avez vu, tout cela est fort simple, aussi ne vous dirai-je qu'un mot à propos d'un des temps de l'opération, le débridement du collet du sac, partout indiqué et partout pratiqué : pour ma part je n'y ai jamais recours, et j'ai mes raisons pour cela.

Il y a plus de dix ans, — j'étais alors interne de M. Verneuil, — je pratiquais, vu l'absence du chef de service et des suppléants du Bureau central, ma première kélotomie sur une vieille femme de soixante-quinze ans. J'ouvre le sac, je le débride largement au collet et je me mets à réduire l'intestin ; il rentrait péniblement, jaillissait de nouveau lorsque mes doigts ne le refoulaient pas dans la profondeur ; plus de vingt minutes se passèrent à ce difficile labeur, et, lorsque je croyais mon œuvre terminée, j'aperçus encore, au fond du sac, un petit bout de l'intestin. Au lieu de réduire les anses dans la cavité abdominale, je les avais fait entrer de force dans la boutonnière de la séreuse débridée au niveau du collet, et la hernie avait été reformée par moi sous le péritoine décollé, entre lui et la paroi abdominale.

Je n'étais encore qu'un élève sans grande instruction ; mais Farabeuf, à qui j'ai communiqué cette observation, en avait d'autres par devers lui, et les a réunies dans un mémoire où l'on voit que cette fausse manœuvre n'est pas seulement le fait d'un novice, mais aussi de maîtres dans les hôpitaux et de chirurgiens de valeur. Et ce n'est pas le seul accident dont le débridement soit coupable ; on a cité souvent des hémorragies abondantes, des lésions de l'épigastrique, et ne savons-nous pas qu'un de nos collègues a même ouvert la fémorale, ce dont est mort son opérée ? Je vous parle de catastrophes exceptionnelles, mais pourquoi s'y exposer, puisque le débridement est si peu nécessaire ?

Nous n'y avons eu recours dans aucune de nos sept kélotomies, et la réduction de l'intestin a été des plus faciles ; les lèvres du sac ouvert sont saisies par quatre pinces à forcipressure, de façon que les anses glissent sur la séreuse bien tendue. On presse doucement sur l'anse et on en chasse le gaz ; lorsque l'intestin est vide, on le tend aussi et on refoule progressivement un des deux bouts après avoir agrandi un peu le collet en y introduisant le bout du doigt. L'anse rentre et diminue de longueur ; lorsqu'il n'en reste plus qu'un court segment, celui-ci est pour ainsi dire aspiré par la cavité abdominale et disparaît vivement. Le sac doit même avoir été bien lavé pour que les liquides exsudés et septiques qu'il contient ne soient pas entraînés à la suite de l'intestin ; ils pourraient contaminer le péritoine.

Autrefois, — nous voulons dire il y a dix ou quinze ans, — dès que l'intestin était réduit, l'acte chirurgical était considéré comme terminé ; les uns suturaient la plaie des téguments après l'avoir drainée, le plus grand nombre se contentait d'appliquer un pansement compressif, mais, ni les uns ni les autres ne s'occupaient guère de savoir si on pouvait, par quelque artifice opératoire, guérir à tout jamais la hernie et l'empêcher de se reproduire. Ce problème n'a été soulevé que lorsqu'on a étudié de nouveau la vieille question de la cure radicale des hernies non étranglées.

Mais il faut d'abord s'entendre sur la valeur de la cure radicale ; les chirurgiens qui la tentent dans les hernies non étranglées n'ont pas toujours la prétention de guérir la hernie, comme semble le dire le titre trop pompeux de l'opération ; ils ont pour ambition unique de rendre coercible une hernie incoercible. Ses adhérences à l'épiploon, l'énormité de la masse effuse dans le sac, l'extrême laxité des anneaux ne permettant à aucun bandage de maintenir une entéro-épiplocèle, on intervient alors pour donner à la paroi abdominale plus de solidité ; de telle sorte que, soutenue par une pelote, elle puisse maintenant s'opposer à l'issue de l'intestin. Ce n'est point une vraie « cure radicale », mais l'on contient une hernie que l'on ne pouvait pas contenir.

Eh bien, Messieurs, sachez que la kélotomie simple, l'ancienne opération de la hernie étranglée, l'incision du sac sans résection et sans suture, suffit le plus souvent à vous donner ce résultat. Une hernie irréductible et non contenue s'étrangle, on intervient par le vieux procédé, et, après guérison, un bandage bien fait devient efficace ; il s'oppose à l'issue nouvelle des anses intestinales. Tous les chirurgiens savent cela : les incisions pour le débridement et l'ouverture du sac, la compression que le pansement exerce sur la séreuse enflammée, provoquent des adhérences solides, la coalescence des parois du sac, l'oblitération de son collet, peut-être même un rapprochement des piliers de l'anneau. Cela est si vrai que le procédé de Schede, pour la cure radicale des hernies non étranglées, consiste en la simple ouverture du sac ; c'est la pure kélotomie.

On a droit, par conséquent, de se désintéresser du problème et de dire que toute kélotomie peut, sans artifice spécial, sans complication opératoire et sans procédé particulier, guérir la hernie, ou du moins l'améliorer et la rendre plus facilement coercible. Ainsi beaucoup de nos collègues n'ont guère modifié l'ancienne technique, et leur intervention rappelle trait pour trait celle de nos prédécesseurs. D'autres, au contraire, ont recours à des méthodes qui sont peut-être un peu compliquées, mais qui en définitive rendent plus difficile la reproduction de la hernie, en accumulant les obstacles devant. l'intestin ; je crois donc que, lorsque rien ne s'y oppose, mieux vaudra se conformer à cette pratique. Voyons d'ailleurs la conduite que nous avons tenue sur ce point dans nos sept récentes kélotomies.

Chez notre première malade, le sac, très petit, s'isolait difficilement des parties voisines ; il adhérait aux tissus et nous n'avons même pas tenté une dissection qui nous paraissait délicate. Aussi n'avons-nous fait aucun essai de cure radicale ; dès que l'intestin a été rentré, nous avons refoulé vers le collet les débris du sac lavé et désinfecté. Au-dessus, entre lui et la peau suturée au crin de Florence, nous avons drainé avec un tube gros et court, puis comprimé étroitement la région avec de la ouate que maintenait un spica de l'aine très serré. J'ai revu la malade guérie. La hernie ne s'est pas reformée et l'anneau crural semble résistant. Mais je ne veux pas pousser plus loin l'expérience et j'ai prescrit le port d'un bandage.

Chez notre deuxième malade, l'isolement du sac fut, au contraire, très facile ; de deux coups de doigt, j'en décollai la plus grande partie à droite et à gauche ; lorsque l'intestin fut réduit, nous n'eûmes qu'à tirer doucement et progressivement sur les pinces à forci-

pressure, qui, au nombre de quatre, avaient saisi les lèvres
du sac incisé. Au fur et à mesure que cette traction
amenait à fleur de plaie une portion plus profonde du
sac, nous la dégagions avec l'ongle; j'y portai alors une
ligature très serrée faite avec un catgut un peu gros, et
je réséquai le sac d'un coup de ciseau au-dessous du
fil : le collet rentra dans l'abdomen, obéissant au péritoine déplissé et distendu par la traction qu'avaient
exercée nos pinces. Même manœuvre chez nos deux
autres hernies crurales ; même isolement du sac ; même
traction sur le collet peu à peu dégagé du trajet crural
et attiré au dehors par le glissement du péritoine ; ligature au catgut ; section du sac au-dessus de la ligature
et réduction spontanée dans la cavité abdominale.

Cette pratique me semble supérieure à la kélotomie
simple ; si la malade tousse comme dans le fait précédent, si elle est prise de vomissements chloroformiques
comme dans un autre cas, le chirurgien n'a plus la
crainte de voir la hernie se reproduire ; le collet est
oblitéré et il n'y a plus de sac. En outre, comme le fait
remarquer Championnière, l'adossement des séreuses
enflammées à la suite de la kélotomie classique laisse,
au niveau du collet, un petit diverticule, du moins une
sorte de fossette où l'intestin viendra battre à chaque
effort ; cette dépression se distendra peu à peu, et la
hernie se reconstituera.

Voilà pourquoi nous vous conseillons l'excision du
sac et l'occlusion du collet, lorsque cette pratique est
aisée et qu'elle ne complique en rien l'opération ; elle
s'oppose à la reproduction immédiate de la hernie et
met la région en meilleure « posture » pour résister aux

assauts incessamment subis de la part de l'intestin. Nous en avons la preuve dans les dix observations que donne Championnière au cours de son intéressant mémoire « sur la cure radicale des hernies ». Inutile de dire, n'est-ce pas? que la résistance à la formation d'une hernie nouvelle est due, non seulement à la ligature du collet et à la cicatrice qui remplace cet obstacle passager, mais aussi, mais surtout aux tissus refoulés par le pansement compressif jusque dans le trajet occupé autrefois par le sac; ces tissus y prennent place, ils y adhèrent, et leurs couches accumulées ne sauraient être distendues que difficilement.

La cure radicale n'est pas aussi aisée au cours des opérations de hernie inguinale étranglée; une sérieuse difficulté provient de ce que les éléments du cordon, artères, veines et canal déférent, sont épars sur la paroi du sac et lui adhèrent intimement; la dissection est pénible, on peut ouvrir les vaisseaux, ce qui ajoute à l'intervention les lenteurs d'une hémostase délicate; on peut couper le canal déférent, ce qui arrive au plus habile. Aussi, voici la pratique que vous m'avez vu tenir : chez mon premier malade, après réduction de l'intestin, j'ai prolongé jusqu'à l'entrée du collet l'incision qui m'avait servi à ouvrir le sac, et j'ai saisi à droite et à gauche les bords de ce collet avec deux pinces à forcipressure. J'ai soulevé le sac : les éléments du cordon massés à la partie interne et postérieure apparaissaient par transparence : j'ai coupé avec des ciseaux tout ce qui n'était pas au contact du cordon, laissant sur celui-ci une bande étroite du sac, lambeau que j'ai même pu exciser ensuite en en saisissant avec une pince l'extrémité inférieure.

Il me restait le collet, bien tendu par mes pinces : j'ai pu exercer sur lui des tractions délicates; j'aidais, au moyen d'un décollement progressif fait par l'ongle, à son isolement des tissus voisins; l'ayant ainsi dégagé, j'ai réussi à l'oblitérer par un point de suture au catgut placé avec l'aiguille de Reverdin; je l'ai alors abandonné et il s'est spontanément réduit dans la cavité abdominale; mais j'ai constaté à ce moment l'écartement extrême des piliers de l'anneau inguinal; sans avivement préalable, je les ai mis au contact et maintenus par une anse perdue au crin de Florence, dont la résorption ne se fait pas au sein des tissus, qui d'ailleurs le tolèrent fort bien. Trois fois, dans des opérations de cure radicale pour des hernies non étranglées, j'ai eu recours à cette manœuvre, et je n'ai pas encore eu lieu de m'en repentir, au contraire.

Je ne vous ai point parlé encore de l'épiploon qui encombrait le sac, de compte à demi avec l'intestin. Sa présence est rare dans les hernies crurales, et dans nos quatre cas il faisait défaut; on le trouve, au contraire, très souvent dans les hernies inguinales; il n'a pas manqué dans nos trois observations. S'il est peu abondant et peu enflammé, on le réduit; mais lorsque sa masse est énorme, qu'il est ecchymotique, congestionné, ou bien encore lorsque, comme dans notre observation, il est adhérent à la paroi du sac, on le lie près du collet, par segments séparés, et par une suture en chaîne qui ne risque pas de glisser. On résèque au-dessous des ligatures et on fait rentrer le moignon dans la cavité abdominale. Je n'ai pas besoin d'insister sur la nécessité d'une ligature exacte et solide. On s'exposerait, sans cela, à des hémorragies, et comment aller rechercher dans le ventre le vaisseau béant ?

Nos deux autres hernies inguinales, Messieurs, étaient congénitales ; ici, le sac n'est autre chose que le conduit péritonéo-vaginal inoblitéré ; la dissection de cette séreuse jusqu'au fond des bourses est à peu près impossible sans lésion du testicule ou de ses annexes ; pour mener à bien une pareille entreprise, la castration serait presque nécessaire. Aussi laisse-t-on toujours ce qui, dans le canal péritonéo-vaginal, représente la séreuse testiculaire ; on ne commence la dissection qu'au-dessous. Et même lorsque celle-ci paraît trop difficile ou trop dangereuse, on se contente de rapprocher les deux parois de la séreuse et de les adosser l'une contre l'autre par une suture « en capiton », semblable aux points que, de distance en distance, on place dans les matelas. Parfois même, et c'est le parti auquel s'est rattaché M. Schwartz, s'abstient-on de toute manœuvre spéciale, qui pourrait compliquer une opération déjà fort longue et dangereuse.

Je puis résumer cette longue clinique en quelques conclusions fort courtes : d'abord, et c'est le point capital, vous ne quitterez votre malade que la hernie ne soit rentrée dans le ventre. Si le taxis sans chloroforme n'aboutit pas, vous endormez le patient, et si le taxis échoue encore, vous pratiquez la kélotomie au milieu des conditions antiseptiques les plus minutieuses. S'il vous est possible alors, sans trop prolonger votre intervention et sans léser le canal déférent ou le testicule, de compléter votre opération par l'excision du sac et la suture du collet, vous le ferez; car vous mettrez votre malade dans les meilleures conditions pour que sa hernie ne se reproduise pas.

IV

Ramollissement aigu d'une anse intestinale étranglée.

Messieurs,

Dans une clinique précédente, j'ai insisté sur les résultats remarquables que donne la kélotomie depuis qu'a prévalu le principe de l'intervention rapide : le chirurgien ne perd pas son temps en soins prolongés, en lavements, en purgatifs explorateurs, en taxis forcé. Si, après quelques minutes d'une pression méthodique et soutenue, il reconnaît l'inutilité de sa tentative, il endort son malade et si, sous le chloroforme, l'anse herniée résiste, il incise la paroi abdominale, le sac, et réintègre l'intestin dans le ventre. Rappelez-vous l'aphorisme courant : Le chirurgien ne peut sortir que lorsque l'intestin est rentré.

Eh bien, Messieurs, il y a trois semaines, j'ai été appelé, par un de mes confrères, pour un client dont la volumineuse hernie, d'ordinaire contenue par un bon bandage, s'était étranglée à 7 heures du soir; à 10 heures, j'arrive avec mon interne et je pratique l'opération, trois heures après le début des accidents. C'est vous dire dans quelles conditions excellentes de succès je croyais intervenir. Ne savons-nous pas qu'il faut près de quarante-huit heures dans les étranglements les plus serrés pour

que l'anse s'ulcère? Je devais donc trouver l'intestin hernié congestionné, peut-être œdémateux et rouge, mais
du moins je comptais sur l'intégrité absolue de ses
tuniques! Or, j'ai dû constater les altérations les plus
graves, et c'est de ce cas singulier que je veux vous entretenir aujourd'hui.

Le 14 avril, à 10 heures du soir, je vis, en consultation, un vieillard de soixante-douze ans, affaibli,
atteint d'un ramollissement cérébral progressif. Il était
porteur d'une grosse hernie, mal contenue pendant plusieurs années, mais dont un bandage bien fait avait raison depuis quelque temps. Par malheur, notre homme
avait, ce jour-là, enlevé sa pelote, et à 7 heures du
soir, après qu'il fut allé copieusement à la garde-robe, les
anses intestinales sortirent avec abondance, et ni le malade ni sa bonne, fort habituée au taxis, ne purent les
faire rentrer. Tous les efforts furent vains; dès le premier moment, d'ailleurs, survinrent de vives douleurs,
une angoisse extrême, des nausées et même des vomissements alimentaires.

Trois heures après le début des accidents j'étais auprès
du malade. A la gravité des symptômes généraux, j'aurais pu croire à un vieil étranglement; la respiration était
anxieuse, le hoquet incessant, le pouls petit; je trouvais,
dans la région inguinale droite, une tumeur énorme, plus
grosse que les deux poings. Elle descendait jusqu'au
fond du scrotum distendu et très douloureux; la moindre pression éveillait des souffrances vives. Aussi le
chloroforme est-il donné immédiatement. Nous pensions
renouveler, après anesthésie, nos tentatives de taxis.

L'étranglement était si récent que nous espérions faire rentrer la hernie. En tous cas, nous étions certain de trouver intactes les anses intestinales. Nous avions deux raisons pour cela : le volume considérable de la tumeur et la récence de son apparition.

Le malade est endormi et, malgré le sommeil chloroformique, le taxis est infructueux. Nous pratiquons alors la kélotomie : notre incision s'étend de l'orifice inguinal externe à la partie inférieure du scrotum. Nous coupons la peau, le tissu cellulaire, et nous arrivons sur le sac distendu par une grande quantité de liquide sanguinolent; nous l'ouvrons et en saisissons les parois avec des pinces à forcipressure. Il ne contient pas d'épiploon, mais il renferme deux anses intestinales.: l'une mesure plus de 30 centimètres ; elle est rosée, souple; sa coloration claire contraste avec celle de la seconde anse, plus petite et longue de 15 centimètres. Celle-ci est d'un rouge violet, vineux; sa surface est chagrinée, tomenteuse, et comme recouverte de petites granulations. Les tuniques sont épaissies, œdémateuses, rigides et de consistance charnue.

Cet aspect m'étonne, mais sans m'inquiéter; il ne pouvait s'agir d'altération grave, puisque l'étranglement avait à peine trois heures de date! J'insinue mon doigt au niveau du collet que je dilate; j'attire l'anse intestinale et je trouve, au point de striction, un sillon très marqué, mais sans escarres, sans fissures, sans aucune trace qui puisse me faire soupçonner une perforation. Je me mets donc en mesure de pratiquer la réduction de mes deux anses, que j'inspecte à nouveau, et je constate sur la grande, celle qui était souple et peu colorée, l'existence de vieilles ecchymoses sous-séreuses, abondantes surtout dans l'épaisseur du mésentère, où elles formaient, non plus un simple piqueté, mais de larges taches brunes et sèches. L'une d'elles avait le diamètre d'une pièce de quarante sous.

Je commence la réduction : elle semblait devoir s'opérer sans encombre, lorsque je vois s'emplir de sang le sac, toujours tendu par mes aides qui tiraient sur leurs pinces à forcipressure. Je l'éponge avec de la ouate hydrophile ; la nappe réapparaît aussi abondante ; or il n'y avait pas de vaisseaux ouverts sur le scrotum incisé ou sur la séreuse. D'autre part, j'avais, selon mon habitude, remplacé le débridement du collet par sa dilatation avec la pulpe du doigt. D'où pouvait venir cette hémorragie? J'étale l'intestin, et je vois, au niveau du mésentère de l'anse congestionnée, une déchirure irrégulière, déchiquetée, d'où sort le sang. Je veux suturer la plaie avec un catgut porté par l'aiguille de Reverdin ; j'y parviens, mais avec la plus grande peine, car la séreuse, très friable, se déchire par le simple rapprochement des fils.

L'hémorragie tarie, je reprends la réduction ; j'y procède avec douceur et, cependant, voici que tout à coup mon doigt s'enfonce dans l'anse intestinale qu'il vient de perforer ; le trou mesurait un centimètre ; je l'oblitère par trois points de suture, selon le procédé de Lambert, et je continue, avec des précautions infinies, à refouler dans le ventre l'anse herniée ; mais les tuniques se fissurent en d'autres points, et la première déchirure se reproduit en même temps : les fils ont sectionné la paroi. Je devais renoncer à rentrer l'intestin ; le ramollissement du segment hernié était trop prononcé pour qu'il pût résister au moindre effort; sa réduction, si elle avait été possible, aurait eu comme conséquence certaine une perforation rapide, l'effusion des matières fécales dans la séreuse et une péritonite suraiguë.

Je modifiai donc mon plan; l'anse fut de nouveau attirée au dehors et réséquée dans ses parties friables et ramollies; j'en enlevai ainsi plusieurs centimètres; les lambeaux que j'incisais étaient si mous que la pression entre deux doigts les écrasait facilement. J'adossai par un point de suture le bout inférieur et le bout supérieur, juxtaposés comme les deux canons d'un fusil, et les fixai l'un et l'autre à la paroi abdominale. Je dus multiplier les points au crin de Florence, et j'en mis cinq à chacun des deux orifices, afin que le segment supérieur et le segment inférieur fussent solidement maintenus. J'avais, au préalable, rétréci mon incision cutanée; elle mesurait 15 centimètres au début; elle n'en avait plus maintenant que 5 au niveau de l'anus artificiel que je venais d'établir.

Notre intervention avait été lente, pénible, et je n'en augurais rien de bon. Je redoutais le choc opératoire chez un vieillard en pleine déchéance organique; je redoutais surtout une péritonite; bien que l'antisepsie eût été aussi rigoureuse que possible, je pensais qu'en une heure et demie de manœuvres, une faute de propreté avait pu être commise, surtout hors du milieu hospitalier, sans mes aides et mes instruments habituels. Cependant le malade, pansé et enveloppé de linges chauds, s'endormit sous nos yeux; la face perdit son aspect grippé, le pouls remonta, les vomissements cessèrent, et lorsque je quittai l'opéré, vers 1 heure du matin, la situation n'était pas désespérée.

Le lendemain, les nouvelles étaient bonnes; pas de fièvre, pas de douleurs dans le ventre; le fonctionnement de l'anus artificiel était excellent, mais notre confiance était cependant précaire, car de la bile presque pure s'écoulait par l'orifice anormal; il s'agissait évidemment d'une anse intestinale supérieure, du jejunum sans doute; les substances alimentaires, le bol intestinal arriveraient à son niveau avant que les phénomènes d'absorption eussent commencé, et il était à redouter que si l'opéré survivait à notre très grave intervention, il ne tarderait pas à être miné par cette déperdition de l'organisme, incessante et sans ravitaillement possible, à moins qu'on ne parvînt à faire passer dans le bout inférieur les matières qui s'échappaient du bout supérieur, manœuvre peu aisée.

Nos prévisions pessimistes ne se sont pas réalisées tout d'abord : il n'y a point eu de péritonite; le ventre est resté souple; la fièvre ne s'est pas allumée un seul instant; les adhérences se sont consolidées et la cicatrisation de la plaie abdominale s'est faite sans encombre. Il ne semblait pas non plus se déclarer de troubles digestifs; la nutrition ne souffrait pas d'une manière appréciable, lorsque, tout à coup, sont survenus des accidents bizarres mal expliqués et sur lesquels je n'ai pas d'opinion, car je ne voyais plus mon opéré; il a été pris, nous écrit son médecin, d'une sorte d'hydrophobie singulière, de spasmes laryngés graves, de dysphagie; il essayait de mordre, voulait boire et rejetait le verre

avec horreur; les aliments s'arrêtaient vers la partie
supérieure de l'œsophage. Ce n'était pas du tétanos,
car on n'a rien observé d'anormal du côté des muscles de
la nuque et du masséter.

Là n'est point du reste le point intéressant; notre intervention, malgré ses surprises et ses difficultés, a prolongé de quelques jours la vie de notre opéré, et voilà
tout. Mais quelles sont ces altérations graves d'une des
anses herniées? qu'est ce ramollissement aigu, survenu
en moins de trois heures? Nous savons que, dans les
étranglements les plus serrés, ceux que Chassaignac
appelait « par vive arête », la gangrène et la perforation
mettent au moins un jour avant de survenir : dans vos
livres, on vous dit que lorsque l'intestin n'est étreint
que depuis trente-six heures, il faut une hernie bien
petite pour que des accidents soient à redouter, et vous
vous rappelez sans doute que, cette année même, j'ai
opéré devant vous deux hernies crurales où, au bout de
quatre et cinq jours, nous constations l'intégrité des
parois de l'intestin.

Or, notre hernie était une hernie inguinale, et une
des plus volumineuses que j'aie opérées; l'étranglement venait de se faire, trois conditions favorables à
l'intégrité de l'intestin, et cependant la friabilité des
parois était telle, leur altération si profonde, que les
vaisseaux du mésentère se sont ouverts, que les tuniques
se sont déchirées en plusieurs points, et qu'il a fallu
réséquer une anse tout entière. Pour notre part, nous
ne connaissons pas d'observations pareilles, et les
quelques lectures que j'ai faites pour la préparation de

cette clinique ne nous en ont pas révélé de semblables. Le fait est évidemment exceptionnel; mais, pour rare qu'il soit, il n'en est pas moins intéressant de rechercher le mécanisme et la pathogénie de ce ramollissement aigu.

Il y a plus de vingt ans, Schiff, Charcot, Vulpian, Brown-Séquard, Ollivier, ont démontré que le ramollissement cérébral et les hémorragies encéphaliques peuvent provoquer des lésions graves dans les viscères, des suffusions sanguines sous les plèvres, sous l'endocarde, dans les tuniques de l'estomac et de l'intestin, dans le parenchyme pulmonaire, où les noyaux apoplectiques siègent toujours du côté de l'hémiplégie, par conséquent du côté opposé à la lésion du cerveau; ces hémorragies parenchymateuses, ces ecchymoses sous-séreuses, ces épanchements sont souvent la conséquence des altérations encéphaliques.

Les uns ont rattaché ces altérations viscérales à des troubles vaso-moteurs. Pour Ollivier, en particulier, il y aurait d'abord vaso-paralysie, puis hypérémie; les vaisseaux trop distendus se rompraient; de là, les ecchymoses et les noyaux apoplectiques. Vulpian croit que la question du mécanisme est loin d'être vidée, et pour lui, il s'agit bien moins de troubles vaso-moteurs que d'un arrêt de la circulation; il en fait une véritable obstruction dans les vaisseaux; cette obstruction a comme conséquences des stases, des hypérémies, des congestions et des œdèmes. Mais, quelle que soit la valeur de ces hypothèses, il demeure établi que des troubles circulatoires, des œdèmes, des congestions et des hémorragies succèdent aux altérations du cerveau. Or notre malade était un ramolli.

Voici comment nous expliquerions l'enchaînement des phénomènes : notre malade était porteur d'une hernie inguino-scrotale. Il ne s'occupait guère de sa réduction et, pendant de longues années, elle sortait le matin et rentrait le soir, au lit, dans le décubitus horizontal. Un bandage fut bien appliqué, mais illusoire, et plutôt nuisible qu'utile, car la pelote pressait en général sur le pédicule des anses intestinales issues du ventre et descendues jusqu'au fond des bourses. Ce n'était que depuis quinze jours environ qu'on maintenait la hernie par un bandage solide et exact; notre individu le mettait méthodiquement le matin, pour l'enlever le soir lorsqu'il se couchait.

Or on sait que, dans une hernie, ce sont toujours les mêmes anses intestinales qui sortent de l'abdomen; elles sont flottantes, plus longues que les voisines, mal maintenues par la portion de mésentère relâchée; elles viennent battre, pour ainsi dire, l'anneau inguinal entr'ouvert; elles s'y insinuent et, de cette façon, l'entérocèle se produit; c'est donc toujours la même anse intestinale qui descend dans les bourses; mais là, hors de l'abdomen, elle est plus ou moins étreinte par le collet du sac et les anneaux; la circulation y est sans doute troublée, la nutrition moins bien assurée; l'anse est moins bien protégée, plus sujette aux heurts et aux contusions; elle devient un lieu de moindre résistance sur lequel auront une prise plus considérable les influences morbides parties du cerveau.

Notre malade est un ramolli; or vous savez déjà que chez les individus atteints de ramollissement ou d'hémorragie encéphalique, il survient souvent des altérations viscérales, des suffusions sanguines, des apoplexies, et, de fait, notre opéré avait eu, trois ans auparavant, une congestion pulmonaire, des infarctus volumineux et des hémoptysies. Plus tard, étaient évidemment survenues des altérations intestinales; mais là, les troubles circulatoires, les congestions, les œdèmes, les ruptures s'abattaient de préférence sur les anses herniées, lieu de moindre résistance et qui n'avait pas su résister aux influences morbides parties du cerveau.

Nos anses intestinales étaient donc altérées depuis longtemps, comme en témoignent d'ailleurs les suffusions sanguines, les ecchymoses anciennes, que pendant la kélotomie nous avons observées sur le mésentère de l'intestin le moins malade. Aussi, lorsque est survenu l'étranglement, lorsque, tout à coup, la circulation veineuse a été gênée ou suspendue, il n'a fallu qu'un temps très court pour que les lésions des tuniques prissent une extrême gravité. Il nous serait d'ailleurs impossible d'établir ici la responsabilité de chacun des facteurs dans le processus morbide; il se peut que le ramollissement, la friabilité des anses herniées, fussent déjà très avancés sous l'influence du ramollissement cérébral et que l'étranglement n'ait pas eu grand'chose à faire pour l'amener au point où nous l'avons constaté. Une pression modérée du doigt a suffi pour crever l'intestin.

Tel est, Messieurs, le cas, heureusement exceptionnel, que je viens d'opérer. Certes, j'espère bien que ni vous ni moi n'en rencontrerons de nouveau. Mais il ne devait pas être perdu pour nous et nous en tirerons cet ensei-

gnement que, chez les individus atteints de lésions céré-
brales anciennes, il faudra se méfier des hernies; elles
auront beau être inguinales, très volumineuses, étranglées depuis peu, c'est-à-dire se trouver dans les conditions les meilleures de réussite, on ne comptera pas
absolument sur l'intégrité des parois; elles peuvent être
atteintes profondément, friables, ramollies, et on devra
procéder à leur examen avec une minutie particulière.

V

Cancers de l'S iliaque et de l'extrémité supérieure du rectum.

Messieurs,

J'ai observé, hors de l'hôpital, un cas trop intéressant et d'un enseignement trop précieux, il me semble, pour que je ne vous en fasse pas profiter. J'aurais voulu vous montrer le malade, mais il habite une des villes du centre de la France, et il appartient à une classe sociale qui répugne un peu à se montrer dans nos cliniques. Voici le cas :

Un négociant de quarante-deux ans, sans antécédents héréditaires de quelque importance, avait toujours joui d'une santé excellente lorsque, il y a un an, se déclarèrent quelques troubles dans la digestion ; ils débutèrent, au cours d'un voyage, par une constipation opiniâtre et, pendant neuf jours, les selles furent interrompues ; depuis cette époque, la défécation, toujours laborieuse, s'accompagnait d'une sensation de gêne et d'une sorte de malaise indéfinissable qu'il éprouvait aussi pendant la miction ; mais le siège de cette vague souffrance était mal limité et semblait occuper des points différents du bas-ventre.

Une médication suivie et variée dans ses moyens fut

alors instituée : diurétiques et balsamiques, bains émollients, purgatifs de toute sorte, dont le plus efficace fut
le podophylle; charbon de Belloc; magnésie calcinée;
rhubarbe et noix vomique. L'emploi de ces substances
fut couronné au début de quelques résultats favorables
et, pendant quatre ou cinq mois, la liberté du ventre fut
assez régulière; mais un jour, notre malade eut l'idée
de prendre deux verres d'hunyadi-janos, qui, à son
grand étonnement, ne produisirent aucun effet; il s'administra un lavement au séné qui, lui aussi, resta inactif.

Le lendemain, la situation se compliquait : il survenait du ballonnement du ventre et des nausées incessantes; — l'anxiété était grande et s'accusait plus encore
vingt-quatre heures après; des doses répétées d'huile de
ricin n'eurent d'autres résultats que de provoquer des
vomissements d'abord alimentaires, puis bilieux; on eut,
de nouveau, recours aux lavements qui augmentèrent
le météorisme. Déjà les anses intestinales dessinaient
leurs flexuosités sous la paroi abdominale; il y avait du
hoquet; la face était grippée. La confiance du malade et
des médecins commençait à s'ébranler, lorsque, à la fin
du troisième jour, une débâcle se produit, cinq selles
consécutives assouplissent le ventre et dissipent, en un
instant, tous ces alarmants phénomènes locaux et généraux.

L'orage n'était pas dissipé depuis plus de quatre jours,
qu'il en éclate un nouveau : notre négociant allait partir
pour un voyage et veut s'y préparer par une purgation;
mais, comme huit jours auparavant, elle demeure sans
effet; les lavements succèdent aux laxatifs; l'huile de
ricin à la rhubarbe, au séné, aux injections intra-rectales

avec des canules ou des sondes souples et molles, aux siphons d'eau de seltz. Rien ne peut provoquer l'expulsion des matières fécales, et le tympanisme, le hoquet, les nausées et les vomissements reparaissent. Les médecins ne cachent pas à la famille la gravité de la situation et l'on me fait venir de Paris.

Mes confrères n'avaient pas de diagnostic : ils avaient exploré tous les anneaux de la paroi abdominale, toutes les régions à hernies rares ou fréquentes, sans trouver en aucun point de tumeur intestinale étranglée. Ils concluaient à une obstruction interne, à un arrêt des matières fécales dont la cause leur restait inconnue — s'agissait-il d'une invagination, d'une torsion ou d'un volvulus? avait-on à faire à un étranglement intra-péritonéal par bride ou orifice accidentel, à un rétrécissement quelconque des parois de l'intestin? Le champ s'ouvrait aux hypothèses, mais ils ne s'étaient arrêtés à aucune.

Je pus faire, sur l'heure, une constatation importante : le météorisme était extrême et, malgré la couche de graisse qui doublait la paroi abdominale, on voyait, ou, pour mieux dire, on soupçonnait les irrégularités et les saillies que formaient les anses de l'intestin distendues; or, le soulèvement était considérable au niveau de la fosse iliaque gauche qui, à la percussion, nous donnait une sonorité exagérée. Il fallait donc admettre que l'obstacle au cours des matières siégeait au-dessous de l'S iliaque, puisqu'on trouvait, en elle et au-dessus d'elle, cette accumulation de gaz et ce tympanisme considérables : l'occlusion avait donc pour siège le rectum.

L'exploration digitale, le toucher rectal ne nous donna

aucun renseignement; j'eus beau pousser mon index et mon médius aussi haut que possible, le trajet sphincté-rien, l'ampoule et la région sus-ampullaire accessible étaient souples, mous, dilatables dans toute leur éten-due; il n'y avait pas l'ombre d'un rétrécissement. Le ca-thétérisme fut alors pratiqué. Le but que je voulais at-teindre était double : me renseigner sur la hauteur où siégeait l'obstacle au cours des matières, puis franchir cet obstacle et porter, au-dessus, grâce à ma canule exploratrice, un lavement qui délayerait le bol fécal et provoquerait la débâcle.

Ce cathétérisme n'est pas toujours facile : il faut que la sonde soit assez molle pour ne pas contondre la mu-queuse; mais elle ne doit pas l'être au point de se recour-ber au moindre obstacle. Je sais bien que, parfois, elle entre pour ainsi dire toute seule, et remonte jusqu'au dessus de l'S iliaque; mais, souvent, elle se coiffe de la paroi intestinale, la refoule devant elle jusqu'à ce que l'élasticité du chorion s'épuise. Alors, la sonde bute, plie, se recourbe, se pelotonne, glisse sur place, et l'on voit son extrémité ressortir par le fondement. Aussi, est-il certaines précautions qu'on ne doit jamais négliger.

D'abord, il faut, autant que possible, faire suivre à la canule la paroi postérieure, la concavité sacro-coc-cygienne où le rectum est un peu plus tendu qu'en avant; mais, il faut surtout avoir soin de déplisser la muqueuse au-devant de l'instrument; et, pour cela, le mieux est de se servir d'une sonde creuse adaptée à la canule d'un irrigateur qu'on ouvre dès que la sonde est dans l'am-poule : le liquide, qui afflue, distend le rectum; les parois se redressent et fraient un passage facile à la canule. Ce procédé, classique maintenant, nous a souvent réussi — il échoua dans le cas particulier ; l'obstacle même ne fut pas nettement reconnu ; nous ne savions si la sonde s'était recourbée sur une portion rétrécie, ou si la muqueuse saine l'avait arrêtée.

Je résolus alors d'endormir le malade et de pratiquer le toucher rectal, selon le mode de Simon : enfoncer la main tout entière et la faire remonter dans l'intestin distendu aussi haut qu'il serait besoin. Ainsi fut fait ; mes doigts, rapprochés en faisceau, franchirent difficilement le sphincter ; il fallut même un effort soutenu pour que le métacarpe suivît. A ce moment, l'extrémité de mes doigts dut déplisser la muqueuse avec le plus grand soin, suivre la paroi postérieure, la faire glisser et la repousser en bas. Sans cela, ma main, ainsi que la sonde, se serait couverte de la muqueuse comme d'un gant, et nous n'aurions pu nous rendre compte du véritable état du rectum.

Notre main tout entière, le poignet, étaient déjà dans le rectum, lorsque nos doigts vinrent butter sur une tumeur du volume d'une noix arrondie, dure, recouverte par la muqueuse intacte à son niveau ; sa base d'implantation était large ; elle formait néanmoins une saillie qui encombrait l'intestin et ne laissait entre elle et la paroi opposée qu'un très petit espace pour le passage des matières fécales. Vu l'extrême rareté des autres néoplasmes dans cette région, nous pensâmes à un cancer et notre diagnostic définitif fut : Cancer alvéolaire ou épithélial, situé à l'union de l'S iliaque et du rectum.

J'avais cette idée avant mon exploration manuelle, et

je l'avais formulée devant mes confrères; mais je désirais en avoir la démonstration matérielle. Je le désirais d'autant que j'avais encore fort présent à la mémoire un cas où j'avais porté le même diagnostic de cancer de l'extrémité supérieure du rectum, diagnostic que l'évolution du mal me semble avoir infirmé. Or, la cause de l'obstruction n'est pas indifférente, car les indications thérapeutiques ne sont pas les mêmes dans tous les cas. Je vais vous exposer cette observation inédite encore, et mon apparente digression ne vous sera pas inutile.

Le 1ᵉʳ juin 1884, je fus appelé dans la Dordogne pour un vieillard de soixante et onze ans, atteint d'obstruction intestinale, et voici l'histoire qui me fut racontée par l'un des six confrères réunis autour du malade. Sa santé, jusqu'alors, avait été parfaite, bien que sa vie eût été vraiment troublée par des crises hémorrhoïdaires; le premier bourrelet et la première perte sanguine dataient de 1830; depuis, les crises furent très fréquentes, et, parmi elles, celle de 1868 restait dans le souvenir du patient comme la plus douloureuse; elle ne le cédait qu'à celle de 1880, où une intervention fut jugée nécessaire. Paul Broca pratiqua dans la tumeur des injections d'alcool, qui aggravèrent les souffrances.

Depuis deux ou trois mois, notre malade éprouvait de grandes difficultés pour aller à la selle; de fausses envies se répétaient qui amenaient à peine le rejet de quelques glaires; le ventre se gonflait et il existait un malaise fort désagréable jusqu'à ce qu'une expulsion abondante de gaz abattît le météorisme. Cet état durait depuis quelque temps, lorsque le soir du 11 mai, après un repas retardé, une douleur, subite et très vive, éclate dans l'abdomen; des vomissements abondants ne la soulagent pas; des éructations surviennent d'une manière à peu près continue, tandis que l'émission des matières et des gaz est totalement supprimée au niveau de l'anus.

Le lendemain, le surlendemain, même état; le malade vomit le lait et le bouillon, seuls aliments qu'il puisse prendre; le podophylle, les lavements à l'huile de ricin, aux follicules de séné et au sulfate de soude, deux verres d'hunyadi-janos restent sans effet, et le météorisme augmente. Les matières régurgitées ont une couleur et une odeur infectes. On introduit une sonde œsophagienne par l'anus et l'on pousse un lavement purgatif qui est suivi d'un résultat immédiat : une selle abondante de matières grises, enveloppées d'une couche épaisse de mucus. Cette débâcle était obtenue le 16 mai : les phénomènes d'occlusion avaient duré cinq jours.

Du 16 au 20, calme absolu, retour à la santé; le 21, nouveau ballonnement du ventre; éructations; plus de selles; plus de gaz par l'anus; douleurs abdominales vives; vomissements alimentaires; le 22 et le 23, l'état s'aggrave; le pouls est petit, la face très altérée, les lavements, le calomel, la strychnine demeurent sans effet; les insufflations d'air dans le rectum, ainsi que les ponctions aspiratrices dans l'intestin avec l'appareil Dieulafoy, ne donnent aucun résultat. On a recours de nouveau à la sonde œsophagienne qui, après un trajet de 15 centimètres, semble franchir une portion rétrécie; de fait, pendant cinq jours, du 25 au 29, malgré l'absence de selles, le pouls se relève, l'état général s'améliore et le malade garde quelques aliments.

Mais, rechute nouvelle à partir du 29; météorisme,

douleurs vives au niveau du ventre : un lavement à la glycérine amène bien quelques scybales, mais les vomissements n'en sont pas moins incessants ; le pouls est fuyant, petit, rapide ; il y a des vertiges, des bourdonnements d'oreilles, des syncopes, du refroidissement qu'on combat par des injections sous-cutanées d'éther, du café, du champagne. J'arrive le 1er juin, à 5 heures du matin : je juge l'état désespéré ; mais, avec le concours et l'assentiment de mon collègue, le professeur Coyne, de la Faculté de Bordeaux, je pratique l'ouverture d'un anus artificiel dans la région iliaque gauche. Je profite aussi du sommeil anesthésique pour dilater le rectum, afin de combattre les hémorrhoïdes.

A peine quelques gaz s'échappent par cet anus artificiel, et cependant le pouls se relève, les vomissements cessent, la chaleur revient, l'anxiété disparaît. Vers le soir, l'émission des gaz devient abondante, mais ce n'est qu'au bout de sept jours que les matières fécales profitent du nouvel orifice pour sortir au dehors ; l'arrêt du bol fécal a donc duré plus de quinze jours. Depuis cette époque, c'est-à-dire depuis trois ans, la santé est parfaite ; notre opéré fait de longues marches, assiste aux séances de son conseil municipal, surveille et remanie ses propriétés. S'il a l'inconvénient de perdre ses matières par un anus sans sphincter, ce grand ennui est plus que compensé par la guérison de ses hémorrhoïdes, qui, jusque-là, avaient empoisonné son existence.

L'évolution de la maladie a infirmé mon diagnostic : ce n'était pas un cancer, car la survie est déjà de trois ans et notre opéré, solide malgré ses soixante-quatorze ans actuels, n'a pas la moindre trace de cachexie ; ce n'était pas un cancer, puisque, nulle part, la palpation la plus attentive ne permet de reconnaître une tumeur qui, en ce laps de temps, aurait pu grossir, émerger du petit bassin ou s'étendre vers l'orifice anal; ce n'était pas un cancer, car les matières fécales ne passent pas seulement par le trou artificiel; elles s'engagent dans le bout inférieur et la plus grande partie sort habituellement par l'anus normal.

Notre opéré avait une obstruction intestinale sans obstacle mécanique, une pseudo-occlusion par paralysie musculaire de l'intestin, pour me servir des expressions mêmes de M. Thibierge, qui a fait une thèse excellente sur ce sujet, mal connu en dépit des belles recherches d'Henrot; c'est une maladie de vieillards et de gens constipés; or, mon malade se trouvait dans ces deux conditions. Certainement mon intervention lui a sauvé la vie; mais, si un diagnostic plus précoce avait été porté, si l'exploration rectale à la manière de Simon avait été pratiquée, des moyens moins héroïques, le lavage de l'estomac combiné à l'emploi judicieux de l'électricité auraient pu conjurer les accidents et éviter peut-être les dégoûtants ennuis d'un anus artificiel.

Vous voyez les services que peut rendre l'exploration manuelle du rectum. Je sais bien que, dans ma première observation, mon malade était jeune et qu'il était difficile de penser à une fausse occlusion paralytique sans obstacle mécanique. Mais, comme l'intervention devient plus nette, plus franche, plus délibérément conduite, lorsqu'on tient un diagnostic ferme! J'avais touché mon cancer; j'avais déterminé son volume, sa mobilité et sa situation; je ne songeais plus désormais qu'à cher-cher le traitement le meilleur et à l'appliquer sans retard. Voici le mode d'opération auquel je m'arrêtai :

Comme le cancer m'avait paru situé très haut, à l'u-nion du rectum et de l'S iliaque, je me proposais de faire au-dessus de l'arcade de Fallope l'incision classique de l'anus de Littre ; je comptais attirer au dehors l'S ilia-que, reconnaissable à ses irrégularités et à ses franges épiploïques. Je comptais ensuite tirer ferme sur le bout inférieur, de façon à faire venir le noyau cancéreux, gros, nous le savions, comme une belle noix. Je comp-tais enfin réséquer la masse morbide, puis adosser le bout inférieur et le bout supérieur en canon de fusil et les suturer aux lèvres de l'incision abdominale pour créer un anus artificiel ordinaire.

J'aurais ainsi pratiqué, sans danger pour la vie du malade, une opération radicale. Il n'y aurait pas eu de manœuvres intrapéritonéales, pas d'intestin, sectionné et recousu, refoulé dans le ventre. Notre intervention me paraissait avoir le pronostic des anus iliaques habituels, chez lesquels la mortalité est presque nulle. Et n'avais-je pas la ressource plus tard, si la récidive ne survenait pas, d'appliquer l'entérotome de Dupuytren sur l'éperon de mon orifice artificiel, de façon à provoquer, par les méthodes ordinaires, la guérison de mon anus iliaque?

Cette opération, je ne venais pas de l'improviser sur l'heure ; elle avait germé depuis longtemps dans mon cerveau. Lorsque l'attention des chirurgiens français ne s'était pas encore portée sur les ressources que nous offrent les anus artificiels pour parer aux obstructions cancéreuses, j'avais vu, avec le docteur Cadet de Gassicourt, un pasteur protestant qui portait, sur l'S iliaque, une tumeur du volume d'un petit œuf. Elle était mobile, circonscrite, mais provoquait des constipations opiniâtres, de fausses envies d'aller à la garde-robe et d'incessantes douleurs : aucune intervention ne fut pratiquée, ni même proposée, et notre malade, diabétique, du reste, à un très haut point, ne tarda pas à mourir.

Depuis, lorsque ont éclaté les discussions sur les anus artificiels, j'ai bien souvent songé à mon malade, à sa tumeur circonscrite et au plaisir que j'aurais maintenant de l'extirper, non comme Reybard, en inosculant ensuite les deux bouts de l'intestin suturés et refoulés dans le ventre, opération encore de nos jours trop dangereuse et trop aléatoire, mais en créant un anus artificiel iliaque que je pourrais oblitérer plus tard. Eh bien, en présence du négociant dont je vous ai conté l'histoire au commencement de ma clinique, je me demandais si le moment n'était pas venu où je pourrais réaliser ce mode d'intervention.

Au-dessus de l'arcade de Fallope, je coupe la peau, l'aponévrose, les muscles; j'ouvre prudemment le péritoine, et l'S iliaque, distendue, se présente d'elle-même au niveau de mon incision; je la saisis et je tire sur le bout inférieur; il cède de quelques centimètres, mais la tumeur reste profondément cachée, fixée par le mésorectum à la paroi postérieure du petit bassin. Une traction plus vigoureuse eût rompu l'intestin sans meilleur résultat, comme me l'ont prouvé plus tard mes expériences sur le cadavre. Je n'insistai pas; je fixai mon anse aux lèvres de la plaie extérieure, et, parti en guerre pour faire une extirpation radicale, je pratiquai, en somme, une opération palliative, un banal anus artificiel.

Si j'avais été mieux outillé, à **Paris**, à l'hôpital, avec nos ressources antiseptiques et notre arsenal chirurgical, j'aurais, séance tenante, prolongé mon incision; je serais arrivé sur le cancer que j'aurais isolé avec des pinces à mors plats; je l'aurais excisé et j'aurais traité d'une façon différente les deux bouts de mon intestin : le bout inférieur ou rectal, je l'aurais oblitéré avec le plus grand soin, à la manière de Madelung; j'aurais converti son orifice béant en un cul-de-sac hermétiquement fermé par des ligatures de catgut fin qui auraient adossé les séreuses; quant au bout supérieur, je l'aurais amené et fixé dans l'angle de l'incision abdominale où il eût formé un anus artificiel.

Cette opération serait inférieure à la première : comme dans la première, on s'attaque bien à la masse cancéreuse et on l'extirpe, mais on crée un anus artificiel permanent et on ne pourra espérer de rétablir plus tard le cours normal des matières. D'autre part, cette opération est supérieure à l'anus de Littre, qui laisse la tumeur libre de s'étendre, d'envahir les tissus et de se généraliser; elle est alors palliative et non plus curative. Aussi, je vous conseille, et ce sera la conclusion de cette clinique, de modifier votre intervention suivant les cas. Or, les trois alternatives suivantes peuvent se présenter :

1° Votre cancer est petit, mobile, circonscrit et s'implante sur l'S iliaque : dans ce cas, infiniment rare, une incision à la manière de Littre, permet d'attirer la tumeur au dehors; on l'excise; on adosse l'un à l'autre et on fixe les deux bouts de l'intestin divisé à la paroi abdominale, quitte, plus tard, à essayer d'oblitérer cet anus artificiel ;

2° Votre cancer est petit, mobile, circonscrit ; il s'implante sur l'extrémité supérieure du rectum ; pratiquez une incision de la ligne blanche ; excisez votre cancer ; oblitérez solidement le bout inférieur que vous transformerez en cul-de-sac ; fixez le bout supérieur en un angle quelconque de votre incision abdominale dont vous suturerez la partie restante ;

3° Votre cancer est gros, diffus, adhérent, ou siège sur une partie du rectum mal accessible par la voie abdominale ; pratiquez, si l'ablation par la région anale est impossible, un anus de Littre banal, excellente opération, du reste, et dont je me propose de vous entretenir à la première occasion.

VI

Anus iliaques et anus lombaires.

Messieurs,

Je viens d'examiner avec vous une concierge de cinquante-neuf ans, forte, d'une vigoureuse santé, sans antécédents morbides personnels ou héréditaires ; elle n'en est pas moins atteinte d'un mal mortel à brève échéance, un cancer de la partie moyenne du rectum qui provoque déjà des accidents insupportables : des douleurs dans la région lombaire avec irradiation vers la racine des cuisses, et de fausses envies d'aller à la garde-robe ; ces épreintes se produisent plusieurs fois par jour et les efforts les plus violents n'aboutissent qu'à l'expulsion de quelques scybales, enrobées d'un mucus jaunâtre. Ces accidents s'accompagnent d'assez vives souffrances pour que la malade implore un rapide soulagement.

Nous ne pouvons songer à extirper ce cancer : il siège, avons-nous dit, à la partie moyenne du rectum ; lorsqu'on pratique le toucher, on trouve le trajet sphinctérien et l'ampoule en parfait état ; la muqueuse y est souple et mobile ; mais à une hauteur de 7 centimètres, on rencontre des végétations polypiformes, des excroissances nombreuses d'une longueur de près de 1 centimètre ; elles sont molles, légèrement saignantes et s'implantent sur des tissus à parois rigides. Seulement un peu au-dessus, le doigt heurte une masse du volume d'une orange, dure, irrégulière, mamelonnée ; elle adhère au sacrum, englobe l'intestin ou le refoule, et s'avance vers la matrice qu'il soulève, en effaçant le cul-de-sac postérieur du vagin.

Il est difficile de retrouver le trajet du rectum au milieu de ce néoplasme ; on contourne bien sa masse et la pulpe du doigt s'engage dans une sorte d'infundibulum à parois inégales et résistantes ; mais l'étroitesse en est déjà telle qu'on se demande comment les matières fécales durcies peuvent passer au travers et comment la malade n'a pas à nous raconter les graves épisodes d'une ou de plusieurs obstructions intestinales. Malgré ses lamentations, justifiées par la répétition de ces douloureuses épreintes, nous sommes étonné que des lésions aussi étendues n'aient point encore produit d'accidents plus redoutables.

Quoi qu'il en soit, un tel cancer ne saurait être extirpé. Il est adhérent à l'os, peut-être à l'utérus ; ses limites supérieures sont indéterminées, mais, à coup sûr, elles dépassent la portion du rectum enveloppée par le péritoine ; une opération, pour être radicale, nécessiterait un délabrement énorme, dont on ne saurait au préalable mesurer l'étendue ; la résection du sacrum, l'ouverture de la séreuse abdominale, l'ablation d'une partie du vagin et même de l'utérus ne suffiraient peut-être pas, et nous n'affirmerions pas que quelques ganglions lombaires engorgés ne restassent au fond de cette brèche presque invraisemblable. En France, nous ne nous livrons pas encore à ces débauches chirurgicales, et lorsqu'un cancer n'est pas mobile, à limites précises, bien circonscrit à la région anale et ampullaire, nous laissons l'intervention dite curative pour nous en tenir aux opérations palliatives.

Celles-ci sont au nombre de deux : la rectotomie linéaire de Verneuil et la création d'un anus artificiel. La rectotomie consiste à inciser le rectum en arrière, à fendre le cancer dans toute sa hauteur; le rétrécissement que forment les parois épaissies et rigides, se trouve ainsi largement ouvert, et les matières fécales s'écoulent sans peine au dehors ; aussi, après cette opération simple et sans gravité, voit-on disparaître les fausses envies, les épreintes douloureuses, ces crises toujours instantes qui rendent la vie intolérable à ceux qui sont atteints de cette redoutable maladie. Mais nous faisons deux objections à ce mode de traitement; l'une, d'ordre général, c'est que le cancer continue à progresser et que le rétrécissement se reproduit assez vite au-dessus de la section; l'autre, particulière à notre pauvre concierge, c'est que sa tumeur occupe un siège trop élevé ; on ne peut fendre la partie du rectum protégée par les vertèbres sacrées.

Il ne nous reste donc qu'une ressource : l'anus artificiel ; ce n'est pas d'ailleurs la plus mauvaise, et les avantages de cette opération palliative sont tels que la plupart des chirurgiens anglais la préfèrent non seulement à la rectotomie, mais même à une extirpation dans des conditions favorables; ils prétendent que la survie est aussi considérable et que les risques à courir sont moindres. En général les douleurs cessent après son établissement; les fausses envies, le ténesme, les dangers d'une obstruction toujours croissante sont conjurés, et la tumeur, que ne heurte plus le bol fécal et que n'étreignent plus les contractions incessantes des tuniques musculaires irritées, ne s'accroît plus qu'insensiblement. Nous allons donc, chez notre malade, pratiquer un anus artificiel.

Mais il en est de deux sortes : l'anus peut être ouvert dans la fosse iliaque gauche et s'aboucher dans l'S iliaque, ou bien dans la région lombaire du même côté et pénétrer dans le colon descendant ; le premier s'appelle l'anus de Littre et l'autre l'anus de Callisen ou d'Amussat, du nom des chirurgiens qui les ont imaginés ; chacun a ses défenseurs ; en Angleterre, on était, récemment encore, partisan de l'anus lombaire ; en France, au contraire, il y a partage ; tandis que Fochier, Labbé, Mollière, Tillaux, Peyrot et surtout Trélat préconisent hautement la supériorité de l'anus lombaire, Rochard, Huguier, Richet et surtout Verneuil tiennent pour l'anus de Littre. Telle est aussi ma conviction que je vais essayer de vous faire partager, en reprenant les raisons que mon maître Verneuil et moi avons exposées au premier congrès français de chirurgie.

Les partisans de la colotomie lombaire invoquent en faveur de cette opération cinq arguments d'importance inégale : 1° l'anus d'Amussat situé en arrière, comme l'anus normal, constituerait une infirmité moins dégoûtante et mieux tolérée par les malades ; 2° il serait moins exposé au renversement de la muqueuse et au rétrécissement consécutifs ; 3° la courbure brusque imprimée à l'intestin pour l'amener à fleur de peau, à tra-

vers l'épaisseur des téguments incisés, entraîne la formation d'un éperon saillant qui conduit le bol fécal au
dehors et empêche son passage du bout supérieur dans
l'inférieur ; 4° le colon descendant, appliqué contre la
paroi postérieure de l'abdomen par la lame péritonéale
qui passe au-devant, est plus fixe que l'S iliaque, mobile,
grâce à son méso et facilement déplacée ; 5° enfin, le péritoine, ouvert dans l'anus inguinal, est respecté par la
colotomie lombaire, de ce fait, beaucoup moins dangereuse.

Nous ne nous arrêterons pas sur le premier de ces
arguments ; l'anus artificiel n'est pas mieux toléré dans
la région lombaire qu'au-dessus de l'arcade crurale.
Certainement on nous parle d'un gentleman qui, après
sa selle matinale, oblitérait son anus d'Amussat par
un appareil léger, et, poudré, parfumé, irréprochable
dans sa tenue correcte, allait au bal comme devant ;
Bridge de New-York a publié l'histoire d'une prostituée,
qui, malgré son anus artificiel lombaire, put continuer
l'exercice de son métier. Mais l'anus inguinal nous offre
un contingent de faits semblables ; il n'a pas empêché
quelques femmes de se marier et de remplir leurs devoirs
conjugaux jusques et y compris la mise au monde d'enfants bien conformés ; l'opérée de Miriel prenait une
part active à toutes les fêtes où rien ne pouvait faire
soupçonner son infirmité.

L'accord, du reste, semble se faire sur ce point, en
dépit des plaisanteries de Malgaigne, et Trélat est un
des seuls qui considèrent comme un avantage, pour
l'anus d'Amussat, sa position dissimulée « à la face postérieure du corps ». Daniel Mollière, lui-même, si chaud

partisan de la colotomie lombaire, met à l'actif de sa rivale sa position antérieure dans le champ de la vision du malade et sous ses mains, pour ainsi dire, ce qui rend plus facile une propreté minutieuse. Nous avons vu, avec Verneuil, une dame jeune et qui n'a renoncé à aucune vanité du monde ; c'est en s'appuyant sur les considérations précédentes qu'elle réclamait l'ouverture d'un anus projeté, en avant, dans la région inguinale. On le voit, nous n'acceptons pas le premier argument invoqué par les défenseurs de la colotomie lombaire ; nous le retournons même contre eux, et, toutes choses égales d'ailleurs, nous préférons à l'anus d'Amussat, l'anus de Littre placé sous les yeux et sous les mains de l'opéré.

Le renversement de la muqueuse intestinale, sa hernie au travers de l'orifice artificiel, ne nous paraissent pas un argument sérieux, car cet accident n'est pas moins rare dans les anus d'Amussat que dans celui de Littre. Il est même piquant de voir les chirurgiens qui ont pratiqué la seule colotomie lombaire, déclarer la procidence de la muqueuse moins abondante dans la colotomie iliaque, dont les partisans, rendant politesse pour politesse, proclament avec Rochard et Giraldès que, dans l'anus d'Amussat, le renversement serait moindre. La lecture des observations nous laisse perplexe : dans plusieurs cas de colotomie lombaire, Curling signale « ce prolapsus considérable », Walter Bryant a vu un renversement tel que la réduction dut être pratiquée sous le chloroforme ; chez un opéré de Maisonneuve, chez ceux d'Allingham, la procidence est aussi fort grande. D'autre part, dans les cinq observations d'anus inguinal de Rochard, la hernie est constante ; elle l'est aussi dans nos faits personnels.

Ce renversement n'est pas, en effet, sous la dépendance de la région et l'aine n'y prédispose pas plus que les lombes ; il tient à l'étendue de l'orifice artificiel, et plus l'anus est large, plus probable sera la procidence : elle nous a paru médiocre, bien que nous en ayons observé un cas fort marqué chez les opérés de M. Trélat, dont l'incision intestinale, délicatement suturée, atteint à peine 3 centimètres. Chez un de nos malades, quelques jours après l'ouverture d'un anus inguinal, il se fit un renversement muqueux du volume d'une pomme d'api ; l'orifice se rétrécit bientôt graduellement et l'on vit la procidence s'atténuer peu à peu. Segond nous fournit un cas plus concluant encore : l'anus artificiel de son opérée se rétracte et le renversement primitif disparaît pour se montrer de nouveau, dès que la dilatation qu'on exerce dépasse certaines limites. La malade sait très bien, à cette heure, le degré d'ouverture qu'elle ne peut impunément franchir.

Le rétrécissement est, comme la procidence, indépendant de la région ; il n'est pas plus fréquent dans l'anus iliaque que dans l'anus lombaire. Au premier abord, cette coarctation de l'anus artificiel semble paradoxale et l'on nous avait appris qu'un orifice formé par l'affrontement régulier d'une muqueuse et de la peau ne subit pas de rétraction cicatricielle ; mais la règle n'est pas sans exception et le rétrécissement peut aller jusqu'à l'occlusion presque complète. Renault de Joinville, Nélaton, Curling, Richet, ont vu de ces cas ; il n'est guère

de colotomiste qui n'ait eu à lutter contre la rétraction
inodulaire provoquée sans doute par une inflammation
interstitielle des couches aponévrotiques et musculeuses
interposées à la peau et à la séreuse. Le rétrécissement
progressif a parfois été si rebelle qu'il a fallu une nouvelle incision, comme le démontrent trois des observations de Verneuil. L'usage du petit spéculum imaginé
par Segond palliera cet inconvénient, d'autant plus délicat à combattre que le chirurgien louvoie entre deux
écueils : ouverture intestinale trop étroite, issue difficile
des matières fécales ; — ouverture trop large, prolapsus
énorme de la muqueuse.

Le troisième argument, la saillie que présente l'éperon dans la colotomie lombaire, a pour nous une haute
valeur. Cet éperon, en effet, arrête les matières fécales,
les dirige vers l'anus artificiel et s'oppose à ce qu'elles
s'engagent dans le bout inférieur, où leur accumulation
provoquerait une distension souvent dangereuse pour
les organes voisins, une douleur très vive, des épreintes,
de la rectite, des ruptures intestinales, des suppurations
diffuses et des péritonites mortelles. Nous avons trouvé,
dans les recueils, nombre d'observations de ce genre.
N'est-il pas, d'ailleurs, certains cas où la colotomie
serait vaine si elle ne dérivait vers l'anus artificiel la
totalité des matières fécales? En 1886, Holmes a eu
l'idée d'ouvrir le gros intestin au-dessus des fistules
qui font communiquer la vessie d'une part, et, de
l'autre, l'S iliaque et le rectum. Depuis cette époque, une
vingtaine d'opérations semblables ont été pratiquées
pour pallier cette redoutable affection. Le passage des

matières fécales dans le réservoir urinaire provoque des douleurs très vives, des cystites rebelles et des néphrites graves. Eh bien, dans ces cas de fistules vésico-intestinales, la colotomie lombaire paraît supérieure parce qu'elle crée un éperon, absent dans l'anus de Littre.

Nous passerions condamnation et, dans les cas de fistules vésico-rectales l'anus lombaire serait, pour nous, le procédé de choix, si ce fameux éperon ne nous paraissait par trop insuffisant : Curling et Duménil lui-même, ont vu les matières fécales le franchir et arriver jusqu'à la vessie. On ne saurait faire fonds sur lui et, depuis longtemps, les chirurgiens cherchent un moyen plus sûr pour éviter le passage des matières fécales dans le bout inférieur. Madelung coupe l'intestin en travers, fixe le segment supérieur à la paroi abdominale et rentre dans le ventre le bout inférieur oblitéré par une suture. Mais les sécrétions glandulaires s'accumulent alors entre la suture et l'obstacle rectal; les distensions, les inflammations diffuses, les ruptures sont imminentes; cette pratique a été éphémère.

Le procédé de Verneuil ne présente pas cet inconvénient, et l'efficacité en est incontestable : il consiste à attirer à l'extérieur une anse intestinale dont les deux bouts sont parallèles et accolés dans leur trajet à travers l'incision de la paroi, comme le double canon d'un fusil; l'éperon est à son maximum et il n'y a pas à craindre la pénétration des matières du segment stomacal dans le segment rectal. Verneuil suture les deux bouts et incise la convexité de l'anse, lorsque le dernier fil est placé; Maydl à Vienne, Colley en Angleterre, maintiennent l'anse par un faisceau de fils ou une bandelette iodoformée, passée à travers le mésentère ; ils n'ouvrent l'S iliaque qu'au bout de cinq ou six jours, lorsque les adhérences entre le colon et la paroi abdominale sont assez solides ; c'est à cette pratique que nous comptons avoir recours chez notre malade.

Ce procédé pourrait s'appliquer sans doute à la région lombaire, mais il ne saurait y être plus simple qu'au pli de l'aine. Nous y avons eu recours dans nos dernières colotomies : jamais opération ne fut plus facile. Maydl nous écrivait, il y a deux ans, l'avoir déjà pratiquée vingt fois sans la moindre difficulté. Aussi dirons-nous comme conclusion : l'éperon de l'anus d'Amussat n'est pas suffisant pour empêcher le passage des matières intestinales du bout supérieur dans l'inférieur ; on évitera cet inconvénient grave par le procédé qui juxtapose deux orifices, l'un supérieur, par où s'écoule la totalité des matières fécales ; l'autre inférieur, qui permet l'issue des sécrétions muqueuses, et dont le lavage peut être pratiqué au besoin.

Le quatrième argument, la plus grande fixité du colon descendant, qu'applique contre la paroi postérieure de l'abdomen la lame péritonéale, a été souvent invoqué par les partisans de l'anus d'Amussat, et ils opposent la position immuable du colon en une région profonde sans doute, mais qu'un chirurgien exercé saura toujours atteindre, à la mobilité de l'S iliaque flottant, pour ainsi dire, du flanc gauche au flanc droit, grâce à la laxité de son repli séreux. Huguier, dans une discussion célèbre à l'Académie de médecine, avait même affirmé que, pour ouvrir un anus artificiel sur l'S iliaque, le mieux serait peut-être d'inciser la région inguinale droite chez les enfants, et beaucoup ajoutaient que, chez les adultes, la sécurité de l'opérateur était aussi précaire.

Les recherches de Bourcart, de Curling et de Giraldès, ont fait justice des assertions d'Huguier, véritable erreur anatomique : Giraldès, sur cent trente-quatre autopsies d'enfants nouveau-nés, a trouvé cent quatorze fois l'S iliaque à gauche ; Curling, quatre-vingt-cinq fois sur cent ; Bourcart, cent dix-sept fois sur cent cinquante, et, fait encore plus important pour nous, Giraldès a constaté, sur un relevé de cinquante opérations de Littre, que l'S iliaque a toujours été rencontrée à gauche par le chirurgien. D'autre part, le colon descendant, que l'on déclarait si fixe, est au contraire difficilement atteint. Curling nous dit que, sur vingt cadavres de nouveau-nés, huit fois le colon a été saisi aisément, mais six fois le péritoine fut ouvert, et, dans le reste des cas, la profondeur de la plaie, la rétraction de l'intestin et le volume de la glande rénale rendirent l'opération très laborieuse. Aussi cet apôtre convaincu de l'anus d'Amussat avoue-t-il que, dans le jeune âge, les anomalies de position « sont plus fréquentes aux lombes qu'à l'aine », et il proclame l'incontestable supériorité de l'anus inguinal chez les enfants.

Nous concluons de même pour les adultes, et avec les mêmes arguments. M. Trélat a communiqué au congrès de Copenhague un remarquable mémoire où il nous dit que, sur sept colotomies lombaires, deux fois il ne put ouvrir le colon, une première fois, vide, rétracté, caché par le bord externe du rein et recouvert par une anse

dilatée de l'intestin grêle ; une seconde fois, déplacé par
ce même intestin grêle qui s'était substitué à lui : « il
aurait fallu traverser l'intestin grêle pour atteindre le
gros intestin ». Ces deux opérés moururent, tandis que,
des cinq autres, aucun ne succomba du fait de l'intervention et quatre en bénéficièrent largement.

Voilà donc que, chez l'adulte, deux fois sur sept, des
conditions anatomiques particulières ont déjoué la sagacité du plus habile opérateur ! Et il ne s'agit pas d'une
exception, d'une série malheureuse ; les auteurs, si peu
empressés, cependant, à publier leurs erreurs, nous fournissent çà et là quelques instructives confessions : Curling insiste sur les grandes difficultés qu'il a éprouvées
souvent pour rencontrer l'intestin, surtout chez les gens
gras ; certain chirurgien, ajoute-t-il, « abandonna l'opération sans avoir pu trouver le colon, malgré les plus
persévérants efforts ». Il connaît en outre deux cas dans
lesquels des chirurgiens d'hôpitaux ont ouvert l'intestin grêle au lieu du colon ; pareille mésaventure
faillit lui arriver. Mason a incisé le jejunum qui occupait la place du colon descendant vide et rétracté ;
deux fois Lockwood ne put atteindre le gros intestin ;
l'examen nécropsique, pratiqué dans un de ces faits,
démontra l'existence d'une anomalie de position ; Smith
essuya une déconvenue pareille.

Nous pourrions multiplier les exemples ; encore
croyons-nous que la plupart des cas où l'intestin grêle
a été ouvert au lieu du colon, sont ignorés même de ceux
qui ont commis la méprise : l'autopsie n'est pas toujours
faite, et elle seule démontrerait que l'anus artificiel ne
s'abouche pas dans le gros intestin. Aussi, jusqu'à plus

ample informé, pensons-nous qu'il faut attribuer plusieurs des cas de mort rapide, observés dans la colotomie lombaire, à l'incision inconsciente de l'intestin grêle. M. Trélat, en effet, nous a prouvé la gravité extrême de ces opérations irrégulières; leur sombre pronostic le frappe à ce point qu'il nous dit : « Si les chances de rencontrer des dispositions anormales sont plus grandes dans la colotomie lombaire que dans l'inguinale... celle-ci aurait conquis une notable avance. » Pour nous, la démonstration en est déjà faite.

Nous avons lu, en effet, un très grand nombre d'observations de colotomies inguinales; nous avons consulté ceux qui la pratiquent, et, sauf dans un cas où Robert, cherchant en vain l'S iliaque, aurait été forcé de fixer une anse d'intestin grêle pour ne pas prolonger l'opération, nous voyons que toujours le gros intestin a été facilement saisi à sa place normale. Nos colotomies sont déjà nombreuses, et jamais l'S iliaque ne s'est dérobée; Maydl et le professeur Albert ont été aussi heureux dans leurs vingt opérations; Richet, Duret, Miriel, Rochard, Labbé, Duménil, Guyon, Curling, Segond, insistent tous sur la simplicité du manuel opératoire. Entre les lèvres de l'incision parallèle à l'arcade de Fallope, une anse se présente ; si elle est rose, bien calibrée, régulière, on la refoule en haut du bout du doigt ; il s'agit de l'intestin grêle et l'on cherche au-dessous le gros intestin que l'on reconnaît aux matières dures qu'il renferme parfois, à ses bandes longitudinales, et surtout à ses franges graisseuses, à ses appendices épiploïques, le plus précieux des points de repère.

Reste le dernier argument, celui qui a rallié à la colotomie lombaire le plus grand nombre de ses adeptes.
L'anus d'Amussat n'ouvre pas le péritoine ; aussi serait-
il d'un pronostic moins redoutable que l'anus de Littre,
toujours intrapéritonéal. Nous pourrions contester la
première partie de la proposition : il existe souvent des
anomalies, et nous savons déjà que Callisen et Duret,
dans leurs expériences sur le cadavre, Allingham, Curling, Bryant, Mason, Amussat et Trélat ont, une ou plusieurs fois chacun, intéressé la séreuse. Mais quand
même la colotomie lombaire serait toujours régulière et
le péritoine respecté, l'argument est devenu sans valeur ;
toute la chirurgie abdominale contemporaine ne pro-
clame-t-elle pas l'innocuité de l'incision du péritoine?
Aussi lorsque Curling, Allingham et Daniel Mollière
remarquent que la colotomie lombaire ne s'est montrée
dangereuse que lorsque la séreuse a été ouverte, nous
répondrons avec Trélat : « C'est que justement, dans ces
cas, votre opération a été longue, hésitante, irrégulière,
et vous avez peut-être placé l'anus sur l'intestin grêle. »
Voyons d'ailleurs ce que disent les statistiques sur la
léthalité respective des deux colotomies. Nous n'y trouvons pas la confirmation des assertions anglaises souvent reproduites en France, que l'anus d'Amussat est
moins grave. Les relevés de Peyrot, ceux de Van Ercke-
lens qui portent sur deux cent soixante-deux cas, les
compilations patientes de L.-H. Petit, prouvent que dans
les deux opérations la mortalité est sensiblement la
même. Ainsi, pour ne parler que de la taille intestinale
dans les cas de cancer ano-rectal, le nombre des morts
serait de 30 p. 100, aussi bien dans la colotomie lom-

baire que dans la colotomie inguinale. Encore ne nous y trompons pas : ces statistiques sont entachées d'un vice irrémédiable au détriment de l'anus iliaque, et ce point mérite de nous arrêter, car il est certainement la cause de la défaveur qui a pesé sur l'anus de Littre.

Anus de Littre, anus inguinal, anus iliaque, ces expressions synonymes signifient, pour nous, anus ouvert dans le gros intestin au niveau de l'S iliaque. Malheureusement une confusion s'est produite, et la plupart des auteurs visent, non l'intestin, mais la région de l'abdomen; l'anus inguinal, l'anus iliaque est l'anus ouvert dans la région inguinale, sur la fosse iliaque, qu'on y saisisse l'intestin grêle ou le gros intestin, et la colotomie proprement dite n'est plus distinguée de l'entérotomie de Nélaton. Le parallèle tracé par M. Trélat, entre les deux anus artificiels rivaux, porte la trace évidente de cette confusion; Daniel Mollière l'évite si peu, qu'à l'article *Colotomie inguinale* il reproduit le procédé de Nélaton : « La paroi abdominale, nous dit-il, est incisée *à droite* ou *à gauche...* » Enfin, Peyrot et L. H. Petit qui, dans leurs relevés, auraient voulu écarter cette cause d'erreur, n'ont pu trouver, dans les observations, les éléments d'un départ entre la colotomie et l'entérotomie iliaques. Leur statistique groupe, dans une même colonne, l'ouverture du gros intestin et de l'intestin grêle au-dessus du ligament de Fallope.

Or, nul n'ignore la gravité de l'entérotomie; l'ouverture de l'intestin grêle est infiniment dangereuse; et son pronostic immédiat ou éloigné ne saurait être comparé à celui de l'incision du gros intestin. Il faut que la véritable colotomie iliaque soit une opération bien innocente pour qu'on ait pu charger sa statistique des désastres presque inévitables de l'entérotomie, sans dépasser cependant la léthalité de l'anus lombaire. En compulsant les recueils scientifiques je pourrais déjà vous donner des chiffres importants; j'aime mieux vous fournir une statistique homogène, celle de M. Verneuil et de ses élèves; ses cas réunis aux miens, à ceux de Kirmisson et de Jalaguier se montent à vingt-huit, où on ne compte qu'une mort, soit une léthalité de 3,58 p. 100, léthalité huit fois moins considérable que celle dont on la chargeait autrefois.

Aussi vous dirai-je comme conclusion : la colotomie iliaque doit devenir le procédé de choix, car elle nous donne un anus artificiel mieux placé, d'une gravité moindre et d'une exécution plus facile et plus sûre.

L'opération sur la malade qui a provoqué cette clinique a été pratiquée le 26 avril; l'incision, située à trois travers de doigt au-dessus de l'arcade de Fallope, mesurait 6 centimètres environ; la peau a été coupée, puis une couche épaisse de graisse, puis les muscles; le péritoine, sous lequel transparaît l'intestin, est ouvert délicatement, les deux lèvres en sont saisies avec deux pinces à forcipressure et une anse se présente; elle est rose, lisse, régulièrement calibrée; elle n'est donc pas l'S iliaque et nous la refoulons en haut; du bout du doigt nous explorons plus bas et retirons une anse bosselée, grisâtre, à bandes longitudinales visibles et hérissées d'appendices épiploïques; c'est bien la partie que nous cherchons, et nous nous apprêtons à la fixer au dehors.

Au lieu de pratiquer des points de suture, temps long et délicat, nous avons maintenu l'anse en passant au travers du mésentère une mèche aseptique, une lanière de tarlatane iodoformée saisie par une pince à forcipressure dont les deux mors serrés ont, par une pression énergique, déchiré le mésentère au-dessous de l'intestin. Puis, avec du collodion iodoformé, les deux extrémités libres de la lanière ont été collées sur la peau abdominale : l'anse se trouvait ainsi solidement fixée et ne pouvait plus rentrer dans le ventre. Elle fut alors recouverte de ouate hydrophile maintenue par une ceinture peu serrée.

Le sixième jour seulement nous avons incisé au thermocautère la convexité de l'anus; le huitième jour, comptant sur des adhérences péritonéales suffisantes, nous avons enlevé la lanière de tarlatane iodoformée, nous n'avions pas tort, car l'intestin n'a pas bougé; le douzième jour, la malade est allée fort abondamment à la garde-robe par son anus artificiel, dont les bords exubérants se sont peu à peu affaissés. Au bout d'un mois, lorsque nous l'avons montré au professeur Trélat, il était à fleur de peau, sans saillie anormale, sans prolapsus de la muqueuse; son orifice, qui mesurait 2 centimètres environ, permettait le passage facile des matières fécales. C'est certainement l'anus artificiel le plus régulier que j'aie jamais vu.

Mais, chose singulière, après la fixation de l'anse au dehors, les fausses envies, les épreintes, les douleurs ont cessé, bien que l'intestin n'ait point encore été ouvert : les matières fécales et les gaz distendaient comme devant la cavité abdominale, et cependant tous les phé-

nomènes attribués à l'obstruction avaient disparu ; il y
a là un problème dont la physiologie ne nous a pas encore donné une solution satisfaisante.

Depuis le jour où j'ai fait cette clinique, la question
a marché, et l'on peut dire que mon maître Verneuil et
moi avons cause gagnée : la presque totalité des colotomies pratiquées dans ces derniers temps sont des
colotomies inguinales ; la plupart des membres de
l'Association britannique s'en sont déclarés partisans, et
nous croyons que M. Trélat lui-même, qui vient d'avoir
recours trois fois à cette opération, pense, tout en présentant quelques réserves d'ordre secondaire, que « l'a-
venir est à l'anus iliaque ».

VII

Traitement des kystes hydatiques du foie.

Messieurs,

Au numéro 10 de la salle Saint-Landry est couché un infirmier âgé de trente ans, que j'ai opéré, sous vos yeux, d'un kyste hydatique du foie; j'en profite pour vous parler du traitement de cette affection. La question, du reste, est à l'ordre du jour; la Société de chirurgie lui a consacré plusieurs séances, et depuis le mois de janvier 1885, époque où notre collègue Terrier, a, le premier parmi nous, extirpé un kyste hydatique du foie, les opérations de ce genre se sont multipliées : Richelot, Lucas-Championnière, Segond, Monod, Poulet, nous-même, avons eu recours à ce mode d'intervention, et les succès sont assez brillants pour que l'on se demande déjà si la nouvelle méthode n'a pas définitivement triomphé des anciennes.

Vous connaissez la thérapeutique usuelle des tumeurs hydatiques du foie : avec l'aiguille et le trocart aspirateur on ponctionne, à travers la paroi abdominale, le point le plus saillant du kyste; le liquide évacué et la canule retirée, on enveloppe de ouate le ventre exactement comprimé par une bande de flanelle; deux ou trois jours d'immobilité suffisent, et parfois cette intervention si

simple assure la guérison, prouvée jusqu'à l'évidence
par les observations de Boinet, de Frerichs, d'Heurtaux,
de Jaccoud, de Lancereaux, de Moutard-Martin et de
Gubler, pour ne citer que celles-là. Mais n'oublions pas
qu'une pareille guérison est exceptionnelle : le plus
souvent, de nouvelles ponctions sont nécessaires. On les
répétait d'habitude tant que le liquide contenu dans le
kyste restait limpide; un nouveau mode d'intervention
s'imposait lorsqu'il se troublait et devenait purulent.

N'oubliez pas cependant que les fanatiques de la méthode préconisaient la ponction, même lorsque la suppuration s'était établie déjà; les observations ne sont pas
rares où huit, dix, douze aspirations ont été pratiquées,
jusqu'à ce que survinssent l'affaissement et la disparition totale du kyste. Dieulafoy nous parle d'un malade
chez qui le trocart fut enfoncé plus de trois cents fois.
Tout est bien qui finit bien. Mais il faut savoir que ces
interventions multipliées ne sont pas à l'abri de tout
péril; il n'est point rare, à la suite de la ponction, de voir
éclater des symptômes alarmants, une douleur vive dans
l'hypocondre, du tympanisme, des vomissements, de
la fièvre et tous les signes d'une péritonite localisée.
D'habitude, cet appareil se calme bientôt et se juge par
une urticaire; il n'est guère de médecin qui n'ait observé
cette singulière éruption quelques heures après l'aspiration dans un kyste hydatique du foie.

Il est des cas plus graves : une véritable péritonite peut
éclater; les observations n'en sont malheureusement pas
exceptionnelles, et l'on aurait à en citer d'autres que le
fait partout rapporté de Moissenet, qui vit son opéré
mourir dix-huit heures après la ponction. Nous nous

rappelons la fille d'un vétérinaire d'Eure-et-Loir, entrée
à la maison Dubois pour un kyste hydatique; nous pratiquâmes une première aspiration fort bien tolérée
malgré une éruption confluente d'urticaire. Trois mois
après, la poche s'étant de nouveau remplie, la malade
rentre à Saint-Louis, où l'un de nos collègues pratique
une aspiration nouvelle, malheureuse celle-là, car, nous
a-t-on dit, l'opérée succombait, au bout de quarante-huit
heures, à une péritonite suraiguë.

Une statistique anglaise déjà ancienne, citée par
Desnos et reproduite par Rendu, ne nous dit-elle pas,
d'ailleurs, que la mortalité atteindrait 15 pour 100 dans
le traitement des kystes hydatiques par la méthode des
ponctions capillaires? Ce chiffre est considérable et nous
voudrions, pour nous l'expliquer, lire les observations :
il est probable que, dans nombre de cas, la mort est
due non à la ponction ou aux ponctions, mais aux progrès de la tumeur que l'intervention n'a pas enrayés.
Aussi, pour résumer notre pensée, dirons-nous que la
ponction capillaire est trop simple pour être délaissée :
tout kyste hydatique doit être ponctionné une fois. Lorsqu'on y met tous les soins voulus, selon les préceptes
de l'antisepsie, lorsqu'on immobilise l'abdomen par une
compression méthodique, la ponction est innocente et,
dans quelques cas, aussi heureux que rares, elle amène
la guérison ; du moins elle aura affirmé le diagnostic,
et c'est par elle qu'on préludera au traitement ultérieur.

S'il y a récidive, si le liquide se reproduit, si surtout
il se transforme et devient purulent, une thérapeutique
plus active est nécessaire. Jusqu'à ces derniers temps on

avait recours aux ponctions avec le gros trocart ou à l'ouverture de la poche kystique par la méthode de Récamier. Celle-ci consiste, on le sait, en applications successives, au point où la tumeur saille le plus sous les téguments, d'un caustique, la pâte de Canquoin, qui tend à détruire la peau, les muscles sous-jacents, et à déterminer des adhérences entre les deux feuillets du péritoine. Grâce à ces adhérences, le kyste est ouvert, soit au bistouri, soit lorsque se détachent les escarres, et le liquide s'écoule au dehors sans effusion dans la séreuse abdominale.

Nous n'insistons pas sur cette méthode quoiqu'elle ait déjà un long passé; elle est douloureuse, lente, infidèle, et provoque une notable mortalité. Dans le tableau dressé par Hauxley, les décès s'élevaient à 36 p. 100, l'emportant de dix unités sur les procédés les plus meurtriers; il y a là, je le sais, exagération manifeste : des statistiques moins mauvaises ont été publiées; mais il faudrait qu'elles fussent meilleures encore pour qu'on en revînt à ce procédé, où l'on n'est jamais sûr de provoquer les adhérences désirées, et où l'on a toujours à craindre la rupture spontanée du kyste, avant qu'on ait obtenu les conditions opportunes pour l'opération.

La ponction avec le gros trocart compte de nombreux partisans; elle a d'ailleurs des parrains de marque : Jobert de Lamballe, Boinet, Verneuil qui a perfectionné la méthode et lui a assuré une longue suprématie. Le procédé consiste à plonger, dans le point le plus convexe de la tumeur, un gros trocart qui évacue le liquide et les débris des vésicules; lorsque la cavité est vide, on introduit à frottement, dans la canule, une sonde en caoutchouc rouge qui reste dans le kyste tandis qu'on retire la canule ; les exsudations de la poche, les hydatides, la bile et le pus ont ainsi un écoulement facile et toujours assuré.

D'ailleurs, sur le pourtour de cette sonde, les deux feuillets du péritoine irrité adhèrent bientôt ; si donc on ne trouvait pas assez large l'orifice d'écoulement, on pourrait, au bout de plusieurs jours, retirer la sonde et dilater l'ouverture avec une éponge préparée. On a mieux fait, on a plongé, non pas un, mais deux trocarts de façon que les deux sondes, distantes de 3 centimètres environ, drainent la tumeur ; trois ou quatre jours après cette double ponction, on peut retirer les sondes et inciser la portion intermédiaire aux deux trajets ; l'ouverture unique, large maintenant de 4 à 5 centimètres, permettra la détersion minutieuse, le lavage facile de la cavité kystique.

La méthode du gros trocart a fait ses preuves : nous avons vu trois succès et pas un revers pendant notre année d'internat à la clinique de la Pitié ; des statistiques importantes ont été publiées ; Rendu nous donne celle de Hauxley, qui date déjà de 1866 et où, sur 30 cas, on compte 27 guérisons. Les médecins irlandais, qui ont aussi recours à la sonde à demeure, ont des résultats à peu près identiques, et leurs succès se chiffrent par une moyenne de 70 p. 100. Mais n'oublions pas que cette opération a aussi ses dangers ; la péritonite est ici bien plus à redouter que dans les ponctions capillaires ; le tissu hépatique, traversé par le trocart, ne s'applique pas toujours étroitement sur la sonde en caoutchouc, moins large que la canule qu'elle remplace, et le liquide peut s'écouler dans la séreuse.

Aussi n'est-il pas étonnant que les chirurgiens contemporains aient recherché, sous le couvert de l'antisepsie, s'il n'y aurait pas mieux à faire : une méthode nouvelle tend à déposséder les procédés que nous venons de passer en revue; elle consiste dans l'incision franche et large, au-dessus du kyste, de la paroi abdominale jusques et y compris le péritoine pariétal; ici le mode d'intervention varie. Les uns, comme Volkmann, précédé d'ailleurs par Récamier, s'arrêtent lorsqu'ils ont atteint le foie et attendent, avant d'ouvrir le foyer des hydatides, que les adhérences se fassent entre les lèvres de la plaie abdominale et les surfaces de la glande; on plonge le bistouri dans la poche quand les deux feuillets de la séreuse, intimement unis, s'opposent à l'effusion du liquide dans le péritoine. Les autres, plus hardis encore, ouvrent immédiatement le kyste : la poche est mise à nu; ils en incisent les parois dont ils suturent les deux lèvres aux lèvres de la plaie abdominale, créant ainsi une cavité largement ouverte à l'extérieur.

Nous ne parlerons pas du premier procédé, — procédé Récamier-Volkmann — ces opérations en deux temps sont en général peu goûtées, et, de fait, nous ne trouvons guère de cas où l'on ait eu recours à ce mode d'incision : disons toutefois que les résultats n'en ont pas été mauvais; même la mortalité serait moindre que dans la méthode de Lindemann et Landau, dont nous allons nous occuper. Celle-ci a conquis de nombreux adeptes; les observations se multiplient et M. Braine a pu déjà, avec les matériaux recueillis en France, édifier une remarquable thèse inaugurale. Voyons donc les ressources que nous fournit cette méthode.

Mais n'oublions pas que ces kystes hydatiques ayant de nombreuses variétés cliniques, le mode d'intervention que nécessite chaque cas peut sensiblement différer. Tantôt les tumeurs se développent dans la région postéro-supérieure, sous le diaphragme qu'elles refoulent en empiétant dans la cavité pleurale correspondante ; tantôt elles naissent dans la région antérieure du foie et proéminent en avant au niveau de l'hypocondre ; tantôt enfin elles siègent dans l'épaisseur même de la glande : elles peuvent, alors, être intra-hépatiques en totalité ou en partie. Nous allons montrer les diverses modifications imaginées dans chacun de ces cas par les chirurgiens, en prenant nos exemples parmi les faits publiés par nos collègues de la Société de chirurgie.

Nous serons brefs sur les kystes postéro-supérieurs ; ils sont rares, et le diagnostic en est fort difficile. En Allemagne, où les tumeurs hydatiques sont beaucoup plus fréquentes qu'en France, on a été amené quelquefois à tenter leur ouverture large ou leur extirpation. Israël, cité dans un bon article de Marcel Baudouin, les a attaqués par la voie pleurale ; Landau est arrivé sur eux par la voie abdominale ; mais il faut alors « abaisser le foie, le luxer, pour ainsi dire, en avant et le fixer dans cette nouvelle position par des sutures ; si l'on ne procède pas ainsi, le kyste ne peut être vidé que très incomplètement ». Chez nous, que je sache, cette opération n'a pas été pratiquée.

J'ai observé un cas très remarquable : une jeune fille de dix-huit ans est prise de troubles respiratoires graves, l'on croit à une pleurésie ; au bout de quelque

temps, survient un œdème de la paroi vers la partie inférieure et postérieure de la poitrine ; on incise le dixième
espace intercostal soulevé et rouge ; il s'écoule un flot
de pus, et avec lui des masses d'hydatides. On diagno-
stique alors : kyste du poumon. On draine ; malheureusement le tube tombe dans la poche qui s'oblitère, et l'on
m'amène la jeune fille ; la dixième côte, couverte de sta-
lactites osseux et qui obstruaient l'espace intercostal,
est réséquée ; j'ouvre largement une vaste cavité pleine
de pus ; j'ôte le tube et reconnais le parenchyme glandulaire d'où s'écoula une certaine quantité de bile.
Ici les adhérences du foie au diaphragme, puis les adhérences des deux feuillets de la plèvre avaient rendu
facile l'ouverture du kyste pratiquée d'une façon inconsciente par notre confrère. La jeune malade guérit.

Passons aux kystes plus fréquents, aux antéro-infé-
rieurs, ceux qui se développent dans la cavité abdominale ; ils franchissent parfois l'hypocondre et gagnent
la région ombilicale, les flancs et l'hypogastre ; la
tumeur, plus ou moins mobile dans le ventre, simule un
kyste de l'ovaire, et, de fait, la méprise a été commise
par des cliniciens excellents. Du reste, l'erreur ne sera pas
préjudiciable au malade, car le mode d'intervention est
le même pour les deux genres de tumeurs ; la paroi
abdominale est incisée sur la ligne blanche, le péritoine
est ouvert, on découvre le kyste que l'on ponctionne ;
la poche, vidée, est attirée au dehors et réséquée sur
une étendue plus ou moins grande, suivant que le kyste
est plus ou moins profondément inclus dans le parenchyme hépatique.

Si, en effet, il existait un véritable pédicule, si le kyste, énucléé, pour ainsi dire, faisait saillie dans la cavité abdominale adhérant à la face inférieure du foie par un mince pédicule, on agirait comme dans les kystes ovariques, et le pédicule, bien étreint dans une ligature simple ou double, serait rentré dans le ventre ou maintenu au dehors, entre les deux lèvres de la plaie. Mais, d'ordinaire, la poche adhère largement à la glande d'où elle émerge; on ne saurait l'en détacher sans créer une surface saignante d'une hémostase difficile; aussi se contente-t-on, après avoir excisé la paroi du kyste, de suturer la cupule restante aux lèvres de la plaie abdominale, tout comme dans les ablations incomplètes de tumeurs ovariennes.

La première observation française a trait à un cas de ce genre : une jeune fille de dix-neuf ans, chez laquelle Terrier avait diagnostiqué un kyste dermoïde de l'ovaire, est opérée le 6 janvier 1885; on incise la ligne blanche, on arrive sur la tumeur et l'on reconnaît alors son insertion en haut et à droite sur le foie. La poche est ouverte; il s'en échappe une coque fibrineuse acéphalocytique. La plus grande partie des parois du kyste sont excisées et l'on suture la cupule aux lèvres de l'incision abdominale; après quelques incidents, la guérison absolue est constatée le 20 mai, quatre mois et demi après l'intervention. Au mois de juillet de la même année, opération semblable de Lucas-Championnière; ici on avait cru à une tumeur rénale; il s'agissait d'un kyste hydatique rattaché au bord antérieur du foie par un pédicule de deux travers de doigt; le malade a guéri.

Il peut y avoir des adhérences très étendues entre la

poche kystique et les viscères abdominaux. Dans le cas
de Championnière, le kyste adhérait à la paroi du ventre,
à l'épiploon, à une anse intestinale qu'il fallut dégager
laborieusement; dans une dernière observation de Terrier, les adhérences sont plus étendues encore : adhérence
à la paroi abdominale antérieure, à la vessie, à l'épiploon,
à l'appendice cæcal. La poche était si vaste que l'opérateur ne put se résigner à la laisser béante, et une dissection attentive permit d'en réséquer une partie; les
bords en furent suturés à l'incision médiane : en deux
mois la guérison était obtenue. Même succès dans le cas
de Ch. Monod; il est vrai qu'ici les adhérences étaient
moins nombreuses.

Elles peuvent être si intimes que la dissection en
serait trop laborieuse ou suivie de trop de dangers;
alors on ne disséquera plus les parois du kyste; on l'ouvre
largement et l'on attend sa rétraction graduelle. C'est ce
qu'a fait Richelot : un homme de quarante-six ans est
opéré, le 27 août, pour un kyste du foie dont le diagnostic
avait été assuré par une ponction capillaire; une incision de 10 centimètres sur la ligne blanche, permet d'arriver sur la tumeur, adhérant à la paroi abdominale d'une
façon si intime et si étendue, qu'on ne peut avoir recours
à la dissection; on se borne à faire au kyste une large
incision qui en évacue le contenu; deux mois après
cette intervention, l'opéré quittait l'hôpital; il portait
encore une étroite fistule.

Pour les kystes intra-hépatiques, deux cas se présentent, avons-nous dit : ou la tumeur reste enveloppée
de toutes parts de tissu glandulaire, ou bien elle se dé-

gage en partie, s'énuclée, et un segment du kyste saille en dessus de la paroi abdominale. Dans les deux cas, il est mieux d'inciser, non sur la ligne blanche, mais au point le plus saillant de la tumeur; la section, parallèle au rebord des fausses côtes dont elle reste distante de trois à quatre travers de doigt, mesure de 10 à 15 centimètres, selon le volume du kyste et l'embonpoint du malade; la peau, les muscles, le péritoine pariétal sont coupés et l'on arrive sur la tumeur. Lorsqu'elle est adhérente, on l'ouvre comme un simple abcès, on évacue le liquide et l'on attend la rétraction de la poche.

Elle n'adhère pas : on voit si la tumeur est en partie dégagée du tissu hépatique; dans ce cas, après avoir vidé la poche par ponction avec un gros ou un petit trocart, on incise toute la portion du kyste qui n'est pas comprise dans le parenchyme, ou qui, du moins, en est recouverte d'une si faible épaisseur que sa résection est sans danger. Segond a opéré un cas de ce genre : en juillet 1885, notre collègue, ayant à traiter un kyste hydatique du foie chez un tout jeune homme, fit une incision parallèle aux fausses côtes, mit à nu la tumeur qu'il réséqua en partie, et sutura le reste de la cupule aux deux lèvres de la paroi abdominale; la guérison, retardée par un érysipèle tardif, a été obtenue. Le fait de Poulet a beaucoup d'analogie : même incision abdominale, même excision partielle de la poche et même succès.

Parfois le kyste, malgré un énorme développement, est encore inclus dans la glande qu'il faut traverser pour aborder la tumeur; on ne saurait songer à la résection d'une partie de la poche puisqu'elle est doublée par le foie lui-même. Aussi l'opération rappelle exactement l'ouverture d'un abcès de l'organe. La cavité est incisée au point le plus saillant, le plus tendu, là où le tissu glandulaire présente la moindre épaisseur; le liquide s'évacue; on suture ensuite les lèvres de l'incision hépatique avec celles de l'incision abdominale. Nous avons pratiqué une opération de ce genre le 24 décembre 1885 et je vais vous communiquer cette observation :

Un malade de la clientèle de mon maître, M. Féréol, portait un énorme kyste du foie qui remplissait une partie de l'abdomen; l'état général était des plus mauvais, dyspnée intense, fièvre, sueurs abondantes, gonflement des jambes, bouffissure de la face; on craignait une mort rapide. Une ponction aspiratrice donne issue à un demi-litre de pus, puis le jet s'arrête brusquement; la tumeur, après cette évacuation partielle, ne paraît pas diminuée; aussi décide-t-on une intervention plus radicale.

Nous pratiquons, avec l'aide de nos collègues Féréol et Segond, une incision de 20 centimètres à quatre travers de doigt au-dessous des fausses côtes, et parallèle à leur rebord. Cette incision passe sur le point le plus saillant de la tumeur; le foie est mis à découvert, et l'on retrouve le point où le trocart a pénétré trois jours auparavant; une nouvelle ponction y est faite; l'aiguille traverse une épaisseur de 2 centimètres de tissu hépatique et pénètre dans la poche d'où s'écoule encore un demi-litre de liquide, puis, comme la première fois, le jet se suspend. L'incision cutanée est agrandie en haut, mais le tissu du foie y paraît souple et une ponction ne provoque que l'éruption d'un filet de sang que tarit une éponge ; même incision en bas ; le foie y est plus tendu, et le trocart ne traverse guère qu'un centimètre de tissu pour pénétrer dans une cavité d'où s'écoulent 2 litres de pus ; mais de nouveau le jet s'arrête.

Alors, après avoir difficilement saisi avec une pince le tissu friable du foie, et protégé les parties environnantes et surtout la séreuse abdominale avec des éponges, nous ouvrons largement le kyste à l'endroit même où nous avions enfoncé le trocart ; une irruption se fait d'un pus à odeur infecte, absolument celle d'un chenil mal tenu ; cinq cuvettes en sont remplies, et le contenu total du kyste est évalué à 9 litres. Des aides pressent sur les hypocondres pour empêcher le liquide de pénétrer dans le péritoine. Lorsque le pus est évacué, nous agrandissons l'incision du foie vers le point le plus déclive, et notre incision glandulaire mesure en définitive 10 centimètres. Nous suturons les lèvres correspondantes de l'incision abdominale et de l'incision hépatique.

Nous avons alors un orifice cutané de 12 centimètres environ et qui donne accès dans une vaste poche où la main et une partie de l'avant-bras pénètrent sans en atteindre le fond. Cinq drains en flute de Pan et solidarisés par un fil de métal sont enfoncés dans la poche après un lavage avec la liqueur de van Swieten, qui entraîne avec elle de nombreux débris d'hydatides. Nous recouvrons la plaie de poudre d'iodoforme et de ouate hydrophile maintenue par une bande de flanelle. Les suites de l'opération furent des plus simples ; la température s'abaisse dès le lendemain, l'appétit renaît, les forces reviennent malgré l'écoulement d'énormes quantités de

bile qui inondent les pansements. Pendant quinze jours
environ, des vésicules d'hydatides s'échappent de la
plaie; il n'y a ni pus ni mauvaise odeur; la cavité se
comble, les drains sont refoulés. Au bout de quatre mois
la guérison était complète, et maintenant, plus d'un an
après notre intervention, notre opéré est dans un état
florissant.

Le kyste que j'ai opéré chez notre malade de la salle
Saint-Landry rappelle trait pour trait celui de l'observation précédente; en voici d'ailleurs la rapide histoire :
Au mois d'octobre dernier notre individu vit apparaître, dans l'hypocondre droit, une voussure qui peu à
peu s'est accusée; elle provoquait quelques douleurs, des
élancements qui s'irradiaient dans le dos et jusque dans
l'épaule droite où elles étaient surtout intenses. En
avril, le malade effrayé, par le développement continu de
sa tumeur, entre à l'hôpital.

L'hypocondre est soulevé par une tumeur arrondie
qui mesure 11 centimètres dans le sens vertical et 25
environ dans le sens horizontal; elle s'étend jusqu'à la
ligne blanche; elle est nettement fluctuante, mais on ne
peut y percevoir le frémissement hydatique. Malgré
l'absence de ce signe, le doute n'était pas de mise et nous
avions conclu à l'existence d'un kyste; la ponction avec
l'appareil de Dieulafoy vint confirmer notre diagnostic;
plusieurs litres de liquide limpide furent aspirés; malheureusement la poche ne tarda pas à se remplir de nouveau,
et la laparotomie fut décidée et pratiquée le 4 mars.

A trois travers de doigt au-dessous des fausses côtes
et parallèlement à elles, une incision de 12 centimètres
est faite, qui passe sur le point le plus saillant de la tu-

meur; la peau, les muscles sont coupés : quelques pinces hémostatiques ont facilement raison du médiocre écoulement sanguin; le feuillet péritonéal est soulevé, ouvert, et la face convexe du foie mise à nu; le tissu en semble normal, il est d'un brun violet, et nulle part on n'aperçoit la membrane blanche d'un kyste ; la poche est bien évidemment enfoncée dans le parenchyme glandulaire.

Nous pratiquâmes alors une ponction avec le plus gros trocart de Potain; 300 grammes de liquide coloré en vert s'échappent au dehors et le jet s'arrête brusquement; j'eus le tort de ne pas avoir une plus grosse canule, un trocart à hydrocèle; car le kyste était encore fort distendu, et, lorsque je l'ai largement ouvert au bistouri, nous avons eu beaucoup de peine à protéger la cavité péritonéale ; mes aides refoulaient avec force les parois abdominales contre le foie, et c'est ainsi que nous avons évité un désastre.

Mais, à ce moment, mes craintes étaient telles que je regrettais de n'avoir pas eu recours à la méthode de Récamier et de Volkmann, l'opération en deux temps; si, après notre incision des parois et du péritoine pariétal, nous avions attendu quelques jours sous un pansement antiseptique correct, des adhérences solides se seraient faites et le second temps de l'intervention n'eût plus été qu'un jeu; un coup de bistouri en plein kyste aurait, sans danger d'inondation de la cavité péritonéale, donné issue au liquide et aux hydatides.

Nous avions bien essayé de fixer la poche aux deux angles de la plaie par une suture solide; mais nos pinces dérapaient sur le tissu hépatique; je n'ai pu pratiquer la suture que lorsque la cavité a été vide; nous avons alors, avec l'aiguille d'Emmet, passé six points au fil de soie pour unir le bord supérieur de la plaie hépatique au bord supérieur de la plaie abdominale, et six points semblables pour unir les deux lèvres inférieures corres- pondantes. Ajoutons que les suites de l'opération ont été des plus simples; il n'y a pas eu de fièvre; la cavité s'est comblée; cependant au commencement d'août, presque cinq mois après notre intervention, une fistulette per- siste encore, où le stylet s'enfonce d'un centimètre et demi.

Un tel résultat est de règle; la statistique de Poulet accuse une mortalité d'à peine 6 pour 100; et celle de Braine, beaucoup plus complète, de 7. Aucune autre méthode ne donne une léthalité si faible. Aussi — et telle est notre conclusion — lorsqu'on soupçonne l'exis- tence d'un kyste hydatique du foie, il faut pratiquer la ponction aspiratrice, sans danger pourvu que l'asepsie soit complète; cette ponction assure le diagnostic, et l'on dit qu'elle a suffi plusieurs fois pour amener la guérison. Mais dès que le liquide s'est reproduit, on aura recours à la laparotomie : une incision sur la ligne blanche ou parallèle au rebord des fausses côtes fournira sur la tu- meur des renseignements précis : au chirurgien de ré- gler sa conduite ultérieure d'après la variété du kyste et les conditions anatomiques.

CHAPITRE VI

MALADIES DE LA RÉGION ANO-RECTALE

I

Traitement des abcès de la région ano-rectale.

Messieurs,

Comment faut-il ouvrir les abcès de la région ano-rectale?... La question n'est pas nouvelle puisque, en 1743, elle était posée et résolue par Faget l'aîné devant l'Académie royale de chirurgie. Encore Faget ne serait-il pas le père du procédé qu'il recommande, car, quelque cinquante ans auparavant, Saviard y avait recours, Horteloup nous l'a démontré. Quoi qu'il en soit, comme depuis cette époque la doctrine, alors fort nettement établie, a été altérée, méconnue ou même tout à fait oubliée, nous croyons utile de revenir sur ce vieux sujet, à propos des deux malades que je vais opérer aujourd'hui et qui sont couchés aux numéros 3 et 4 de notre salle Saint-Landry.

Dans le tome premier des *Mémoires de l'Académie royale de chirurgie*, nous trouvons, sous la signature de Faget l'aîné, un opuscule de moins de cinq pages, « Remarques sur les abcès qui arrivent au fondement ». — « Il ne suffit pas, y écrit l'auteur, d'ouvrir les abcès du fondement où le rectum est à découvert ; il faut inciser ou fendre cet intestin pour procurer sa réunion avec les parties voisines : sans cette précaution, on n'obtient assez ordinairement qu'une fausse guérison, et souvent la récidive oblige à des opérations beaucoup plus considérables que celles qu'on a manqué de faire d'abord. » L'unique observation que nous donne Faget à l'appui de sa méthode est une incision, non d'abcès, mais de fistule à trajets multiples. Cette lacune nous permettrait de supposer que Faget n'a peut-être jamais pratiqué l'opération de Faget. Mais le fait, pour incomplet qu'il soit, n'en légitime pas moins les conclusions déduites par ce chirurgien.

Le 6 janvier 1739, M. Gelé, âgé de trente-deux ans, fut attaqué, à Nantes, de douleurs vives au fondement ; on les attribua faussement à des hémorrhoïdes internes ; c'était un abcès qu'un chirurgien ouvrit le 17 du même mois ; mais quinze jours après, nouvelle collection du côté opposé que l'on incise comme la première. La suppuration ne se tarit pas ; elle fait le tour du rectum, si bien que le malade, jugé incurable, est envoyé à Paris, et le 9 juin, Faget l'aîné, appelé en consultation avec Faget le jeune et M. Boudou, se décide à fendre, séance tenante, le rectum et son sphincter dans toute la hauteur du décollement ; au bout de six mois la guérison était obtenue. — Il ne s'agit ici, nous le répétons, que d'une opération de fistule, genre d'intervention bien connu depuis le cas de Louis XIV. Mais ce qui est nouveau, ce sont les réflexions suivantes :

A Nantes, on avait fait l'incision de deux abcès « sans

prendre en même temps la précaution d'ouvrir le rectum jusqu'au fond d'aucun de ces abcès. Or, dans tous les cas où il se forme un abcès dans le voisinage du fondement, il est nécessaire, si cet abcès s'étend un peu dans les graisses et si l'intestin est découvert, d'ouvrir le rectum comme si l'on faisait l'opération de la fistule ; sans cette précaution, il se fait de nouvelles collections de matière, et la plaie ne pourrait manquer de devenir fistuleuse. On sait que la régénération des chairs se fait difficilement à la surface de tout intestin dépouillé de sa graisse ; dans cette circonstance, le pus séjourne toujours entre le rectum et les graisses sans que la matière puisse être expulsée par le rapprochement de ces parties... Le rectum, tenu en contraction par ses fibres circulaires, s'éloigne constamment de la face interne de la plaie, le pus y stagne et l'ulcère reste fistuleux. Le seul moyen d'éviter cet inconvénient est donc d'ouvrir le rectum et de couper le trousseau des fibres circulaires jusqu'au fond de cet abcès. »

Si nous en croyons une note insérée par l'éditeur au bas du mémoire de Faget, dans la mauvaise édition de 1819, cette méthode aurait fait fortune et tous les chirurgiens incisaient le rectum aussi haut qu'il est dénudé ; mais, dans les auteurs du temps, nous ne trouvons pas trace de cette adhésion unanime ; à dire vrai, J.-L. Petit, parmi les contemporains ou les successeurs immédiats, est le seul qui accepte sans restriction la doctrine nouvelle ; seul il proclame que les abcès du fondement doivent être traités comme on le ferait d'une fistule, et que le rectum et son sphincter seront sectionnés d'une manière préventive, sans attendre la formation certaine du trajet fistuleux.

J.-L. Petit est tellement le seul que, dès le tome troisième des *Mémoires de l'Académie royale de chirurgie*, Foubert, le célèbre directeur de la Compagnie, nous donne une réfutation en règle de l'opération de Faget. Dans son travail « sur les grands abcès du fondement », il s'élève contre la section précoce de l'intestin; il lui préfère l'ouverture simple de la collection purulente qui suffit quelquefois pour amener une parfaite guérison ; si une fistule se forme, il sera toujours temps de l'opérer. Il nous donne huit observations, fort contestables d'ailleurs, à l'appui de sa doctrine qui, — toujours d'après le bénévole éditeur des mémoires, — « fut généralement suivie » ; note pour le moins contradictoire avec la note identique qui accompagne le travail de Faget : on ne peut à la fois imiter Faget et Foubert, inciser le rectum et ne pas l'inciser.

Voici donc les deux thèses contradictoires en présence, « Faget contre Foubert ». Leur succès fut inégal, et notre ami le Dr Émile de Barrau de Muratel, montre bien, par des recherches bibliographiques étendues, que l'opinion de Foubert a, jusqu'à nos jours, dirigé la conduite de la presque unanimité des chirurgiens. Quelques-uns suivent ses préceptes à la lettre et se contentent, dans tous les cas, de la ponction simple de l'abcès; d'autres, moins systématiques ou moins exclusifs, admettent le procédé de Faget lorsque la collection purulente de la marge de l'anus a déjà perforé le rectum ; alors seulement ils incisent à la fois la peau et l'intestin. C'est la pratique de Sabatier, de Manes, de Bégin, de Ribes, de Velpeau, de Daniel Mollière, de Duplay, de Gosselin, de Nélaton ; et, parmi les contemporains, nous ne trouvons guère que Chassaignac, Ver-

neuil et Trélat qui, après ouverture de l'abcès, vont
à la recherche du décollement, le trouvent et le sec-
tionnent.

Pour que des chirurgiens de la valeur de Sabatier, de
Bégin, de Gosselin, de Velpeau, de Nélaton, qui con-
naissaient le procédé de Faget, lui aient préféré la
simple ponction de Foubert, il leur fallait des raisons
puissantes. La plus sérieuse, mais peut-être celle qu'ils
invoquent le moins, est l'extrême gravité des larges
débridements dans la région ano-rectale. Au jeu des
grandes incisions, les chirurgiens risquaient l'infection
purulente : ils aimaient mieux courir les risques d'une
fistule possible, probable ou même certaine, que de se
voir attribuer la mort de leur malade par une intervention hâtive et radicale. L'argument était de poids;
heureusement qu'à cette heure, depuis les antiseptiques, depuis surtout l'emploi judicieux de l'iodoforme,
il est négligeable et ne saurait plus faire pencher la balance en faveur du procédé Foubert.

Les adversaires de Faget ont invoqué aussi l'incontinence des matières fécales qui suivrait, d'après eux, la
section du sphincter. Il est certain que, dans les premiers
temps de l'opération, le malade ne peut retenir les gaz
et les substances liquides qui s'échappent par l'anus
incisé. Mais cet inconvénient est de courte durée; nous
ne l'avons jamais vu persister après la cicatrisation de
la plaie; elle disparaît en même temps que se comble la
perte de substance; il faudrait, pour qu'elle durât, que le
sphincter eût été sectionné en deux endroits; encore ne
se manifeste-t-il d'inconvénient que pour les selles diar-

rhéiques. L'observation a donc démontré le mal fondé de cette deuxième accusation.

On a incriminé la douleur plus grande dans les larges incisions que dans les ponctions simples ; mais, avec l'emploi du chloroforme, tombe ce nouveau grief. La crainte des hémorrhagies, menaçantes en cette région très vasculaire lors de débridements étendus, avait autrefois sa raison d'être : elle est vaine maintenant que nous possédons l'anse galvanique, le thermocautère et notre merveilleux arsenal pour l'hémostase, depuis les éponges antiseptiques à demeure au fond de la plaie, jusqu'à la forcipressure permanente. Il ne reste donc plus qu'un argument aux continuateurs de Foubert : la guérison possible à la suite d'une simple ponction. Il est certain que si cette guérison est fréquente, on préférera, à un débridement étendu, un coup de pointe dans la partie la plus déclive de la collection purulente.

Nous diviserions volontiers en trois catégories les abcès qui, d'après les auteurs, auraient été guéris par la méthode de Foubert : dans la première je mettrai les faits — que je ne connais pas, mais que je ne veux pas nier — où la cicatrisation, une cicatrisation authentique et légitime d'un véritable abcès ischio-rectal, serait survenue après une simple ponction. Des bourgeons charnus exubérants ont comblé la perte de substance ; il n'y a point eu de trajet fistuleux consécutif. Mais ces cas sont si rares, qu'en vérité, le chirurgien ne doit guère compter sur eux ; les escompter ne serait ni sage ni prudent.

Dans la deuxième catégorie je rangerai les abcès tubéreux pris faussement pour des abcès de la région ischio-rectale. L'erreur doit être fréquente; nous l'avons commise et nous l'avons vu commettre. N'est-ce pas d'un abcès de ce genre qu'il s'agissait, dans un cas qu'un de nos amis nous communiquait récemment pour combattre le procédé de Faget? Garçon de vingt-cinq ans, robuste, mais affligé de démangeaisons péri-anales et d'une tendance à l'eczéma de cette région; tout à coup, dans la rainure interfessière, douleurs vives exaspérées par un voyage en chemin de fer; tumeur rouge, du volume d'une noisette, saillante au côté gauche de l'anus; le toucher rectal ne révèle, vers la muqueuse, aucune tuméfaction, aucun point douloureux. La collection s'ouvre spontanément et, au bout de dix jours, la guérison était complète. — Cette observation ne pourrait être mise à l'actif de Foubert que si un stylet eût démontré l'existence d'un décollement, et cette exploration n'a point été faite.

Enfin, dans la troisième catégorie, j'accumulerai les exemples où l'opérateur croit, de bonne foi, à une guérison après la ponction simple, mais cette conviction est le résultat d'une erreur. Lorsque Foubert, dans son mémoire, nous parle de malades cicatrisés en douze ou quinze jours « après la plus petite ouverture possible, au point le plus déclive de la tumeur », je voudrais lui voir ajouter qu'il a examiné de nouveau ces opérés plusieurs semaines ou plusieurs mois après son intervention et que la guérison s'est maintenue. Nous avons en effet le droit d'être défiant. Cette année même, M. Després incise, à la manière de Foubert, un abcès de la marge de l'anus survenu chez une femme grosse, du service de M. Budin; au bout de quelques jours, on n'apercevait plus sur la fesse qu'une cicatrice linéaire, et le chirurgien de la Charité déclarait la malade bien et dûment guérie. L'accouchement normal se fait; trois jours après, la fièvre s'allume et une collection purulente réapparaît au point primitif; elle s'est oblitérée spontanément, sans doute, pour recommencer son cycle à la première occasion.

Nous venons d'opérer, avec le Dr Raymond, une dame qui, depuis cinq ans, a, dans la région ano-rectale, un abcès à manifestations intermittentes; il a été plusieurs fois déclaré guéri. Lors de notre examen, nous n'avons pas trouvé d'orifice fistuleux, mais seulement un point dépressible qu'il nous a fallu percer avec la sonde cannelée; nous avons parcouru alors un vieux trajet qui remontait jusqu'au-dessus de l'ampoule. Pour guérir cette fistule, nous avons pratiqué une véritable rectotomie latérale qui, au bout d'un mois et demi, n'est pas encore cicatrisée.

Notre opérée cependant, avant notre intervention, avait été considérée comme guérie par un médecin inattentif; il était prêt à déclarer que la simple ponction de Foubert lui avait donné un succès; les téguments ne semblaient-ils pas intacts? Il se passe là ce que l'on observe en d'autres régions; la peau, plus plastique que les tissus sous-jacents, se cicatrise; elle laisse au-dessous d'elle, dans les espaces conjonctifs, un foyer purulent caché aux yeux par l'adhésion des lèvres cutanées et n'est-ce pas, en partie, pour obvier à ce danger, qu'on a inventé les tentes, les mèches et les drains?

La plupart des succès mis à l'actif de la méthode de Foubert ne sont donc que des exemples de fausses guérisons; l'incision simple a été suivie d'une cicatrisation superficielle et, plus tôt ou plus tard, les opérés reviennent avec une fistule; on la croit récente, mais son trajet profond date en réalité du jour où se fondit la graisse de l'espace ischio-rectal et où s'amassa la première collection de pus. Aussi pouvons-nous dire que, *pratiquement,* tout abcès de la région est une fistule en puissance qui, tantôt, se former sans intervention du chirurgien, par ulcération spontanée de la peau, et, tantôt, s'organise après et malgré la ponction.

Les faits en abondent et il n'est pas une fistule qui ne se réclame de cette pathogénie. On pourrait s'abstenir d'en citer des exemples. Si nous en donnons un, c'est qu'il nous paraît absolument « superposable » à l'observation de Faget. Un pasteur protestant est pris, à la suite d'un voyage à pied dans les Cévennes, d'un phlegmon ischio-rectal qu'un médecin fort instruit et d'une pratique étendue, ouvre par simple ponction; il s'en écoule une grande quantité de pus; la sécrétion semble bientôt se tarir; puis une nouvelle collection se forme qui s'évacue par un nouvel orifice. Le malade s'affaiblit au point qu'on le croit phtisique et qu'on l'envoie en Algérie. En septembre 1881, nous l'examinons avec le Dr Brissaud; les décollements sont tels qu'ils nécessitent une double rectotomie latérale et postérieure; le délabrement opératoire est si considérable que la réparation se fit attendre plus d'un an avant d'être complète, mais la guérison a été merveilleuse; le sphincter, malgré sa section en deux endroits, a repris sa fonction, et notre pasteur, qui songeait à la retraite, exerce encore son ministère dans une des villes où la population protestante est le plus dense.

Nous n'avions pas besoin de ce fait pour asseoir notre conviction, car, depuis plus de huit ans, nous avons toujours recours à la méthode de Faget. Nous allons ainsi au-devant du mal qui se prépare et, par une incision précoce du rectum, nous évitons de nouveaux abcès et des décollements plus étendus; nous supprimons du même coup cette période énervante entre la collection purulente qui ne se tarit pas et la fistule qui s'organise. Aussi, pour tout abcès de la région ano-rectale, notre conduite est toujours la même : nous ponctionnons le foyer au thermocautère et, par cet orifice, nous introduisons la sonde cannelée; elle nous révèle la direction et l'étendue du décollement que nous fendons dans toute sa hauteur. L'anus est alors dilaté avec le spéculum, ce qui nous permet d'examiner et de régulariser les moindres replis de la plaie; les diverticules sont ouverts, les lambeaux flottants sont brûlés et la perte de substance, plate et inanfractueuse, guérit sans mèche, lentement et sûrement.

Nos observations sont nombreuses; la plupart ont été publiées dans la thèse de M. de Barrau; il me paraît inutile de les reproduire, d'autant qu'elles semblent toutes calquées les unes sur les autres. Nous nous contenterons de dire que nous n'avons à déplorer aucun des accidents prophétisés par les adversaires de la méthode, hémorrhagies redoutables, incontinence des matières, suppuration intarissable. La guérison est souvent fort lente, mais elle ne l'est certainement pas plus qu'elle ne l'eût été si l'on avait attendu l'organisation définitive de la fistule. Le malade a donc gagné, en repos et en santé, le temps qui se serait écoulé entre l'ouverture simple de l'abcès et l'intervention chirurgicale nécessitée par l'existence de la fistule consécutive. Aussi terminerons-nous par cette conclusion qui résume notre rapide clinique :

Tout abcès de la région ano-rectale doit être traité comme une fistule borgne externe dont, après ouverture spontanée ou provoquée, il est devenu le parfait équivalent.

II

Des diverses formes d'abcès péri-anaux
et de leur traitement.

Messieurs,

J'ai montré, dans ma précédente clinique, que le traitement des abcès de la région ano-rectale avait, depuis 1743, oscillé entre deux méthodes, celle de Foubert, où l'on se contente d'ouvrir l'abcès par une simple incision, et celle de Faget, beaucoup plus complexe : ici on ponctionne au point le plus déclive, on introduit par cet orifice un stylet à défaut du doigt, et, si la cavité se prolonge en haut, s'il existe un décollement, on le fend dans toute sa hauteur.

Avec Chassaignac, Verneuil et Trélat je me rallie à cette méthode, qui n'est, en définitive, que l'opération anticipée de la fistule à l'anus. Par le procédé de Foubert, cette fistule est, en effet, fatale ; elle se produira tôt ou tard et si, dans certains cas, l'abcès paraît prendre fin, il s'agit là d'une fausse guérison : sous peu la poche se remplira de nouveau. Faget ne faisait donc qu'aller au-devant du mal qui se prépare, et, je l'ai dit ailleurs, par une incision précoce du rectum, il évitait la rétention du pus, de plus larges décollements, et supprimait du même coup cette période énervante entre la collection qui ne se tarit pas et la fistule qui s'organise.

Cette conclusion n'est pas acceptée de tous, et mon collègue M. Bazy, dans un mémoire adressé à la Société de chirurgie, vient de se poser en défenseur des anciennes méthodes; il prétend que l'incision simple de Foubert, la ponction de l'abcès en son point le plus déclive est suffisante; que, grâce à une ouverture bien faite, à un drainage soigneux, on peut amener une cicatrisation légitime sans fistule consécutive; à l'appui de son dire, il nous cite deux observations de sa pratique où cette conduite a eu le meilleur résultat, bien qu'il s'agisse d'abcès profonds et non de ces collections intradermiques, de ces abcès tubéreux qui ne s'accompagnent pas de décollement.

La muqueuse rectale, en effet, était soulevée par du pus, qu'un doigt placé sur la bosselure extérieure refoulait jusqu'au doigt introduit dans l'ampoule. D'ailleurs, après ouverture de l'abcès au point le plus déclive, une très grande quantité de matière s'est écoulée et le drain s'est enfoncé dans une cavité profonde; or, dans ces deux cas, et malgré le décollement de la muqueuse, la guérison est survenue, guérison incontestable chez les deux malades; l'un a été revu longtemps après par M. Bazy luimême, et l'autre a envoyé, sur son état local, des renseignements qui ne laissent subsister aucun doute. Si des observations semblables se répétaient, ajoute M. Bazy, n'aurait-on pas le devoir de proscrire l'opération de Faget, qui amène des délabrements tels que la cicatrisation est très lente? Puis, inconvénient plus grave encore, on sectionne le sphincter, ce qui n'est pas sans inconvénients, puisqu'une incontinence des matières fécales peut en être la conséquence.

Ce sont là des arguments de valeur: la cicatrisation, en effet, est très lente et le moindre décollement incisé n'est pas guéri avant trois semaines ou un mois; l'incontinence des matières serait un inconvénient bien plus grave encore; nous avions une tendance à la nier autrefois pour ne l'avoir jamais observée; du moins la considérions-nous comme très passagère; mais, depuis, une dame opérée d'une fistule, — il s'agissait d'une fistule, non d'un abcès — nous a dit ne retenir qu'avec la plus grande difficulté les matières solides; les matières liquides et les gaz s'échappent sans qu'elle s'en doute. Aussi, tout en regardant cette incontinence comme infiniment rare, il faut la faire entrer en balance sérieuse : nous allons donc, à l'aide d'observations recueillies pour la plupart dans notre service de l'Hôtel-Dieu, examiner à nouveau le procédé de Faget et discuter les objections qu'on lui adresse.

Mais, au préalable, il nous semble nécessaire de dresser une classification des abcès ano-rectaux; dans une première catégorie sans importance, nous mettrons les abcès *tubéreux* ou *sous-dermiques;* ils décollent simplement la peau et leur fusée ne remonte pas au-dessus du sphincter, aussi les appellerons-nous les abcès *sous-sphinctériens.* Ces abcès sont assez fréquents; le plus souvent ils se développent dans l'appareil pilo-sébacé de la région et sont de véritables furoncles; mais, parfois, ils succèdent à un petit amas tuberculeux et nous pourrions citer deux observations où la matière puriforme avait certainement pour origine le ramollissement d'un noyau caséeux.

Restent deux autres catégories : l'une comprend les abcès *de la fosse ischio-rectale,* les seuls que l'on étudie dans vos livres et qui cependant, d'après mes recherches, sont infiniment rares ; depuis que j'y regarde de près, je n'ai pu en rencontrer que trois exemples. Ils naissent dans la cavité ischio-rectale, entre l'ischion d'une part, le rectum, son sphincter et le releveur de l'anus de l'autre ; ils sont séparés de la muqueuse de l'intestin par l'épaisseur du sphincter ; aussi, dans notre nomenclature, leur donnons-nous le nom d'abcès *extra-sphinctériens.*

Enfin, notre troisième catégorie comprend les collections purulentes qui se développent sous la muqueuse et la décollent sur une plus ou moins grande hauteur. Elles sont situées en dedans du sphincter qui leur sert de limite en dehors. Aussi les appelons-nous les abcès *sous-muqueux* ou *intra-sphinctériens.* Avant nos recherches, que vous trouverez dans la thèse de mon élève M. Melloche, ces abcès n'avaient pas été étudiés en France ; mais j'ai vu qu'Allingham connaissait fort bien leur existence et leur fréquence. Ce sont en effet les plus nombreux des abcès de la région ano-rectale.

Il faut ajouter que chacune de nos trois catégories : les abcès sous-sphinctériens, les abcès extra-sphinctériens et les abcès intra-sphinctériens se divisent en deux variétés étiologiques bien distinctes ; les uns sont d'origine *inflammatoire,* nettement phlegmoneux ; les autres sont *tuberculeux* et succèdent au ramollissement de plusieurs nodules bacillaires. Voyons le traitement qui convient à ces trois catégories et à leurs deux variétés : encore laisserons-nous de côté les abcès sous-cutanés ou

sous-sphinctériens dont on se débarrassera par un coup
de pointe ou une ponction au thermocautère.

Les collections de la fosse ischio-rectale, nos abcès
extra-sphinctériens doivent toujours être traités par la
méthode de Faget, qu'ils soient phlegmoneux ou tuberculeux ; en effet, la suppuration franche ou le ramollissement
du foyer caséeux ont, l'un et l'autre, comme conséquence la destruction des graisses de la région ; or, lorsqu'elles ont disparu, il reste un espace vide, limité par
des plans rigides qui ne peuvent se rapprocher : en
dehors, la paroi-ostéo-musculo-aponévrotique de l'ischion ,du pubis et de l'obturateur ; en dedans, le sphincter et le releveur de l'anus. Nous ne voyons point par
quel mécanisme ou par quel artifice la nature pourrait
cicatriser cet espace ; il faudrait, de la part des bourgeons
charnus, une exubérance et une plasticité qu'ils n'ont
pas d'habitude.

En tout cas, nous ne connaissons pas une observation
où le diagnostic ferme, solide, indiscutable de collection
purulente de la fosse ischio-rectale ait été porté, et où la
ponction simple au point le plus déclive, ait amené la
guérison. Les deux faits de M. Bazy n'échappent pas à
ce reproche de diagnostic insuffisant. L'auteur nous dit
que l'abcès est considérable, qu'une énorme quantité de
pus s'écoule par l'incision, que le stylet remonte très
haut sous la muqueuse, et que, par l'orifice créé au
bistouri, on introduit un tube d'une très grande longueur.
Ces signes ne nous suffisent pas pour établir le diagnostic
fort délicat d'abcès de la fosse ischio-rectale. Nos livres n'en
parlent guère et leur silence n'est pas sans inconvénient.

Nous avons, dans nos salles, un garçon de seize ans, entré le 14 mars, pour un énorme abcès, dont le point culminant est à la marge de l'anus. On trouve, à droite, une masse bombée, d'un rouge vineux, et qui envahit à la fois la fesse en arrière et en avant le périnée jusqu'à la racine des bourses; elle mesure 12 centimètres dans le sens antéro-postérieur, et 10 transversalement. La collection est fluctuante, et le doigt intra-rectal est sou-levé par le pus que chasse sous la muqueuse le doigt extérieur placé sur la saillie du phlegmon. Nous pensions à un abcès de la fosse ischio-rectale; ce diagnostic nous parut évident, tant à cause de l'étendue de la collection que de la fluctuation sous-muqueuse. Il n'en était rien; après ouverture large, nous introduisons le doigt dans la poche et reconnaissons avec la plus grande netteté que le décollement laisse le sphincter en dehors; la fosse ischio-rectale est absolument respectée.

Notre abcès était un abcès *intra-sphinctérien*, variété dont nous aurons à nous occuper tout à l'heure, et nous soupçonnons les abcès de M. Bazy d'appartenir au même groupe. Il aurait dû, pour nous convaincre, dire, dans ses observations, que le stylet ou le doigt explorateur était en dehors du sphincter, que ce sphincter séparait le doigt ou le stylet intra-phlegmoneux du doigt rectal, et cette preuve, il ne nous la donne nulle part. Aussi, jusqu'à plus ample informé, je considère les faits de M. Bazy comme des abcès intra-sphinctériens et non comme des abcès de la fosse ischio-rectale, guéris par la simple ponction. Je ne saurais trop insister sur les rap-ports réciproques du sphincter et de l'abcès, qu'on semble avoir laissés presque toujours dans l'ombre.

J'ai donné, dans ma précédente clinique, plusieurs observations où la ponction simple de Foubert et le drainage sont restés insuffisants et où, malgré ce mode d'intervention, une fistule n'a pas manqué de s'établir, succédant vite ou tard à des abcès de la fosse ischio-rectale. J'ai, entre autres, cité le cas d'un pasteur protestant opéré avec M. Brissaud et d'une dame que m'envoya le docteur Raymond. On en trouvera d'analogues dans une clinique récente de M. Trélat. Aussi n'ajouterai-je qu'un nouveau fait, car il a trait à la pratique du professeur Richet, dont M. Bazy connaît plus que personne la science et l'habileté.

Un employé de trente-huit ans entre à l'Hôtel-Dieu pour un vaste abcès de la fosse ischio-rectale, que M. Richet ouvre par une large incision ; une grande quantité de pus s'écoule et l'on applique un pansement au sublimé ; en dix jours, la suppuration était tarie et la cicatrisation semblait parfaite ; mais, une semaine après, un nouvel abcès se forme au même point, et un suintement séreux et grumeleux s'établit pour disparaître et reparaître. Cette intermittence fatigue le malade ; il entre, le 1er mars 1887, dans le service du professeur Verneuil que suppléait le docteur Jalaguier. Par un petit orifice situé non loin de l'anus, on introduit un stylet qui remonte à 6 centimètres et dont on sent l'extrémité sous la muqueuse rectale.

Il s'agissait bien d'un ancien abcès de la fosse ischio-rectale, car le sphincter était en dedans du stylet explorateur. L'opération pratiquée le 11 mars n'a pu laisser aucun doute à cet égard et ce muscle a dû être sectionné. On voit qu'ici encore, la méthode de Foubert avait été impuissante : la simple ponction fut suivie de la formation d'une fistule, et, dans ce cas, on ne pouvait invoquer le mauvais état général du malade, l'existence de dépôts caséeux : il s'agissait d'un individu solide, vigoureux, d'excellente santé habituelle; tous ses organes et, en particulier, ses poumons, paraissaient absolument sains.

Aussi notre conclusion est formelle : pour nous, tous les abcès de la fosse ischio-rectale, qu'ils soient tuberculeux ou inflammatoires, doivent être traités par le procédé de Faget. On nous fournit çà et là quelques observations où l'on semble dire que la simple ponction a suffi pour provoquer une cicatrisation définitive, mais aucune, pas plus celles de M. Bazy que celles de ses prédécesseurs, ne constate si le décollement du rectum se trouvait en dehors ou en dedans du sphincter. Or, comme certaines conditions anatomiques s'opposent au comblement par les bourgeons charnus de l'espace que limitent le releveur de l'anus et la branche ischio-pubienne, nous pensons que le chirurgien, par la section du sphincter, doit détruire ces conditions et lever cet obstacle.

Les abcès que nous nommons sous-muqueux ou intra-sphinctériens, ceux qui sont, avons-nous dit, en dedans du sphincter, peuvent réclamer deux origines : ils sont inflammatoires ou tuberculeux. Les abcès tuberculeux ne sont pas rares, et en moins d'un mois, j'ai pu réunir les trois exemples qui vont me servir à combattre le traitement des collections puriformes de cette nature par la méthode de Foubert, méthode, à mon sens, pernicieuse dans cette affection : un large débridement, une section complète du décollement sousmuqueux et la destruction des parois de l'abcès par le thermocautère sont absolument nécessaires; on s'expose, sans cela, à voir une fistule succéder à l'abcès. Les preuves en abondent, et voici mes trois dernières obser-. vations :

J'ai déjà parlé de la première; il s'agit de ce jeune homme, entré le 18 mars dans notre service, et dont l'abcès volumineux, saillant au dehors, fluctuant sous la muqueuse de l'intestin, nous avait paru, tout d'abord, situé dans la fosse ischio-rectale. Il fut incisé largement, soigneusement lavé au bi-iodure de mercure et drainé selon les règles; nous voulions, d'une façon loyale, essayer du procédé de Foubert. A la méthode ordinaire, nous ajoutons même la dilatation anale, afin que la cicatrisation ne soit pas entravée par la contraction trop énergique du sphincter ; aucune condition ne s'oppose à ce que les parois se fusionnent.

Nous n'obtenons pas ce résultat : au bout de trois semaines, notre stylet, introduit dans l'orifice, remontait encore à plus de 6 centimètres. Le décollement était aussi profond qu'au premier jour. Du reste, les bords de la plaie avaient mauvais aspect; ils étaient renversés; les bourgeons charnus étaient blafards; la cavité de l'ancienne collection se tapissait entièrement d'une matière tuberculeuse, qui, largement mise à nu, pourrait peut-être s'exfolier, mais dans le clapier laissé par notre incision simple au point le plus déclive, elle n'avait aucune tendance à la destruction. Notre garçon, du reste, est nettement tuberculeux et en puissance de cavernes pulmonaires. Nous avons dû, au bout d'un mois, pratiquer l'opération ordinaire de la fistule.

Autre exemple. J'ai opéré d'une fistule un avocat de vingt-neuf ans, grêle, frêle, et que le professeur Potain suspecte de tuberculose pulmonaire. Son histoire est des plus instructives. Il y a plus de douze ans, un abcès lui vient auprès de l'orifice anal; un médecin, appelé, pratique une incision à la manière de Foubert, et le pus s'écoule en abondance. Au bout de quelques jours, on croyait toucher à la guérison; mais la cicatrisation était illusoire, et, depuis cette époque, il ne compte plus les collections puriformes qui se sont formées et ouvertes. Le procédé de Foubert avait donc échoué et j'ai dû inciser la fistule. Au cours de mon intervention, j'ai reconnu que le trajet, sous-muqueux, en dedans du sphincter, était tapissé de bourgeons suspects et de dépôts caséeux que nous avons détruits. A cette heure, notre opéré est guéri.

Enfin nous avons dans nos salles une femme de trente ans, que nous soignons pour une tuberculose du col utérin. Elle avait, en même temps, une fistule sous-muqueuse, qui date au moins de trois mois. Le 4 janvier survint, près de l'orifice anal, une tumeur rouge, chaude et fluctuante, qu'un de nos confrères ouvrit en ville par simple ponction. Mais l'orifice ne se referma point, et, depuis, existait un suintement séreux et grumeleux qui incommodait la malade. Le procédé de Foubert avait encore échoué, et, comme dans le cas précédent, nous avons pu constater que le décollement, fort étendu d'ailleurs, aussi bien sous la peau de la fesse que sous la muqueuse rectale, était en dedans du sphincter et qu'il se tapissait de produits tuberculeux; nous les avons soigneusement détruits au thermocautère, et déjà la cicatrisation s'accentue.

Il nous reste à étudier une dernière variété : les abcès intra-sphinctériens d'origine nettement inflammatoire. Peut-on, dans ce cas, avoir recours à la ponction simple au point le plus déclive? C'est possible, et les observations de M. Bazy, un fait de Nélaton fils et un autre de Nélaton père, me paraissent être des collections purulentes de cette nature, ouvertes et guéries par la méthode de Foubert. Une incision, un drain, des lavages détersifs — et une cicatrisation légitime a été obtenue. Dans le fait de Nélaton fils, l'abcès fut ouvert par le docteur Petit ; au bout de quinze jours, une fistule paraissait se former, lorsque quelques injections à la teinture d'iode provoquèrent, en moins d'une semaine, la coalescence des parois.

En effet, rien ici ne s'oppose d'une manière absolue à la cicatrisation : la muqueuse, séparée de la tunique musculaire par la collection, peut s'en rapprocher après évacuation du pus ; les deux couches granuleuses peuvent se fusionner. Encore est-il quelques obstacles : pendant la défécation ou lors de l'expulsion des gaz, les diverses tuniques du rectum glissent les unes sur les autres, et ces mouvements fréquents sont faits pour nuire à la cicatrisation, impossible aussi, lorsque l'abcès s'est ouvert dans le rectum ; la pénétration des matières par cet orifice infecte la cavité, entretient la suppuration et s'oppose à la coalescence que retardent ou qu'empêchent des clapiers, des diverticules, des décollements latéraux existant plus souvent qu'on ne pense.

La preuve que la cicatrisation après ouverture simple est difficile, c'est le nombre considérable de fistules sous-muqueuses que nous observons. L'abcès a été ponctionné ou la peau s'est ulcérée spontanément, la collection s'est évacuée au dehors. Or, dans l'immense majorité des cas, c'est au point le plus déclive que l'orifice s'est fait ou a été fait. Malgré cela, pourtant, la guérison ne survient pas et l'on voit s'établir des fistules permanentes ou intermittentes. Cela est si vrai, que les fistules sous-muqueuses sont plus fréquentes que les fistules ischio-rectales. Allingham, un des seuls auteurs qui aient distingué les collections sous-muqueuses des abcès de la fosse ischio-rectale, pense, lui aussi, que ces derniers sont plus rares que les premiers.

Aussi, je me demande pourquoi, même dans cette variété la moins défavorable à la méthode de Foubert, on n'aurait pas recours à l'opération de Faget? Il est inutile, ce me semble, de courir les risques de la formation d'une fistule, qui surviendra pour peu que la plasticité des tissus soit affaiblie, ou lorsqu'un orifice se sera ouvert sur la muqueuse rectale, ou bien encore si quelque diverticule, quelque anfractuosité, un décollement latéral verse dans la poche un pus fétide. La coalescence est alors impossible; on devra bientôt reconnaître la non-réussite de la ponction, du drainage, des injections détersives, et pratiquer l'opération de la fistule. Il aurait été plus simple d'y recourir tout de suite.

Quels seraient, en effet, dans ce cas, les inconvénients du procédé de Faget? Je n'en trouve qu'un seul, celui d'une guérison plus lente, car l'argument qu'invoque M. Bazy, l'incontinence des matières fécales consécutive à la section du sphincter, n'a point ici sa raison d'être, puisqu'il n'y a pas de sphincter à sectionner. Le sphincter est en dehors du décollement dont il forme la paroi externe. Une cicatrisation plus lente, c'est, en vérité, bien peu pour nous faire courir les risques d'une fistule, et même dans les cas d'abcès sous-tégumentaires inflammatoires, j'aurai, pour ma part, encore recours au procédé de Faget.

Aussi donnerai-je comme conclusion générale les préceptes suivants : la méthode de Faget demeure pour nous la méthode de choix ; elle seule évitera l'apparition d'une fistule dans les abcès de la fosse ischio-rectale ou extra-sphinctériens, que ces abcès soient inflammatoires ou qu'ils soient tuberculeux ; il en sera de même dans la variété tuberculeuse des abcès intra-sphinctériens ; dans la variété inflammatoire, le procédé de Foubert peut être suivi de succès, mais nous croyons plus sûr, même alors, d'inciser la collection et de fendre le décollement.

III

Molluscums fibreux de la région ano-rectale.

Messieurs,

Deux malades, couchés dans nos salles, un homme et une femme, sont entrés à l'hôpital, l'un pour des hémorrhoïdes et l'autre pour une fissure anale. Mais tous deux portent en outre sur la muqueuse marginale et dans le trajet sphinctérien des excroissances spéciales, des végétations particulières que, le premier peut-être, j'ai séparées du groupe confus des « condylomes » pour leur assurer, sous le nom de *molluscums fibreux de la région ano-rectale*, l'autonomie qu'elles méritent. Je vais vous en faire aujourd'hui une rapide description, et vous apprendre à les distinguer des affections avec lesquelles notre molluscum est souvent confondu.

La première observation qui m'a donné l'éveil offrait un tableau à traits plus accentués, plus nets, plus précis, d'un relief beaucoup plus accusé que celui que présentent nos deux malades actuels : il s'agit d'un de nos confrères de la marine, médecin de première classe, fort instruit, fort intelligent, qui s'observe et qui a été observé avec le soin le plus méticuleux. Il nous demandait notre avis et, au besoin, notre intervention pour des tumeurs développées au niveau de l'extrémité inférieure du rectum et sur la marge de l'anus. Voici d'ailleurs ce que nous pûmes constater, lors de notre premier examen, le 5 avril 1885.

Sur le pourtour de l'orifice anal s'insèrent une série d'excroissances, d'aspect très variable ; les unes petites, arrondies, sessiles, semblables à la moitié d'un pois appliqué sur la peau ; d'autres, plus volumineuses, sont pédiculisées, renflées en forme de massue ; d'autres encore sont aplaties, foliacées, à bords libres frangés, déchiquetés, villeux ; toutes sont recouvertes d'un tégument rosé, humide, souple et, pour l'heure, sans trace d'ulcération. Le trajet anal est soulevé par des saillies, des cannelures verticales ou spiroïdes, sortes de colonnes molles, qui n'ont rien de la rigidité du tissu scléreux ou cicatriciel ; à leur surface s'élèvent des mamelons, peu nombreux en avant, confluents en arrière où l'on en compte huit à dix.

Au-dessus du sphincter, aux confins de l'ampoule rectale, s'insèrent sur une muqueuse normale, sans ulcérations, sans fongosités, souples, non rigides, deux tumeurs, grosses comme de petites cerises et qui rappellent certains polypes des enfants, avec cette différence que leur trame est plus résistante. Le pédicule en est assez long pour permettre au néoplasme de quitter l'intestin et d'apparaître à l'orifice dans les efforts de défécation. La marge de l'anus rappelle alors « une marguerite dont les pétales sont les tumeurs périphériques foliacées, tandis que le cœur est représenté par le plus gros des polypes à implantation ampullaire ». Mais disons bien que le trajet anal n'est ni infiltré ni épaissi ;

il se laisse déplisser sous le doigt; il n'y a donc point
de rétrécissement au sens propre du mot.

Quel pouvait être le diagnostic?... L'existence de ces
végétations abondantes, de ce « bouquet condylomateux », signe presque absolument pathognomonique,
d'après le professeur Fournier, nous poussait vers la
syphilis, et nous nous demandions avec M. Verneuil, à
qui nous avions montré notre malade, si nous ne sur-
prenions pas les débuts d'un syphilome ano-rectal, une
première période où la muqueuse est encore souple, où
l'infiltration, la rigidité, l'aspect cicatriciel et scléreux
font défaut; où il n'y a ni l'ulcération de l'ampoule, ni
rectite bourgeonnante, ni les fistules sèches, ni les rétrécissements qui caractérisent les syphilomes de la
région. Mais l'histoire de notre confrère devait ruiner
cette hypothèse.

Son rectum avait un long passé; en 1870, première
atteinte : une fissure se développe, qui, au bout de neuf
mois, guérit spontanément; en 1872, éruption d'abcès
tubéreux dans la rainure interfessière; éruption nouvelle
en 1875; deux des collections purulentes sont ouvertes au
bistouri, puis une ulcération se forme, qui se cicatrise
en trois mois. En 1877, il est pris à Saïgon d'une dy-
sentérie bénigne, et c'est alors qu'apparaissent des
tumeurs à la marge de l'anus : deux petits condylomes
pédiculisés se développent; on les détache avec un fil
de soie. Mais l'inflammation de la muqueuse persiste, et
en septembre, au milieu des symptômes d'une rectite
intense, des néoplasmes nouveaux se forment et augmentent progressivement de grosseur et de nombre : ils

s'allongent, se renflent ou s'étalent, si bien que, au bout de deux ans, leur masse entière, du volume d'un petit œuf, proémine dans la rainure interfessière, obstrue la région sphinctérienne et remonte jusque dans l'ampoule où s'épanouit une sorte de polype.

Cette année-là, au mois d'août 1880, le docteur Duplouy, notre distingué confrère de Rochefort, procède à l'extirpation de ces tumeurs; il les abrase au thermocautère, mais la cicatrisation est des plus lentes; d'ailleurs l'inflammation rectale s'accentue; les selles sont muqueuses et sanguinolentes; la sphinctéralgie est intense et chaque garde-robe est un véritable accouchement. En octobre, on pratique une opération nouvelle dont les résultats furent nuls; les souffrances continuèrent, et malgré des suppositoires au tannin et à l'iodoforme, malgré des injections au nitrate d'argent, la cicatrisation ne put être obtenue. Les tumeurs reparaissent et, en 1881, elles étaient aussi développées qu'avant toute intervention chirurgicale.

Ces tumeurs de 1881 sont celles que nous avons soignées en 1885; l'affection était donc ancienne et il ne pouvait s'agir alors d'un néoplasme au début, d'un syphilome naissant, selon notre première hypothèse. Pouvions-nous au moins conclure à quelque variété nouvelle, à une forme rare provoquée par la vérole, à un syphilome « gommeux », comme le pensait M. Fournier? Cette seconde hypothèse, qui séduisait M. Verneuil, devait s'écrouler aussi, car le 22 avril 1884, six ans après l'apparition des premières tumeurs, trois ans après les tumeurs récidivées, notre confrère constata, sur le fourreau, l'existence d'un chancre induré; puis survinrent une

roséole, des adénopathies inguinales et cervicales, puis
des plaques muqueuses, du psoriasis, des taches cuivrées,
une éruption papulo-tuberculeuse, des angines à répétition.

On le voit, l'hypothèse d'un rétrécissement à ses
débuts ou d'un syphilome de forme rare n'était pas rece-
vable, puisque les tumeurs étaient vieilles de plusieurs
années et que la vérole, une vérole indiscutable et légitime, s'est développée longtemps après l'apparition des
néoplasmes ano-rectaux. En nous en tenant, d'ailleurs,
à la description classique de Fournier, ne voyons-nous
pas que des différences essentielles séparent nos tumeurs
des syphilomes ? La seule ressemblance réside dans
l'existence d'excroissances et d'élevures implantées sur
la marge de l'anus ; encore le « bouquet condylomateux »
de la vérole serait-il peut-être plus dur, moins élastique,
moins volumineux et plus sec ; mais ces caractères sont
trop fugitifs pour appuyer sur eux un diagnostic solide.

Il n'en est pas de même des suivants : le syphilome
rétrécit le calibre de l'intestin ; la muqueuse infiltrée et
rigide ne se déplisse plus ou se déplisse mal, et la coarctation progresse d'une manière continue, parfois en
dépit d'un traitement rigoureux. Ici, rien de semblable ;
les néoplasmes, par leur masse, obstruent le trajet intra-
sphinctérien et rendent la défécation difficile, mais ils
s'implantent sur une muqueuse saine, souple, et dont
les plis rayonnés s'écartent sous le doigt qui les déplisse.
La lésion a beau vieillir, dater de plus de quatre ans,
comme dans notre cas, la muqueuse demeure intacte ;
on ne note aucune tendance au rétrécissement. Ce n'est

pas tout : les auteurs insistent sur les ulcérations qui se
développent au-dessus du rétrécissement syphilitique,
sur les pertes de substance à surface bourgeonnante,
rouge, tomenteuse, baignée par du pus et par du sang;
or, dans nos cas, ces ulcérations et ces pertes de substance font défaut.

D'ailleurs, Messieurs, l'anatomie pathologique, pas
plus que la clinique, ne légitime l'assimilation de ces
néoplasmes avec des productions d'origine syphilitique. Notre ami M. Malassez, a bien voulu examiner les
tumeurs enlevées sur notre malade, et voici ce qu'il nous
écrit à ce sujet : leur surface possède un revêtement
épithélial pavimenteux, au-dessous duquel on trouve du
tissu conjonctif de type normal avec ses fibres élastiques
nombreuses, ses faisceaux de fibres musculaires lisses,
ses vaisseaux qui irriguent le néoplasme en tous sens;
il s'agit d'une hyperplasie qui porte sur les divers éléments du tégument atteint; rien ne peut y faire soupçonner une affection syphilitique; les néoformations conjonctives provoquées par la vérole sont constituées par
un tissu fibreux dense et comme cicatriciel; on n'y rencontre pas de vaisseaux aussi nombreux et d'aspect aussi
normal, et il ne s'y produit jamais de tissus aussi élevés
en organisation que le sont des faisceaux musculaires.

La syphilis ano-rectale écartée, notre embarras était
extrême, car nos tumeurs ne ressemblent à aucun des
néoplasmes que l'on décrit dans la région; ils consti-
tuaient donc une affection spéciale et il fallait leur donner un nom. Je sais bien que le mot de condylome avait
jusqu'à ce jour englobé à peu près toutes les excrois-

sances implantées sur la marge de l'anus, mais cette expression est trop vague; elle est employée dans des cas trop différents pour ne pas permettre toutes les confusions. Pour les uns, elle implique l'idée d'une lésion toujours syphilitique, et pour d'autres simplement vénérienne; tantôt elle signifie hyperplasie du tégument, marisque ou hémorrhoïde modifiée; tantôt, elle serait le vestige d'un chancre, et tantôt, d'une plaque muqueuse; tantôt il s'agit d'une gomme, et tantôt d'une végétation transformée.

Pour échapper à ces interprétations contradictoires, nous proposons de fragmenter ce groupe informe et de donner à nos tumeurs le nom de *molluscums fibreux* qui leur revient de plein droit et que légitime la clinique. En effet, nos excroissances semblent être « une sorte de diverticule, un prolongement de la muqueuse ou de la peau, dont elles ont la couleur; elles sont souples, molles, pendantes ou arrondies, pédiculisées ou sessiles, souvent semblables à une bourse vide, à une vessie dégonflée ou à un grain de raisin dont on aurait retiré la pulpe ». Vous reconnaissez à cette description ces tumeurs dont vous avez vu un bel exemple dans le service, chez cette femme couchée au n° 1 de la salle Notre-Dame, qui portait dans la région lombaire des néoplasmes multiples et polypiformes.

L'anatomie pathologique consacre aussi le nom de molluscum : la structure de nos tumeurs ano-rectales est celle du molluscum, et Malassez, Cornil, Dubar ont tous vu « que ces néoplasmes sont comparables aux molluscums fibreux de la peau, en particulier à ceux de la vulve qui sont très vasculaires et qui contiennent également des faisceaux de fibres musculaires lisses ». Nous ne nous expliquons pas comment les pathologistes n'ont pas vu qu'il s'agissait de molluscums développés sur la muqueuse marginale, sphinctérienne ou ampullaire, comme il en naît sur la muqueuse des grandes lèvres et même du pharynx, de la pituitaire et de l'utérus où Wagner les a signalés. Désormais on saura que les molluscums peuvent avoir pour siège d'implantation l'extrémité inférieure du rectum : leur fréquence nous y paraît même fort grande.

Il s'en faut que les molluscums de la région ano-rectale se présentent toujours avec ce volume et cette multiplicité. L'un d'entre vous m'a consulté récemment pour une de ces tumeurs, que je compte exciser un de ces jours ; elle est unique et s'insère par un pédicule étroit sur la muqueuse marginale un peu en dehors des plis rayonnés : son diamètre mesurait alors trois millimètres à peine, mais il augmente bientôt, et après un trajet d'un centimètre, il s'épanouit et prend la forme d'une massue, grosse environ comme un beau haricot. Elle ne provoque d'ailleurs aucune souffrance, et, n'était la nécessité d'une propreté plus minutieuse et plus difficile à obtenir, mon auditeur n'aurait pas pensé à réclamer l'ablation de cette excroissance indolore.

Le type n'est guère plus accusé chez ce teinturier de soixante et un ans, couché au n° 47 de la salle Saint-Landry : sur une légère procidence du tégument parsemé de petites saillies bleuâtres ou rouges, hémorrhoïdes congestionnées, se voient une série de saillies et d'excroissances à pédicules très nets et dont le corps ne dépasse

guère le volume d'un pois ou d'un haricot. Leur surface
lisse, rose, muqueuse, n'est nullement ulcérée; les néoplasmes ressemblent aux productions glandulaires, aux
polypes, si fréquents dans l'enfance; mais ici, la résistance du tissu est beaucoup plus grande. Aspect analogue,
mais encore plus effacé sur la vieille ménagère de Notre-
Dame. Les tumeurs, au nombre de quatre, ne sont pas
pédiculisées et, ici, le diagnostic serait à faire, non avec
un syphilome, mais plutôt avec des marisques ou des
hémorrhoïdes sèches.

Je viens d'observer un négociant de soixante-six ans
dont les molluscums étaient remarquables par leur nombre et leur forme : à l'entrée de l'anus se trouvaient
quatre appendices d'un centimètre de long; trois étaient
à la fois arrondis et pointus comme des bouts de porte-
plume ou des piquants de porc-épic, un autre, foliacé,
large, se terminait à son extrémité libre par cinq échan-
crures irrégulières; tous, d'ailleurs, étaient lisses, mous,
humides et recouverts d'un épithélium continu; le trajet
sphinctérien est hérissé de saillies pisiformes, au nombre
de sept à huit; enfin, dans la région ampullaire, on trouve
deux petits polypes, de la grosseur d'un grain de gro-
seille et implantés sur la muqueuse par un pédicule
d'un centimètre de long. Ajoutons que ces tumeurs existent depuis vingt-trois ans et que nous ne trouvons, pour
expliquer leur apparition, qu'une hypertrophie de la
prostate fort accusée pour l'heure, mais existait-elle déjà
lorsque les molluscums apparurent?

Les types atténués ont souvent été pris pour des hémorrhoïdes transformées, erreur assez facile, car les mollus.

cums ont parfois pour origine les varices ano-rectales qui
ont comme conséquence un état congestif, un œdème,
une irritation incessante de la muqueuse marginale.
L'observation nous démontre que ce sont là les conditions nécessaires et suffisantes du développement de
nos néoplasmes : on les rencontre encore chez les individus atteints de fissure anale, et c'est le cas de notre
vieille femme; une rectite rebelle suivie d'une dysen-
térie grave des pays chauds, des abcès tubéreux, et aussi
une fissure se retrouvent chez notre premier malade ;
les cas de Trélat et de Hamonic viennent confirmer cette
remarque.

Au même titre, et comme agent irritant, nous admettons la vérole parmi les causes du molluscum ; dans plusieurs observations, et, entre autres, dans un fait de
Trélat, le molluscum s'est développé en même temps
que des syphilides marginales, à côté de plaques muqueuses et sur des individus en proie à une infection indiscutable. Le « bouquet condylomateux » si bien décrit
par Fournier, qui le considère comme le compagnon
obligé du syphilome ano-rectal et « son signe presque
pathognomonique », nous semble de même nature que
nos excroissances. Aussi, pour nous, n'est-il pas un accident constitutionnel; c'est une lésion de voisinage
provoquée, non par la diathèse, mais par une irritation
locale; en résumé, nous dirons que le molluscum
peut dépendre d'un chancre anal dur ou mou, d'une
plaque muqueuse, d'un rétrécissement syphilitique, d'une
blennorrhagie, des liquides âcres qui, de la vulve, décou-
lent sur le fondement, de divers traumatismes, des
pratiques sodomiques aussi bien que des abcès, des fis-

sures, des hémorrhoïdes et des fistules rebelles dont nous avons déjà invoqué l'influence.

Cette affection, Messieurs, est trop fréquente pour qu'elle n'ait pas été signalée maintes fois, et nous retrouvons sa trace dans nombre d'observations; mais la description en est trop vague pour qu'on puisse la distinguer sûrement des polypes de toutes sortes, des hémorrhoïdes sèches, des néoplasmes syphilitiques et surtout du fameux condylome, mot qui englobe tout et ne précise rien. Hamonic, cependant, nous montre que Rognetta l'avait décrite, en 1836, sous le nom de « verrue de l'intestin rectum ». Cet auteur les sépare des végétations vénériennes et des polypes, et s'il admet leur dégénérescence possible en cancer, les deux affections ne lui paraissent pas moins fort dissemblables. Les verrues sont en effet de nature bénigne; elles ont la plus grande analogie avec celles des mains, de la face, du prépuce et des grandes lèvres; leur mode de développement est mal connu et leur origine incertaine.

Esmarch, Curling, Gosselin surtout, ont eu des velléités de séparer, sous des noms divers, les molluscums fibreux des autres excroissances rectales, mais leurs descriptions nous semblent moins précises que celle de Rognetta. Nous avons été le premier à présenter un tableau d'ensemble de cette affection dont, plus tard, Hamonic, inspiré par le professeur Trélat, a fait le sujet de sa thèse inaugurale. Les conclusions de ce travail sont identiques aux nôtres : étiologie, anatomie pathologique, symptômes, diagnostic — sur tous ces points, nous sommes d'accord; le seul dissentiment est que M. Hamonic préfère au nom de *molluscum fibreux* celui de *rectite proliférante,* qui d'ailleurs nous paraît mauvais et pour des raisons que je désire vous soumettre :

De ces raisons, la première nous suffirait : c'est que nos tumeurs sont des molluscums fibreux, molluscums absolument semblables à ceux qui se retrouvent en d'autres régions des téguments. L'étude de leur structure, nous l'avons vu, ne laisse aucun doute sur ce point. Puis, nos tumeurs de la région ano-rectale n'ont-elles pas l'aspect, le volume et la forme qui caractérisent les molluscums fibreux de la peau? Ceux-ci, comme nos excroissances marginales, ne semblent être qu'une sorte de diverticule, un prolongement des téguments; ils sont souples et mous, pendants et arrondis, pédiculés ou sessiles. Et nous avons eu raison de vous dire déjà que le terme de molluscum fibreux était doublement bon, puisqu'il répond à la fois aux exigences de la clinique et à celles de l'anatomie pathologique.

D'autre part, le terme de « rectite proliférante » nous paraît franchement mauvais : d'abord, nombre de molluscums fibreux sont indépendants d'une rectite antérieure; ils sont le fait d'une irritation toute locale et limitée strictement à la marge de l'anus; ils ont été provoqués par des hémorrhoïdes, des abcès tubéreux, des écoulements âcres ou virulents de la vulve et de la matrice. M. Segond, qui signale l'hypertrophie de la prostate comme une cause fréquente de molluscum fibreux, ne nous a nullement parlé d'ulcération de la muqueuse ampullaire ou de quelque rectite antécédente ou concomitante.

Est-ce que le mot de rectite proliférante conviendrait

mieux au cas où l'inflammation de la muqueuse a présidé
à l'apparition des tumeurs? Non, car cette rectite a le
plus souvent disparu lorsque les néoplasmes se sont développés; la maladie génératrice fait déjà défaut dans
la plupart des observations de M. Hamonic, à ce point
que cet auteur nous donne, comme caractère de l'affection, l'intégrité de la muqueuse dans les intervalles qui
séparent les tumeurs proliférantes. Pourquoi donc dire
« rectite » où manque la rectite? Appellerons-nous un
anévrysme « artérite » parce que la dilatation sacciforme
s'est faite en un point de la paroi altérée par une inflammation chronique de l'artère?

Nous maintenons donc notre dénomination de molluscums fibreux. Mais cette divergence légère est la
seule que nous ayons à signaler entre M. Hamonic et
nous, et notre traitement ne diffère en rien de celui qu'il
propose, d'accord avec le professeur Trélat. Dans notre
premier cas, la rectotomie préalable fut pratiquée et
cette large brèche ouverte sur l'ampoule nous permit,
tout à notre aise, d'abraser au thermocautère les tumeurs
implantées sur la muqueuse. Mais nous pensons que la
dilatation avec le spéculum est suffisante; grâce à lui, l'on
pourra extirper les molluscums fibreux à meilleur compte
et avec un moindre délabrement. C'est le procédé auquel
nous allons recourir pour les deux malades couchés
dans nos salles. D'autant qu'ici la dilatation sera à double
fin : guérir la fissure anale ou les hémorrhoïdes, et donner jour sur les molluscums.

CHAPITRE VII

MALADIES DE LA MAMELLE

I

Maladie kystique de la mamelle.

Messieurs,

Une domestique de quarante-quatre ans, couchée au n° 8 de la salle Notre-Dame, est un exemple intéressant d'une affection que j'ai décrite sous le nom de « maladie kystique de la mamelle », mais que M. Verneuil, toujours ingénieux à trouver ce qui peut mettre en relief ses élèves, appelle « la maladie de Reclus ». Mes premières recherches en ont été publiées dans la *Revue de chirurgie* en octobre 1883 ; Édouard Brissaud, peu de temps après, nous en donnait une étude anatomique fort complète dans les *Archives de physiologie*, et M. Brissé-Saint-Macary choisissait, comme sujet de sa thèse inaugurale, cette affection qui, depuis, a pris place dans le traité de Poulet et Bousquet et dans le manuel de Peyrot ; Auguste Broca en a fait une bonne analyse dans la *Gazette hebdomadaire*.

Il faut cependant que la maladie kystique soit encore bien mal connue, puisqu'un ancien interne des hôpitaux, aide d'anatomie à la Faculté, a pris la peine d'en donner une description nouvelle, sous le nom de « maladie noueuse de la mamelle ». Je sais bien que les « indurations chroniques », les nodosités, les tumeurs disséminées dans les deux seins, sont considérées par l'auteur de la thèse, M. Phocas, comme formées de tissu fibreux. Mais, pour le prouver, il n'a l'appui d'aucune pièce ; il n'a pas disséqué de glande ; aussi, comme les deux tableaux cliniques sont, pour ainsi dire, superposables, je regarde, jusqu'à démonstration plus ample, la maladie noueuse et la maladie kystique comme une seule et même affection.

La confusion me paraît d'autant plus inexplicable que la maladie kystique a des traits fort accusés : vous pouvez en juger par notre observation actuelle. Il y a trois mois environ, notre patiente, forte, robuste, sans antécédents personnels ou héréditaires notables, non mariée et vierge, nous dit-elle, reconnut, dans le sein gauche, la présence d'une tumeur dont l'existence paraissait liée à celle d'un écoulement séro-sanguinolent, qui se faisait par le mamelon ; cette tumeur, plus dure et plus tendue certains jours que d'autres, était d'ailleurs indolore, sans engorgement des ganglions de l'aisselle ; mais sa persistance inquiétait la malade, qui vient, à la consultation, nous demander « une pommade fondante ». Voici le résultat de notre examen :

Le sein gauche, à première vue, semble normal ; la peau en est mobile, souple, sans adhérence ; à peine est-elle soulevée, en bas, par la tumeur dont nous avons parlé et dont la forme et le volume sont comme ceux d'un œuf de poule. La surface n'en est pas lisse : elle est irrégulière, hérissée de petits grains durs qui doivent être les acini de la glande. Sa résistance est fort grande, ligneuse tout d'abord ; mais dès que se sont écoulées, par le mamelon, à la suite des pressions qu'on exerce, quelques gouttes de sérosité sanguinolente, sa distension est moindre ; elle devient rénitente, élastique, et même vraiment fluctuante ; sur le pourtour, la mamelle semble indurée, grenue, parsemée d'innombrables nodosités miliaires. On dirait que les culs-de-sac des conduits ont été injectés à la cire, et cette sensation particulière est nette, surtout au-dessous du mamelon.

Le sein droit — et ceci est vraiment caractéristique — présente les mêmes altérations. A un examen superficiel, on pourrait croire à son intégrité, car il n'existe pas de grosses tumeurs semblables à celles de la mamelle gauche ; mais, sous la peau, se retrouvent la même dureté, le même aspect scléreux, les mêmes saillies, les mêmes renflements miliaires ; la surface de la glande est, pour ainsi dire, râpeuse et comme criblée de grains de plomb. Dans cette masse cependant, quelques nodosités émergent par leur volume plus considérable. J'en trouve cinq ou six de la grosseur d'un pois, ligneuses et sans trace de fluctuation. Nous y plantons l'aiguille de la seringue de Pravaz et nous en ramenons un liquide transparent et visqueux ; dans une des petites poches, il est analogue à une solution gommeuse ; plus fluide et plus foncé en couleur dans une autre.

J'ai enlevé le sein gauche et pu examiner la pièce à loisir. Au centre, sous le mamelon, se trouvent trois cavités du volume d'une noisette et remplies d'une substance transparente, verdâtre dans un des kystes, fran-

chement citrine dans les deux autres. Autour de ces
tumeurs principales on en rencontre une vingtaine dont
la grosseur ne dépasse pas celle d'un haricot ou d'un
pois. Il en existe d'ailleurs une infinité d'autres beaucoup plus petites encore. La guérison a été rapide. La
malade est venue nous voir deux mois après avoir quitté
l'hôpital; elle va très bien. Nous attendons, pour oser lui
proposer l'ablation du second sein, que le développement
d'un kyste cause à l'opérée de nouvelles préoccupations.

Autre observation : au commencement de janvier,
je fus consulté par une dame de quarante-cinq ans,
mariée, mère de deux enfants. Depuis un an, elle est
tourmentée par une tumeur au sein gauche, dont elle
avait reconnu l'existence par hasard; elle prend avis du
professeur Fournier qui me l'envoie. La mamelle est
énorme, perdue dans des flots de graisse; on distingue
cependant, au milieu de la glande, en bas et en dedans,
une masse du volume d'une mandarine, dure, résistante, sans fluctuation apparente; elle est enchâssée
dans les tissus voisins, avec lesquels elle se confond à
ses limites. Il n'y a pas, du reste, adhérence avec les
téguments, souples, de coloration normale, sans peau
d'orange; l'aisselle est libre, sans engorgement ganglionnaire. Néanmoins, j'aurais cru à un cancer, si, en
d'autres points de la glande, je n'avais trouvé des
tumeurs grosses comme des pois, des noisettes ou des
prunes, sans préjudice de ces granulations miliaires que
l'on sent vaguement au-dessous de l'épaisse couche
graisseuse.

J'examine immédiatement l'autre mamelle; j'y constate les mêmes tumeurs, avec cette différence, toutefois,

qu'aucune ne dépasse le volume d'un pois; mais j'éprouve la même résistance, la même absence de fluctuation. Je ne pousse pas plus loin mon investigation qui effrayait déjà une malade fort pusillanime. Elle se décide cependant à laisser pratiquer l'ablation du sein gauche et je trouve, après dissection, que la volumineuse tumeur est un kyste à parois minces, rempli d'un liquide semblable à du bouillon gras, et pailleté de cholestérine. Autour de cette poche principale, il en existait une infinité d'autres de toute grandeur où le liquide revêtait une nuance différente; il était citrin, verdâtre, jaune, noir, brun, sanguinolent; sa densité variait aussi de la sérosité la plus ténue à une substance athéromateuse.

Troisième observation : A la fin de janvier, le professeur Villemin, notre éminent collègue du Val-de-Grâce, m'appelle auprès d'une de ses clientes dont le sein gauche était le siège, depuis un très grand nombre d'années, d'une tumeur indolore faisant corps avec la mamelle, mais sans adhérence avec la peau, souple et de coloration normale ; longtemps stationnaire, elle prit, il y a un an, un accroissement progressif, et, lors de mon examen, elle avait le volume d'un œuf de poule; elle était de résistance squirrheuse et je ne pus y sentir ni élasticité, ni rénitence, ni fluctuation. Tout autour d'elle, on constatait de petites nodosités du volume d'un grain de chènevis. La palpation de la glande donnait la sensation de ces pièges à oiseaux, de ces planchettes sur lesquelles du mil est collé. Le sein droit présentait les mêmes granulations caractéristiques, mais évidemment moins saillantes.

Je pratique l'extirpation de la mamelle gauche et j'y trouve une poche principale qui contient de 25 à 30 grammes d'un liquide noirâtre; les cavités secondaires avaient une coloration semblable; la glande disséquée ressemblait à une grappe de ces raisins précoces que nous envoie la Belgique. Les kystes les plus gros existaient sur la face profonde de la mamelle et la palpation ne nous les avait pas révélés, mais, à la périphérie et sur la surface convexe, on en constatait une infinité de petits que remplissait une substance plus concrète, presque crayeuse; la pression en faisait sourdre des filaments vermiformes, analogues à ceux qui s'échappent des tannes de la peau.

Enfin, Messieurs, j'ai vu, au commencement de ce mois, une demoiselle de quarante ans, qui, pendant un séjour à Paris, avait déjà consulté les docteurs Verneuil, Ricard, Paquelin, Nélaton et Guyon; en saisissant le sein entre les doigts, on reconnaît la présence d'une tumeur beaucoup moins sensible lorsqu'on la recherche après application de la mamelle contre le thorax; elle paraît située dans la profondeur de la glande, dont elle occupe la partie moyenne. Une palpation attentive démontre l'existence d'une élasticité obscure qui devient un peu plus certaine quand une recherche prolongée a provoqué l'issue par le mamelon d'une petite quantité de liquide séro-sanguin. Il n'y a, du reste, ni adhérence aux téguments, ni peau d'orange, ni engorgement ganglionnaire. Ajoutons que tout autour de la tumeur principale, on trouve des nodosités, une surface grenue et des renflements du volume d'un pois.

Même sensation lorsqu'on explore le sein droit; la

surface en est irrégulière, grenue, et l'on constate
même, dans le segment supérieur et interne, l'existence
d'une tumeur du volume d'une noisette ; elle est indolore, comme les nodosités du côté opposé. Le diagnostic
fut celui de maladie kystique, opinion vérifiée par la
ponction aspiratrice ; j'enfonçai l'aiguille de Pravaz
dans quatre des nodosités du sein gauche, et de chacune
d'elles je retirai 1 ou 2 grammes d'un liquide vert,
citrin, noirâtre et sanguinolent. Aucune des cavités ne
nous donne une substance de consistance ou de coloration semblables.

De ces observations se dégagent déjà deux signes
d'une importance majeure et qui caractérisent la maladie kystique de la mamelle. Vous voyez d'abord qu'il
n'y a pas de tumeur au sens propre du mot ; vous avez
bien, dans tous ces cas, une nodosité plus grosse que
les autres, un renflement plus considérable, une cavité
distendue par une quantité plus grande de liquide, mais
des kystes sans nombre sont épars dans toute la glande ;
on en trouve dans tous les lobes et dans tous les lobules,
et peu de culs-de-sac glandulaires échappent à cette dilatation. La dégénérescence est donc diffuse et la cavité
ne s'est pas développée, comme on l'observe pour la
plupart des autres kystes, au milieu d'un néoplasme
circonscrit, un sarcome, un carcinome, un épithélioma.
En un mot, nous n'avons pas ici une tumeur kystique,
mais des kystes semés dans la mamelle, envahie de la
périphérie au centre.

Le second caractère n'est pas moins significatif : la
lésion atteint les deux glandes et les kystes sont bilaté-

raux. Je sais bien que souvent ils passent inaperçus dans une des deux mamelles, que les malades ignorent leur existence, que le chirurgien même les méconnaît, mais une palpation attentive me les a toujours fait découvrir dans mes onze observations personnelles. Disons d'ailleurs que chirurgiens et malades s'occupent seulement de la tumeur principale, du kyste prépondérant, et laissent de côté les duretés, les grains de plomb, les nodosités miliaires centrales et périphériques, considérées comme le vestige de quelque mammite ancienne ou comme le résultat d'une sclérose.

Ces deux signes, Messieurs, vous suffisent, mais leur constatation n'est pas toujours facile. La limite est souvent bien indécise entre les grains glandulaires normaux, les acini que l'on sent dans les mamelles maigres, au-dessous d'une peau flétrie ou doublée de peu de graisse, et les plus petites dilatations kystiques. Il n'y a pas nécessairement de grands kystes ; de grandes poches ne se développent pas fatalement ; elles peuvent d'ailleurs évoluer au centre de la mamelle, et sous sa face profonde où le doigt ne les sent qu'avec peine. Ne croyez donc pas à un diagnostic toujours aisé : malgré le nombre déjà sérieux de maladies kystiques que j'ai observées, mon hésitation est parfois bien prolongée. Vous m'avez vu plusieurs fois perplexe pour la femme couchée dans nos salles ; il en a été de même dans la plupart des circonstances.

C'est que la dureté, la résistance ligneuse que présentent ces kystes, même lorsqu'ils atteignent le volume d'une noix ou d'un œuf, est vraiment déconcertante. Votre doigt proteste contre votre jugement qui veut faire de ces tumeurs, semblables à un squirrhe, une poche à contenu liquide. On s'ingénie à trouver la transparence ; on comprend bien qu'elle manque, car les parois sont épaisses et le liquide opaque ou foncé. Mais on compte toujours un peu sur la fluctuation, l'élasticité, qui d'ailleurs ne fait pas régulièrement défaut. Nélaton et moi l'avons perçue dans notre dernière observation : lorsqu'on pédiculisait la mamelle entre le pouce et les doigts de la main gauche, l'index droit, placé sur le point culminant de la tumeur, éprouvait la résistance particulière aux tumeurs liquides. Nous avons, chez la malade de notre service, trouvé la fluctuation par la même manœuvre, mais ici la difficulté était moindre et nous verrons à l'usage si ce mode de recherche a la valeur que nous serions tenté de lui attribuer.

Heureusement qu'il est un autre moyen, infaillible celui-là, qui nous donne le diagnostic sur l'heure et à peu de frais : je veux parler de la ponction exploratrice avec l'aiguille aseptisée de la seringue de Pravaz. On l'enfonce dans une des nodosités, dans un renflement à défaut de tumeur réelle ; on soulève le piston, et on ramène le liquide s'il en existe, et s'il s'agit vraiment d'une dilatation kystique. Ce procédé est élémentaire ; on n'y a cependant presque jamais recours, tant le chirurgien se croit certain d'être en présence d'une tumeur solide. Dans aucun cas je ne l'ai vu pratiquer, et ce conseil, pourtant, traîne dans tous les livres. Pour ma part, je vous dirai : « Ne faites pas un diagnostic de tumeur mammaire sans le contrôler par la ponction. »

Voyez les résultats que nous a donnés une si simple

manœuvre chez la malade de notre service! Nous sentions
des irrégularités, des saillies comparables à des grains
de plomb; qui d'entre nous aurait osé affirmer l'existence de liquide dans leur intérieur? Nous enfonçons
l'aiguille qui ramène un gramme environ de substance
gommeuse; nouvelle ponction en un autre point : issue
nouvelle de liquide. Chez notre dernière malade de la
ville, aucun des chirurgiens qui l'avaient vue n'avait mis
en doute la solidité de la tumeur. M. Guyon nous parlait de son étonnement lorsqu'il sut notre diagnostic et
son contrôle par les quatre ponctions qui nous donnent
chacune un liquide différent, vert, citrin, noirâtre et
brun. Le diagnostic était établi en quelques secondes,
tandis que Nélaton avait dû attendre quinze jours de
compression rigoureuse pour sentir, dans le renflement
le plus gros, un soupçon de fluctuation.

A l'aide de ces signes, vous ne pourrez confondre la
maladie kystique avec aucune autre des affections de
la glande mammaire, car aucune ne vous offre cette diffusion dans une même glande, la bilatéralité de la lésion,
et l'issue d'un liquide par la ponction aspiratrice. Je ne
trouverai d'analogue que la fameuse « maladie noueuse » ;
Phocas nous donne trois observations remarquables de
seins indolores et « grumelotés » ; à droite et à gauche,
ils présentent des nodosités, des renflements dont quelques-uns sont gros comme une noisette ; « des quantités
de petites bosselures dont la consistance est, à peu de
chose près, celle de la tumeur principale. Elles ne sont
séparées les unes des autres que par de petits intervalles; leur situation paraît superficielle, leur volume est
celui de tout petits pois dont la glande serait infiltrée;

si l'on prend la glande entre deux doigts, on constate
que toutes ces bosselures font partie intégrante de la
mamelle qui est, on peut dire, sclérosée. » N'est-ce pas
l'exacte description de notre maladie kystique? Comment notre travail a-t-il pu échapper aux recherches
sagaces d'un investigateur tel que M. Phocas?

D'autant, Messieurs, que la maladie kystique de la
mamelle est une affection très fréquente : mon mémoire
de 1883 était fait d'après cinq observations, bientôt por-
tées à douze par la thèse de Saint-Macary; j'ai recueilli,
pour ma part, six cas nouveaux dont quatre dans les
deux premiers mois de l'année courante. A ma connaissance, il existe déjà près de trente exemples où l'examen de la pièce a été pratiqué. Ils sont dus à nous, à
Verneuil, à Poncet de Lyon, à Maunoury de Chartres,
à Jeannel de Toulouse, à Cluzeau, à Auguste Broca et
Besançon. Et n'oubliez pas que nous laissons de côté
tous les cas anciens, mal étiquetés par les auteurs, et
toutes les observations où nous ne trouvons pas la sanc-
tion de la dissection ou de la ponction aspiratrice. C'est
dire que nous ne nous sommes pas emparé des beaux
exemples fournis par Phocas.

Quelle est l'origine et la structure de ces tumeurs?
Les recherches de Malassez et de Brissaud, confirmées
depuis par les examens de Besançon et de Lion, prouvent qu'il s'agit de véritables épithéliomas ; Brissaud les
nommerait volontiers « épithéliomas kystiques intra-
acineux ». Les kystes volumineux ont des parois minces
dont la face interne, lisse, offre parfois des dépressions
digitales comme si chaque cavité provenait de la dis-

tension d'un système acineux. Leur contenu, nous le
connaissons : c'est un liquide épais, visqueux, noirâtre,
brunâtre ou verdâtre, trouble, chargé de globules hui-
leux ou de cristaux de cholestérine ; dans quelques
kystes, on trouve une sorte de bouillie athéromateuse ;
mais, par contre, le liquide peut être citrin, presque
transparent ; il n'est pas rare de rencontrer des quantités de globules rouges en suspension.

Le microscope permet de suivre le développement du
travail pathologique, des régions à peu près saines aux
lobules les plus malades ; dans les culs-de-sac glandulaires presque intacts, l'épithélium a perdu tout au plus
sa forme cubique et a subi une dégénérescence granulo-
graisseuse ; dans des acini voisins et déjà plus malades,
les cellules cubiques tapissent encore la paroi du petit
kyste, mais la cavité distendue est remplie par des
cellules épithéliales anguleuses, irrégulières, polyédriques et dites par Malassez cellules métatypiques. Ces
cellules polymorphes s'accumulent ; leur masse est
délayée par un liquide que la paroi sécrète sans doute, et
c'est ainsi que, par accroissement progressif, se forment
ces cavités volumineuses qui atteignent les dimensions
d'une noix, d'un œuf, ou même, comme dans un cas de
Maunoury, d'une tête d'enfant.

Ces masses épithéliales renfermées dans les acini
vont-elles franchir la membrane du cul-de-sac et se dif-
fuser au milieu du tissu conjonctif? Malassez ne l'a
jamais observé ; Brissaud est moins affirmatif. En certains endroits, il a trouvé des lésions très avancées, des
cellules atypiques distendant les cavités glandulaires, et
l'étape était bien courte qu'elles avaient à parcourir

pour désagréger la paroi et devenir un de ces épithéliomas de nature franchement maligne, bien connus depuis
les travaux de Valdeyer et Malassez.

On sait en effet que les végétations épithéliales n'ont
aucune tendance à l'envahissement rapide, tant qu'elles
sont contenues par la membrane d'enveloppe des cavités
glandulaires; cette membrane forme une barrière qui
sépare les acini des lacunes et des capillaires lymphatiques, voie naturelle de l'infection. Mais, dès que cet
obstacle est forcé, rien ne s'oppose à la marche progressive de la tumeur qui prend les allures d'un véritable
cancer. Pour bien des auteurs même, le carcinome ne
serait qu'un épithélioma dont les cellules migreraient
dans le tissu conjonctif et s'y creuseraient des cavités
séparées les unes des autres par les travées fibreuses
préexistantes, qui deviendraient ainsi la trame alvéolaire
du carcinome de Virchow.

Une telle anatomie pathologique devrait nous faire
ranger la maladie kystique parmi les affections malignes
de la mamelle, et c'est la conclusion des recherches de
Malassez et de Brissaud. Par bonheur, la clinique ne
semble pas confirmer cette opinion peu rassurante.
Depuis 1878, nous avons opéré sept femmes que nous
connaissons et que nous avons pu suivre : chez aucune
nous n'avons constaté la moindre récidive. Ma première
malade commence maintenant sa neuvième année depuis
l'intervention chirurgicale, et les cicatrices des deux
seins enlevés sont aujourd'hui absolument correctes.
Les opérées de Verneuil, de Maunoury et de Poncet sont
aussi favorisées que les miennes.

Cette absence de récidive serait-elle due, dans nos cas, à une intervention rapide? Aurions-nous opéré de jeunes tumeurs où les cellules des acini n'auraient pas encore eu le temps de détruire la membrane d'enveloppe et de fuser dans le tissu environnant? Nous n'en savons rien, mais nous ne le pensons pas. Nous pratiquons l'ablation de la mamelle lorsque les femmes, effrayées d'une tumeur qui s'accroît, viennent réclamer notre avis. Or la distension du kyste ne prouve rien; son volume, petit ou grand, ne démontre pas que les lésions soient récentes ou anciennes. Quelques grammes de liquide de plus ou de moins dans une cavité ne sont pas le mal; le mal, ce sont les cellules épithéliales atypiques qui remplissent les culs-de-sac et qui menacent d'envahir le tissu péri-acineux : or elles peuvent croître sans bruit et se développer sans fracas.

Et cela est si vrai qu'en 1880, chez ma deuxième opérée, j'extirpe une première mamelle, grosse, dure, bosselée et qui contenait un nombre indéfini de kystes, dont une dizaine avaient le volume d'une noisette ou d'un œuf de pigeon. Un an après, j'enlève la seconde glande beaucoup plus petite, sans cavités distinctes à la palpation; la surface était ridée, chagrinée, grenue et comme criblée de petit plomb. Les deux pièces furent examinées par M. Malassez qui déclara les lésions de la seconde glande beaucoup plus anciennes que celles de la première. Or je dus insister auprès de ma cliente pour obtenir, tant sa mamelle lui paraissait saine, un examen qui ne m'avait pas été demandé.

J'ajoute une autre considération : j'ai toujours trouvé les lésions bilatérales et je crois qu'il n'en est jamais

autrement ; je m'imagine que, si l'on a déclaré l'autre
sein indemne, c'est que l'examen n'a pas été suffisant
et qu'on n'a pas tenu assez compte des rugosités, de
l'état grenu de la glande, voilé, du reste, fort souvent
par une épaisse couche graisseuse. Eh bien ! Maunoury a vu une maladie kystique envahir une mamelle,
trente ans après que Roux avait constaté l'envahissement de la première glande. La bilatéralité presque
immuable de l'affection me fait penser que, depuis
trente ans, la dernière mamelle était prise ; que les
kystes étaient restés petits ; que, très tard, quelques-uns
s'étaient distendus, révélant alors des lésions latentes
jusqu'à ce moment.

Aussi, Messieurs, ma doctrine thérapeutique est encore assez flottante. Faut-il, comme les anatomo-patho-
logistes nous y engagent, enlever les mamelles kystiques? Je crois cette conduite indiquée ; dans un cas,
Cornil a trouvé de véritables alvéoles carcinomateux
dans le sein d'une des malades opérées par Verneuil ;
je sais bien que l'intervention a déjà quatre ans de date
et que M. Valude, qui connaît l'opérée, nous disait récemment qu'il n'y avait pas, chez elle, trace de récidive.
Mais enfin, la chance à courir est trop grande, le cancer
est une affection trop redoutable pour qu'on s'y expose
sans nécessité absolue. Donc, en principe, je suis pour
l'ablation des glandes malades.

Mais je n'ose insister, dans certains cas, avec la vigueur que nous déployons lorsqu'il s'agit de tumeurs
malignes à brève échéance. Une jeune dame de vingt-
trois ans, récemment mariée, est atteinte d'une maladie
kystique ; les deux glandes sont prises ; elle me consulte.

Je n'ai pas encore eu le courage de donner une opinion ferme, et je tiens cette dame en observation. Mon collègue, M. Terrier, s'est trouvé dans une situation analogue à la mienne, et pour la femme d'un confrère ; je crois qu'il s'est décidé pour l'abstention systématique. Je ne saurais l'en blâmer. Songez donc que, pour conseiller à une jeune femme le sacrifice de ses deux seins, il faut en avoir reconnu deux fois l'impérieuse nécessité.

II

Maladie kystique et maladie noueuse.

Messieurs,

Je vous ai entretenus, dans une précédente clinique, d'une affection du sein que j'ai décrite le premier, sous le nom de maladie kystique des mamelles. Au cours de ma leçon, je vous disais qu'un ancien interne des hôpitaux avait tracé, sous le nom de « maladie noueuse », le tableau d'une affection si semblable à la mienne, que, pour moi et jusqu'à plus ample informé, maladie kystique et maladie noueuse étaient une seule et même maladie. Dès lors, deux noms me paraissaient pour le moins inutiles.

M. Phocas a relevé mon assertion et, dans une lettre publiée par le *Progrès médical,* il défend l'autonomie de sa maladie noueuse ; elle est bien elle ; on ne saurait la confondre avec la maladie kystique et l'englober dans la même description. Je vais reprendre devant vous chacun des arguments qu'invoque l'auteur et qui, je dois le dire tout d'abord, me paraissent peu péremptoires.

Vous rappellerai-je, dans ses traits principaux, la maladie kystique de la mamelle? Elle présente trois caractères : le premier, c'est qu'il n'existe pas de tumeur au sens propre du mot; la dégénérescence est générale; dans tous les points de la glande on trouve des nodosités du volume d'une tête d'épingle, d'un grain de plomb, d'un pois, d'une noisette, d'une noix ou même d'un œuf. Lorsque quelque grosseur acquiert un certain développement, le chirurgien méconnaît parfois les granulations secondaires; il s'absorbe dans la palpation de la masse prépondérante, ferme, rénitente, souvent très mobile, et néglige de pratiquer un examen attentif, minutieux, prolongé, qui seul lui aurait révélé l'existence des nodosités adjacentes.

Le deuxième caractère est la bilatéralité presque constante de l'affection. Non seulement une mamelle est hérissée dans toute son étendue et dans tous ses segments de granulations, de nodosités petites ou grandes, mais l'autre mamelle présente les mêmes aspérités; on dirait que les deux seins ont été injectés au suif. D'ailleurs, malgré cet envahissement des deux glandes, il peut exister entre l'une et l'autre les plus grandes différences. Dans l'une on peut trouver une ou plusieurs grosseurs prépondérantes, autour desquelles se presse, pour ainsi dire, la foule des petits satellites, tandis que, dans l'autre, ces masses volumineuses font défaut, et on constate de fines bosselures dans la mamelle « grumeloté » et comme « sclérosée ».

Le troisième caractère est aussi important. Ces grosseurs petites ou grandes, ces renflements, ces nodosités et ces bosselures ont une dureté ligneuse; leur résistance est telle que les cliniciens les plus habiles, les pathologistes les plus compétents ont toujours cru, après les avoir palpées, qu'il s'agissait de tumeurs solides. Or il n'en est rien, et lorsque la glande est enlevée, on voit qu'elle est comme farcie d'une infinité de poches kystiques. Cependant, avant toute opération, le chirurgien peut reconnaître l'existence du liquide que ces cavités contiennent; il n'a qu'à plonger, dans les nodosités les plus accessibles, la fine aiguille de la seringue de Pravaz; lorsqu'on soulève le piston, elle se remplit d'une sérosité limpide, rouge, brune, noire ou verte : les colorations les plus diverses se rencontrent.

Voilà les trois caractères qui suffisent pour établir l'autonomie de la maladie kystique. A ma connaissance, il n'a pas été décrit d'affection de la mamelle présentant ces trois particularités. J'ajouterai que la glande est presque toujours indolore; qu'il y a ou qu'il n'y a pas d'écoulement séreux par le mamelon, que parfois les ganglions de l'aisselle sont engorgés, mais qu'il s'agit d'une tuméfaction banale, inflammatoire sans doute, car on n'y a jamais constaté le moindre tissu dégénéré. La glande est mobile sous les téguments et sur les parties profondes, et la peau n'est ni adhérente ni chagrinée. Ces signes négatifs sont sans importance.

Passons maintenant à « la maladie noueuse » ; mais je n'ai, pour ainsi dire, qu'à rééditer ma description. « On se trouve en présence d'une tumeur mobile dont le volume varie de la grosseur d'une noisette à celle d'une noix, et dont la consistance est ferme, rénitente. Tout près, ou à une distance plus ou moins considérable de la tumeur principale, il existe une grande quantité d'autres bosselures séparées les unes des autres par de petits intervalles, nodosités de la grosseur d'une tête d'épingle à celle d'un petit pois. Leur consistance est la même que celle de la tumeur principale, elles font partie intégrante de la glande mammaire, qui est comme sclérosée; elles sont éparses dans la glande, disséminées sans ordre au milieu du sein; on dirait qu'on a piqué une grande quantité d'épingles dans son épaisseur et qu'on en sent les têtes à travers la peau. » Si nous ajoutons que, d'après les principales observations, l'affection est bilatérale, vous conviendrez avec moi qu'il n'y a pas de différence entre la maladie kystique et la maladie noueuse.

M. Phocas l'avoue et, dans sa lettre au *Progrès médical*, il reconnaît que, « au début », les deux affections peuvent être confondues. Mais, dans ce cas, pourquoi ne pas nous avertir de la possibilité de l'erreur? Puisque maladie kystique et maladie noueuse sont tellement semblables qu'au premier examen il n'y a pas de signes physiques pour distinguer ces deux affections, n'était-il pas indispensable de nous en prévenir? Parler des différences qui séparent la maladie noueuse de l'adénome, du fibrome, c'est bien; mais pourquoi ne pas prononcer le mot de maladie kystique? Je ne m'explique le silence de l'auteur que par l'ignorance de mon mémoire.

Mais, à cette heure, il ne méconnaît plus ce travail; il l'a lu certainement, et sans s'expliquer sur le silence primitif de sa thèse, il prend du moins la question telle que nous l'avons posée. Dans sa récente lettre, il nous dit qu'à côté de notre maladie kystique, il y a sa maladie noueuse : elle a bien le même mode de début, la même étiologie, les mêmes signes physiques, mais la marche est essentiellement différente. La maladie kystique serait progressive, d'un pronostic grave ; elle nécessiterait toujours l'extirpation ; elle peut récidiver. La maladie noueuse est de marche « oscillante », elle procède par poussées ; elle peut guérir spontanément, ou par des moyens thérapeutiques simples. En tout cas, l'intervention chirurgicale n'est jamais nécessaire. Voyons si l'examen attentif des observations légitime des assertions pareilles.

Notre maladie kystique, nous dit-on, est grave : son pronostic est au moins celui des tumeurs « mixtes », et « tiendrait le milieu entre les tumeurs malignes et les tumeurs bénignes ». Ce fait ressort-il de nos observations? Nous avons publié un cas de Monod où, en 1875, on ampute une mamelle atteinte de maladie kystique ; on s'aperçoit que la seconde mamelle est prise aussi d'une affection semblable, mais on n'opère pas. Or, la femme mourut en 1881, c'est-à-dire au bout de six ans « sans récidive de la glande opérée, sans changement appréciable du sein respecté ». Poncet nous parle d'une femme dont il enlève le sein « farci de petits kystes » ; or l'extirpation n'eut lieu que douze ans après le début probable de l'affection. Autre cas du même auteur : « Une dame, âgée de cinquante-huit ans, a été amputée du sein droit, il y a vingt-trois ans, pour une tumeur de même nature que celle qui l'amène dans le cabinet de M. Poncet : depuis quatre ans environ le sein augmente de volume ; on l'opère : kyste de la mamelle. »

Mais voici mieux encore : « Mlle G..., âgée de cinquante-trois ans, reçut à vingt ans — il y a trente-trois ans de cela — un coup sur le sein droit : son médecin constate

la présence d'une petite tumeur. A Paris, Roux trouve
une grosseur du volume d'une aveline, dont il conseille
l'ablation ; elle fut refusée, la tumeur reste stationnaire ;
vingt-cinq ans après, elle se crève, et du liquide s'en
écoule en abondance. Maunoury père voit la malade et
constate aussi l'existence d'une tumeur grosse comme
le poing. Maunoury fils est appelé en 1882 et reconnaît
douze à quinze bosselures distinctes et indépendantes. Il
porte le diagnostic de maladie kystique et propose l'ablation qu'on refuse encore. Un an après, nouvel examen ;
Maunoury palpe le second sein et y trouve aussi des
bosselures. » Ici la maladie kystique a duré trente-
trois ans. Nous pourrions multiplier les exemples et
citer un second fait de Monod, où la mamelle kystique
avait quinze ans de date lorsqu'elle fut enlevée.

On voit donc combien la marche en est lente ; combien
peu elle est celle des néoplasmes malins. Passons à
un autre caractère : la maladie kystique « récidive »,
nous dit-on. Erreur nouvelle ; nous ne connaissons pas
un seul cas de récidive. Nous avons vu, après une ablation incomplète de la glande, les kystes des segments
respectés prendre tout à coup du développement, et nécessiter une opération nouvelle. Mais continuation du
mal ne veut pas dire récidive. La méprise est trop évidente pour que nous ayons besoin d'insister, et, dans les
vingt-trois observations que notre élève Sourice a ras-
semblées dans une thèse récente, il n'y a pas un seul cas
de récidive.

« Jamais la tumeur ne rétrograde, jamais elle ne disparaît spontanément. » Cette assertion n'est vraie qu'en
partie : j'ai vu souvent les mamelles kystiques diminuer

de volume ; les tumeurs principales, parfois spontanément, parfois à la suite du repos ou sous l'influence de la compression, peuvent être moins tendues ; vous avez pu vous en convaincre sur l'une de nos malades de la salle Notre-Dame. C'est parce que la compression avait rendu moins saillants les kystes les plus proéminents qu'une de nos clientes, vue par Guyon, par Nélaton, par Ricard et par Verneuil, a refusé l'extirpation de la mamelle et a regagné son pays. Par conséquent, la tumeur rétrograde ou du moins paraît rétrograder parfois.

Mais il est exact de dire qu'elle ne disparaît pas spontanément, et, des assertions de M. Phocas, celle-là est la seule que nous tenions pour vraie ; dans le diagnostic différentiel qu'il nous trace, l'absence de guérison spontanée serait le seul point qui séparât les deux affections. Ce signe, d'ailleurs, aurait une importance majeure, et nous l'accepterions comme suffisant ; encore faudrait-il qu'il existât dans la maladie noueuse, et que notre contradicteur nous fournît une observation, où la guérison, une guérison légitime et indiscutable, eût été obtenue. Or, j'ai lu avec soin sa lettre et sa thèse, et je n'ai point trouvé cette observation. Jugez-en plutôt.

Et d'abord je rejette les trois cas de « formes frustes » ; nous ne savons pas en vérité ce qu'ils viennent faire dans la maladie noueuse. Il s'agit de tumeurs unilatérales et solitaires, d'un noyau de mammite chronique. Il n'y a là ni nodosités, ni renflements, ni aspérités, ni « aspect grumeloté, ni « sensation scléreuse ». Je rejette encore les observations XX, XXI, XXII et XXIII. La plus longue n'a pas dix lignes, et nous n'y voyons rien de précis sur la marche de l'affection. Des quatre faits qui restent, il en est un, recueilli dans le service de M. Le Dentu, que j'écarte encore : non seulement l'affection est unilatérale, mais il n'y a, dans la mamelle malade, que deux tumeurs, l'une petite, et l'autre grosse ; ce ne sont point là les caractères de la maladie noueuse, et nous connaissons fort bien, pour en avoir publié des cas, des mammites chroniques de cette forme et de cette évolution.

Nous voici donc avec trois faits seulement : deux recueillis dans le service de M. Trélat, et un dans celui de M. Tillaux. Dans ces trois cas, l'affection est bilatérale et les deux seins sont hérissés de granulations, de nodosités, de renflements de volume variable. Eh bien ! dans ces trois cas, le mal a-t-il disparu ? Une fois, la femme dit bien qu'à une époque « l'état granuleux s'est dissipé » pour reparaître plus tard. Mais nous savons ce que valent les affirmations des malades. Nous voudrions que l'interne, à défaut de son chef de service, eût vu disparaître la tumeur. Or il n'en est rien, et si, sous ses yeux, elle a diminué, si elle s'est affaissée, ce que nous admettons fort bien et ce qui se rencontre dans la maladie kystique, jamais, dans aucune des trois observations, on n'a vu les nodosités se résorber et la mamelle reprendre son aspect normal.

Voilà comment s'évanouit le diagnostic différentiel et comment je puis revenir à mon affirmation première : la maladie noueuse n'est autre que la maladie kystique débaptisée, amoindrie, châtrée de son anatomie pathologique absente dans le mémoire de M. Phocas, qui n'a jamais pu étudier la lésion de sa prétendue maladie noueuse ; jamais même il n'a pratiqué une ponction aspiratrice, l'exploration la plus élémentaire de toute biopsie. Il ne sait donc pas, à cette heure, si ces nodosités sont solides ou liquides. Or vous n'ignorez point combien cette exploration est nécessaire!

Vous trouverez dans la thèse de Brissé-Saint-Macary une observation bien intéressante, car elle sort du service de mon distingué collègue, M. Tillaux. Une femme de quarante-neuf ans entre chez lui pour une tumeur de la mamelle gauche, la seule qui lui reste, car la droite a été amputée quatre ans auparavant. M. Tillaux croit à une mammite, et fait exercer une compression méthodique sur la tumeur, mais sans résultat : la malade meurt d'une pneumonie intercurrente. L'autopsie montre que « cette tumeur était constituée par une agglomération de kystes en nombre considérable, et de volume variable; ces kystes étaient remplis d'un liquide citrin légèrement filant ». M. Tillaux, nous dit-on, croyait n'avoir jamais observé notre maladie; nous sommes heureux de lui rappeler ce fait de sa propre pratique.

M. Tillaux n'est pas le seul qui soit passé à côté d'une maladie kystique sans la reconnaître : le diagnostic n'en est pas toujours facile, et même lorsqu'elle présente nettement ses caractères pathognomoniques, la diffusion des tumeurs et la bilatéralité de la lésion, on peut la confondre avec une glande infiltrée de fibromes ou de lipomes multiples. Il est même malaisé parfois de la distinguer d'une mamelle saine dont les lobules sont bien séparés et distincts sous un pannicule graisseux mince et dont la surface est hérissée d'acini un peu saillants. Mais la ponction avec la seringue de Pravaz lèvera toute incertitude.

C'est elle encore qui établira le diagnostic dans les cas de fibromes multiples. Cette affection singulière n'est pas absolument rare et, deux fois, à ma connaissance, la « fibromatose » a été prise pour une maladie kystique ; une première fois l'erreur fut commise par mon collègue Terrier qui enleva la glande et la trouva farcie de tumeurs circonscrites, d'une dureté ligneuse et où le microscope ne découvrit que du tissu fibreux ; une seconde fois, notre ami le Dr Fontorbe, de Rochefort, amputa les deux mamelles irrégulières, bosselées, et que la malade comparait à des « champs de pommes de terre » ; il s'agissait encore de fibromes.

Il existe aussi des lipomes multiples de la mamelle ; nous en avons actuellement un cas dans nos salles et l'observation en est curieuse : une blanchisseuse de quarante-trois ans nous est envoyée comme atteinte de maladie kystique ; elle est d'une bonne santé habituelle, bien que l'auscultation révèle, dans les deux sommets, une expiration prolongée et rude ; la voix est un peu enrouée et il y a eu de légères hémoptysies. Rien à noter du côté des seins si ce n'est que, il y a vingt-trois ans, après un accouchement gémellaire, ils devinrent durs et engorgés, mais sans abcès consécutifs ; et, depuis cette époque, aucune particularité ne s'est montrée.

Au milieu de l'année courante, son attention fut appelée vers le sein droit par un écoulement sanglant au niveau du mamelon et par des douleurs assez vives irradiées vers l'épaule et le bras ; la malade effrayée vint nous consulter, et nous constatons, sur la peau normale qui recouvre les mamelles, une foule de petites tumeurs enchâssées dans la glande et dont le volume et la forme

sont très variables; les plus grosses rappellent une noisette, les plus petites un grain de chènevis; on les sent
aussi bien à droite qu'à gauche, et je songeais aussi à une
maladie kystique ; mais deux particularités m'intriguaient
un peu : plusieurs de ces tumeurs, au lieu d'être nettement sphériques, sont aplaties d'avant en arrière ; puis
elles sont molles, dépressibles, presque fluctuantes ; elles
n'ont en rien la dureté ligneuse caractéristique des kystes
de la mamelle.

Je plonge l'aiguille de la seringue de Pravaz dans une
de ces tumeurs; l'aiguille paraît libre dans une cavité,
mais aucun liquide ne s'écoule; je ponctionne ainsi
trois ou quatre saillies sans obtenir même une goutte de
sérosité; alors, grâce à une injection préalable de
quelques centigrammes de cocaïne, je puis, sans douleur,
inciser la peau sur une de ces tumeurs qui s'énuclée
et jaillit pour ainsi dire au dehors. La masse qui s'é-
chappe est régulièrement arrondie, jaune, et paraît être
un petit lipome nettement encapsulé. J'ai répété trois
fois, sur chacun des deux seins, cette innocente extirpation et, chaque fois, l'examen à l'œil nu et l'investigation
microscopique ont prouvé qu'il s'agissait bien d'une tumeur graisseuse pure, sans adjonction aucune d'éléments sarcomateux ou myxomateux.

Je tenais, Messieurs, à vous montrer que le diagnostic
est souvent fort délicat : votre religion doit être suffi-
samment éclairée sur ce point et j'en reviens à notre
discussion. Ai-je besoin d'ajouter de nouvelles preuves
pour vous convaincre de l'inanité des objections qu'on
nous oppose? Vous avez vu que les trois seules obser-

vations qui se rapportaient au type de la maladie noueuse, sont pour nous des maladies kystiques, et que pas un signe, pas un caractère physique ou évolutif ne permet de distinguer l'une de l'autre. Mais une explication devient nécessaire et vous me demandez pourquoi, puisque j'admets la bénignité de la maladie kystique, je ne me contente pas, comme mode de traitement, de l'abstention pure et simple?

Je ne le fais point, parce que si, dans l'immense majorité des cas, la maladie kystique est une affection à évolution lente; si on l'a vue rester stationnaire dix ans, vingt ans, trente ans; s'il n'existe pas à cette heure un seul fait où l'on ait constaté la généralisation et l'envahissement ganglionnaire, il n'en est pas moins vrai que dans un cas sûrement, et peut-être dans trois sur vingt et quelques observations, la tumeur s'est transformée en squirrhe. Vous savez que la doctrine chirurgicale actuelle tend de plus en plus à ne pas laisser traîner dans les mamelles un néoplasme, fût-il réputé bénin, car, vers l'âge des cancers, tout foyer peut donner naissance à une tumeur maligne. Il y a là une responsabilité que je ne veux pas encourir, et voilà pourquoi, avec les tempéraments que je vous ai exposés dans la précédente clinique, j'adopte encore l'extirpation comme la règle la plus générale.

III

Mastites chroniques et cancer du sein.

Messieurs,

Les abcès chroniques de la mamelle et les phlegmons à marche subaiguë sont d'un diagnostic fort difficile : on confond souvent les premiers avec des squirrhes et les seconds avec des encéphaloïdes du sein. L'erreur a été fréquemment commise, et nombre de chirurgiens ont amputé une tumeur qu'une simple incision aurait pu guérir. Aussi me semble-t-il utile de vous rappeler ici quelques observations qui jettent un peu de jour sur une question encore fort obscure.

Le squirrhe de la mamelle se caractérise par un noyau de volume variable dont le tissu semble se confondre avec la trame glandulaire. Les limites en sont indécises et l'on ne peut dire bien nettement où il commence et où il finit. La dureté en est ligneuse ; il est bosselé et présente des travées, des prolongements plus ou moins étendus qui lui ont valu sa comparaison avec un crabe et son nom de cancer rameux. Son adhérence avec les parties voisines est précoce : il fait bientôt corps avec les tissus profonds, aponévroses, muscles et squelette, mais surtout avec les tissus superficiels, avec la peau qui s'indure et qu'on .ne peut plus plisser. Cette adhérence a pour conséquence la rétraction du mamelon et ce pointillé spécial, cet aspect rugueux et comme chagriné du tégument, que l'on appelle « peau d'orange ». Dès lors, les ganglions lymphatiques de la région axillaire sont pris ou vont se prendre.

Il y a deux ans, je fus emmené par mon collègue, le docteur Blachez, chez une dame d'une quarantaine d'années dont le sein droit était envahi par une tumeur qui nous offrait à peu près tous ces signes : la masse, du volume d'un petit œuf, et située dans le segment supérieur de la glande, était sans limites précises ; sa trame se perdait par transition insensible dans le parenchyme environnant ; sa consistance était squirrheuse et sa forme irrégulière ; elle était bien mobile sur les muscles sousjacents, mais elle adhérait à la peau épaissie, implissable et chagrinée. La chaîne ganglionnaire de l'aisselle était envahie. Nous allions opérer ce prétendu cancer lorsque survient une hémoptysie grave : les crachements de sang se multiplient et les signes d'une tuberculose pulmonaire, encore latente, ne tardent pas à s'accuser. Un jour, nous apprenons que la tumeur s'est tout à coup ouverte et a donné issue à une grande quantité de matière puriforme : nous avions affaire à un abcès chronique d'origine tuberculeuse.

Nous avons observé, cette année même, à l'Hôtel-Dieu, une femme couchée au n° 3 de la salle Notre-Dame. Il y a trois ans, après le sevrage de son avant-dernier enfant, et lorsque la mamelle était encore en lactation, une tumeur se développe à la partie externe du sein droit, dure, bosselée, perdue au milieu du tissu glandulaire avec lequel elle se confond. Pendant une grossesse nouvelle, le néoplasme augmente de volume, et nous l'examinons alors : aux caractères déjà signalés s'ajoutent une indolence parfaite, l'absence de fluctuation ; elle adhère aux téguments par des brides profondes et l'on retrouve l'aspect particulier de la peau d'orange ; les ganglions de l'aisselle sont engorgés. S'agissait-il d'un cancer ? Plusieurs le pensaient, mais cette femme n'avait que trente ans ; elle a eu des hémoptysies ; un de nos collègues de médecine a constaté, au sommet des poumons, l'existence d'un peu de rudesse et de l'expiration prolongée : pour ma part, je croyais à un abcès chronique d'origine tuberculeuse et j'allais m'en assurer, lorsqu'un soir la malade est partie et nous ne l'avons pas revue.

Dans sa thèse inaugurale, Dubar nous donne une troisième observation du service de M. Le Dentu : femme de vingt-trois ans, nettement strumeuse, qui, dix mois après avoir sevré son enfant, voit apparaître, à la partie externe et supérieure de la mamelle, une grosseur du volume d'une amande ; elle augmente et atteint les dimensions d'un œuf de poule ; la surface en est hérissée de petites saillies granuleuses. A ce niveau, la peau a perdu sa souplesse ; le mamelon est rétracté. Cependant M. Le Dentu, tout en faisant quelques réserves motivées par la rigidité des téguments et la rétraction du mamelon, conclut à l'existence d'un abcès froid ; il s'appuie surtout, pour affirmer son diagnostic, sur le développement antérieur de gommes scrofuleuses. Il incise et une matière puriforme s'écoule.

Dans ces trois observations, une fluctuation nette faisait défaut ; si cependant il s'agissait de collections puriformes, ne devait-on pas trouver l'élasticité, la rénitence, la fluctuation des tumeurs liquides? Il faut bien savoir qu'elle peut manquer : tant que l'abcès reste entouré d'une coque glandulaire, la collection conserve une dureté ligneuse. Auguste Bérard et, après lui, Nélaton, ont beaucoup insisté sur ce point, qui explique la méconnaissance fréquente des abcès chroniques et leur confusion presque nécessaire avec les néoplasmes solides. Je puis en citer quelques observations des plus nettes et rien ne me serait plus facile que d'en augmenter le nombre : tous les chirurgiens de quelque pratique en ont recueilli plusieurs cas.

Je suis consulté il y a un an pour une dame qui venait de dépasser la trentaine et dont le sein droit, six semaines après un sevrage, se montrait distendu par une tumeur du volume d'une mandarine; elle avait été examinée au préalable par un de mes collègues des hôpitaux qui, sur les rapports de continuité du néoplasme avec le tissu glandulaire, sur sa dureté squirrheuse, sur son adhérence à la peau pointillée qu'on ne parvenait pas à plisser par le pincement, avait conclu à un cancer dont l'extirpation devait être rapide. La jeune femme, très pusillanime, n'avait pu se résoudre à l'opération; elle laissa s'écouler des semaines, n'osa plus aller revoir son premier conseil et s'adressa à moi. A ce moment le diagnostic était moins difficile, car le tissu mammaire, qui enkystait le pus, s'était laissé franchir et je trouvai, sous la peau, une petite plaque rouge, amincie, dépressible, quoique tendue sur un orifice comme pratiqué à l'emporte-pièce; un coup de pointe donna issue à du pus. Malheureusement la malade ne me permit pas de pratiquer une contre-ouverture plus déclive, et aujourd'hui, à la partie externe et supérieure du mamelon, persiste une petite fistule d'où s'écoule de la sérosité grumeleuse.

Au commencement de janvier, un de mes confrères m'amène une jeune femme de vingt-neuf ans, forte, vigoureuse, superbe, d'une santé exubérante. Elle porte, dans la région externe du sein droit, une tumeur qui fait corps avec la mamelle. Elle est régulièrement ovoïde, mais la surface en paraît hérissée d'aspérités qui rappellent les grains glandulaires distendus. Son volume est celui d'un œuf de poule ; sa consistance est ligneuse. Les plus actives recherches ne permettent de constater ni élasticité, ni rénitence, ni fluctuation, ni rien qui puisse faire croire à une collection liquide. Deux ou trois petits ganglions sont engorgés dans l'aisselle ; du reste, la peau, de coloration normale, unie, sans pointillé, est mobile sur le néoplasme ; le mamelon, bien conformé, est saillant ; il n'existe pas de douleur spontanée ou provoquée ; à peine notre malade éprouve-t-elle une sensation de gêne depuis l'accroissement rapide que la tumeur a pris. Un de nos collègues des hôpitaux le plus en vue, avait conclu à un cancer, et jour était pris pour l'opération.

Lorsque je fus consulté, j'ignorais cette visite et ce diagnostic. J'étais fort perplexe : le jeune âge de la malade, l'absence d'adhérence à la peau malgré le volume de la tumeur, l'extrême régularité de son ovoïde, l'intégrité du mamelon, m'inspiraient quelques doutes sur la malignité du néoplasme. Malgré sa dureté ligneuse, la consistance extrême qui devait faire conclure à une tumeur solide, je plongeai l'aiguille de la seringue d'Anel au milieu de la glande et, à ma grande joie, le corps de la seringue se remplit d'une matière puriforme que l'examen microscopique montra formé de leucocytes et de globules de lait. La nature de ce liquide confirmait l'histoire que nous racontait la patiente : accouchée il y a six ans, elle avait nourri son enfant pendant dix-huit mois et la mamelle droite était encore engorgée lorsque apparut et se développa la tumeur froide et indolore prise par notre collègue pour un cancer. La ponction, l'évacuation du liquide et une injection d'éther iodoformé ont été notre traitement unique et efficace.

Mon ami Charles Nélaton me communique une observation analogue : une campagnarde de trente-huit ans le consulte pour une tumeur du sein gauche. En février 1886, elle avait fait une fausse couche à la suite de laquelle la montée du lait fut régulière; trois mois après, en mai, une bosselure apparaît sur la partie interne et supérieure de la glande et, en juillet, la tumeur, un peu douloureuse, s'étale dans le segment supérieur de la mamelle. Un de nos collègues, médecin des hôpitaux, croit à un cancer et ordonne une pommade à base iodurée; mais l'accroissement n'en continue pas moins, et la malade vient à Paris où Nélaton constate l'existence d'une masse indurée, presque squirrheuse, recouverte d'une peau souple, sans veinosités apparentes, sans pointillé et sans adhérence.

Cette tumeur s'est substituée à la partie supérieure de la mamelle avec laquelle elle se confond en bas par une transition insensible; on ne saurait dire où commence l'une et où finit l'autre. Elle est d'ailleurs uniformément résistante et, en aucun point, on ne trouve une dépressibilité particulière ou quelque trace de fluctuation. Le mamelon n'est pas rétracté, l'aisselle est libre, et les douleurs, fort légères, ne surviennent qu'à l'approche des règles. Nélaton soupçonne l'existence d'une inflammation chronique et applique une compression rigoureuse pendant vingt jours. Lorsqu'il enlève l'appareil, il croit d'abord la tumeur disparue, mais un examen plus attentif fait reconnaître un point où l'on perçoit une rénitence obscure. Une ponction exploratrice ramène du pus que libère une incision franche. Le doigt peut alors pénétrer dans une poche rétro-mammaire à parois lisses comme celles d'une cavité séreuse.

Ces observations ne sont pas nouvelles et les classiques, Astley Cooper et Velpeau, en ont signalé de semblables. Ces abcès chroniques préoccupaient Dolbeau, qui nous en parlait en 1875 dans ses cours de la Faculté. En 1876, ce clinicien distingué inspirait à son élève Victor Bardy une thèse malheureusement trop rapide, mais où l'on trouve douze cas dont quelques-uns présentent un très grand intérêt. Ils sont dus à Astley Cooper, Velpeau, Dolbeau, Johnson et Chassaignac. Adolphe Richard en publie deux faits dans sa chirurgie journalière et Dubar, dans son mémoire sur la tuberculose mammaire, en relève d'autres exemples. Le moment serait opportun de refaire à nouveau le travail de Bardy avec des données plus précises et sur des bases un peu plus larges.

Mais déjà, de ces observations, se dégage l'extrême

difficulté du diagnostic. Les abcès chroniques de la mamelle sont méconnus et presque tous les chirurgiens s'y sont trompés. Benjamin Brodie, Astley Cooper, Dupuytren, Roux, Marjolin et Laugier, Velpeau, pour ne citer que les morts, ont amputé, ou failli amputer, des mamelles qu'ils croyaient squirrheuses et dans l'épaisseur desquelles ils trouvèrent une collection purulente. Comment d'ailleurs ne pas s'y tromper en ne tenant compte que des signes physiques de l'affection? La tumeur n'est-elle pas indolente comme la plupart des cancers, son évolution n'est-elle pas froide, son développement insidieux? Elle est dure, bosselée, sans fluctuation, la peau est de coloration normale, parfois adhérente, chagrinée et pointillée comme celle du squirrhe le plus légitime.

L'absence de fluctuation surtout est faite pour frapper : nous ne pouvons croire à une collection liquide quand nos doigts rencontrent une consistance ligneuse. Que de fois, dans des kystes de la mamelle, j'ai cherché un soulèvement, une transmission de pression qui pût me faire conclure à la présence d'une collection liquide dont d'autres signes m'indiquaient la réalité, et cela sans réussir à trouver autre chose qu'une masse sans élasticité et sans rénitence ! Il faut que la notion de cette dureté presque constante des abcès chroniques soit définitivement fixée dans notre mémoire pour qu'une fausse sensation ne fasse pas dévier notre diagnostic. Sachons surtout que nous avons tout droit d'enfoncer dans la tumeur une aiguille exploratrice aseptique; cette ponction, absolument innocente, nous fournit seule des renseignements précis sur l'absence ou la présence d'une collection liquide. En vérité, j'ignore pourquoi la ponction de la mamelle n'est pas mieux entrée dans nos mœurs chirurgicales.

Un autre enseignement découle de nos observations : l'influence incontestable de la lactation sur le développement des abcès chroniques. Dans tous nos faits, ou du moins dans presque tous, une tumeur est apparue quelques jours, quelques semaines ou même quelques mois après un accouchement normal, un allaitement régulier, un sevrage, ou bien un avortement suivi d'une montée de lait. Parfois, comme dans notre observation principale, la grosseur ne s'est montrée qu'au bout de six ans ; disons plutôt qu'elle ne s'est révélée qu'à cette époque par l'accroissement qu'elle a pris tout à coup. Elle existait sans doute, petite et perdue au milieu de la glande, lorsqu'une irritation plus vive, une sécrétion plus abondante a provoqué une tuméfaction rapide et l'a fait pour ainsi dire émerger. Rappelons d'ailleurs que, même à cette heure, la sécrétion lactée n'est pas encore tarie chez notre jeune femme et que, à la pression, on voit sourdre, sur les deux mamelons, quelques gouttes d'un liquide blanc.

Il faut faire un appel sérieux aux futurs examens cliniques, à des recherches bactériologiques et anatomo-pathologiques nouvelles : elles nous fourniront sans doute quelques renseignements sur l'origine, la nature et la pathogénie de ces abcès chroniques. On pourrait, ce me semble, les diviser déjà en trois classes distinctes ; dans la première nous mettrions les collections consécutives au ramollissement d'un noyau caséeux intra-mammaire et nos trois premières observations correspondent évidemment à ce premier type. La deuxième classe comprendrait les abcès chroniques développés dans un conduit galactophore : il s'agirait d'une oblitération d'un canal excréteur où s'accumuleraient, avec les leucocytes, les produits de la sécrétion lactée, et notre collection serait, en définitive, l'ancien galactocèle. N'en était-il pas ainsi dans notre observation personnelle et dans celle de M. Nélaton? Dans notre cas, l'examen histologique démontre l'existence de globules de lait au milieu de leucocytes et dans celui de M. Nélaton, le doigt introduit dans la cavité trouva une paroi lisse, régulière et semblable à une membrane séreuse.

Dans notre troisième variété, on aurait affaire à un phlegmon chronique au sens propre du mot : les phénomènes inflammatoires se déroulent alors sans fracas, d'une manière insidieuse, avec un minimum de rougeur, de chaleur, de douleur et de congestion : il se passerait ici quelque chose de semblable à ce que l'on observe pour certains abcès au déclin d'une éruption furonculeuse : une tumeur globuleuse apparaît où la douleur est presque nulle ; la réaction est des plus faibles ; la masse indurée suppure à peine, bien que ses parois œdémateuses ne reprennent qu'au bout d'un très long temps leur souplesse primitive. L'observation suivante, que nous venons de recueillir à l'Hôtel-Dieu, correspondrait à ce troisième type.

Une robuste journalière de trente-huit ans nous consulte pour trois abcès successifs développés à la suite d'un sevrage ; ils siègent dans la région externe du sein gauche. Ils sont ouverts largement, lavés au bi-iodure de mercure, drainés et guéris. Notre opérée allait nous quitter lorsque nous trouvons, dans le segment interne de la mamelle, une tumeur du volume d'une noix, immobile, enchâssée dans la glande et d'une extrême dureté. Elle est adhérente aux téguments pointillés, implissables et qui présentent tous les caractères de la peau d'orange. Le mamelon est un peu rétracté et les ganglions de l'aisselle sont pris, au nombre de deux ou trois. Le néoplasme d'ailleurs s'est développé insidieusement ; il est indolore et c'est nous qui en révélons l'existence à notre malade. Nous prescrivons le pansement ouaté compressif ; il modifie rapidement la masse qui se résolvait en quinze jours, mais nos craintes avaient été grandes.

Ces formes, essentiellement chroniques, ne peuvent être confondues, nous l'avons dit, qu'avec le squirrhe de la glande ; il n'en est pas de même des variétés subaiguës que l'on a prises parfois pour des encéphaloïdes. J'ai, dans mon service, une femme de vingt-neuf ans, accouchée depuis dix-sept mois : elle nourrissait encore lorsque, il y a deux mois, elle ressent, dans la mamelle, à droite, quelques douleurs vagues. La glande gonfle d'une manière uniforme ; la peau est partout rosée, sans traînées, sans places d'aspect lymphangitique ; elle est un peu œdémateuse et paraît adhérente aux couches profondes. On ne peut la plisser, et sa surface se recouvre, lors du pincement, d'un pointillé très accusé. La mamelle est volumineuse, proéminente et pesante ; sa surface est bosselée ; nulle part on n'y trouve de partie ramollie et un point où la pression réveille une souffrance plus vive.

Évidemment, la lactation antérieure, le sevrage qui

a précédé le gonflement mammaire nous faisaient croire à une mastite ; l'examen de l'autre sein, engorgé aussi, quoique d'une façon moindre, nous affermissait dans ce diagnostic qu'a confirmé l'amélioration rapide, obtenue par la compression. Mais j'observais en même temps, chez une dame d'une cinquantaine d'années, une tumeur qui ressemblait fort à celle-là. Tout le sein gauche était distendu par une masse irrégulière, bosselée, dure ; la peau, un peu rose, semblait étirée à sa surface ; comme chez notre nourrice, la glande avait pris, en deux mois, ce volume énorme, sans plus de douleur, et avec une réaction inflammatoire égale. L'ablation nous a montré les lobules envahis et distendus par des kystes proliférants de Paget ; quelques-uns atteignaient le volume d'un gros œuf.

Au commencement de l'année, nous avions, à l'Hôtel-Dieu, une cantinière de cinquante-cinq ans, qui constate, trois mois avant son entrée à l'hôpital, une tumeur un peu douloureuse vers la partie externe du sein droit. Elle était du volume d'une noisette ; puis elle s'accrut progressivement en provoquant plutôt de la gêne que de la douleur. La malade nous consulte, et nous trouvons la peau de la mamelle, normale dans sa moitié supérieure, un peu rosée dans le segment inférieur. Prise à pleines mains, la tumeur semble occuper toute la glande, inégale, mamelonnée et d'une pesanteur remarquable ; sa consistance est dure ; en aucun point elle n'est fluctuante, et l'aisselle est remplie par une masse de volumineux ganglions. Plusieurs de nos futurs collègues, candidats au Bureau central, crurent à une encéphaloïde à marche rapide.

L'évolution de la tumeur devait bientôt ruiner cette hypothèse : la peau du segment inférieur devient tout à coup œdémateuse, rouge et chaude ; des élancements violents, une douleur contusive se manifestent avec une intensité telle que la malade réclame une intervention immédiate. J'accédai d'autant plus à ce vœu que déjà, lorsqu'on refoulait la mamelle, on tendait la peau comme si elle était soulevée par un liquide compris entre le thorax et la glande, et chassé vers le tégument. Une incision donna issue à une quantité énorme de pus crémeux, et, dès le lendemain, notre opérée, dont l'état général était inquiétant jusque-là, n'avait plus de fièvre ; elle reprenait son appétit, et nous disait même, avec ses locutions de cantinière, « qu'elle avait la maladie du renard : qu'elle voulait manger une poule ».

Charles Nélaton nous fournit deux observations plus intéressantes encore, car la forme est restée subaiguë : lorsqu'il était interne du professeur Richet, une malade entre dans le service pour une énorme tumeur du sein que lui et plusieurs de nos collègues, en particulier Richelot, Quénu et Jalaguier, prirent pour un cysto-sarcome. Un vieux praticien fort instruit, le docteur Ferraton, résistait cependant à ce diagnostic ; il remarquait que la femme avait sevré six semaines auparavant, et qu'une pression continue faisait jaillir, par les pertuis du mamelon, quelques gouttes de lait. Pourquoi ne s'agirait-il pas alors d'un abcès à marche subaiguë ? On suspend l'opération : au bout de quelques jours, la fluctuation devenait évidente, et une incision donnait issue à une quantité de pus fort considérable.

Observation semblable l'année passée : A Beaujon,

entre une femme d'une quarantaine d'années, qui avait sevré son enfant depuis cinq mois environ. Deux mois après, se développe une tumeur qui, par son volume, sa consistance, sa forme, l'état de la peau sus-jacente, l'adénopathie axillaire, était, en tous points, semblable à un encéphaloïde; de fait, ce fut le diagnostic du chef de service et de trois jeunes chirurgiens des hôpitaux, qui, le lendemain, examinaient la malade. Mais bientôt les téguments deviennent chauds et rosés, le néoplasme se ramollit en un point où la fluctuation s'accuse; on incise; un flot de pus jaillit, et, en deux semaines, la guérison était complète. .

Nous trouvons, dans la thèse de Phocas, deux observations non moins remarquables. Une concierge de trente ans entre dans le service de Le Fort pour une affection du sein. La dernière de ses couches remonte à dix mois; elle allaite un mois son enfant. Or, il y a trois semaines environ, — huit mois après le sevrage, — des démangeaisons surviennent dans le sein gauche, où notre malade trouve une tumeur du volume d'un œuf. Lors du premier examen, la mamelle est beaucoup plus grosse que celle du côté droit; la peau est sillonnée de quelques veinosités; le mamelon est rétracté légèrement. Quant à la tumeur, elle est mobile sur les parties sous-jacentes, indolente, bosselée et dure; les ganglions de l'aisselle sont engorgés. M. Le Fort conclut à l'existence d'un cancer, qu'il traite par la compression; elle ne put être tolérée. Au bout de sept jours, la fluctuation apparaît; il incise, et une quantité énorme de pus phlegmoneux s'écoule; la guérison était obtenue en quatre jours. .

Observation semblable de **M. Le Dentu** : journalière
de vingt-quatre ans qui prend froid un mois et demi
après ses couches; dès le lendemain, lourdeur dans le
sein gauche et douleur irradiée vers l'aisselle; le sein
augmente et l'on constate, dans le segment inférieur de
la glande, une tumeur ferme, nullement fluctuante. La
peau qui la recouvre est souple et mobile; le mamelon
n'est pas rétracté; l'aisselle est libre de ganglions. Cette
mamelle lourde, gonflée, volumineuse, avait la fermeté
d'une tumeur fibreuse ou sarcomateuse. Cependant on y
ressentit, pendant quelques jours, un soulèvement ou
même une fluctuation obscure qui disparut bientôt. Le
gonflement diminue, et lorsque la malade quitte l'hôpital, il ne reste qu'un noyau indolore, lobulé et moins
dur que n'était la tumeur au début.

De ces nombreuses observations, on peut tirer un
enseignement clinique général; c'est que les signes dé-
cisifs, irrécusables, pathognomoniques, comme on dit,
n'existent guère ou n'existent pas. Pour ce qui est des
caractères qui nous permettent de distinguer les abcès
chroniques et subaigus des squirrhes et des encéphaloïdes, ils sont souvent insuffisants et précaires; aussi
ne faut-il pas se contenter de l'examen actuel : les débuts
du mal et son évolution fourniront parfois des indications précieuses, dont la plus importante sera d'établir
si la glande est ou n'est pas en état de lactation.

IV

De l'intervention chirurgicale dans les cancers de la mamelle.

MESSIEURS,

En moins de quinze jours, il nous est entré cinq femmes atteintes de tumeurs malignes de la mamelle ; quatre ont été ou vont être opérées : la cinquième ne le sera pas. Je viens tenir la promesse que je vous ai faite d'exposer, au sujet de ces malades, les règles qui dirigent notre intervention.

On sait que les cancers de la mamelle sont des tumeurs qui ne guérissent jamais spontanément : abandonnées à elles-mêmes, elles progressent, se généralisent et ont pour conséquence la mort ; d'autre part, les médecins se sont, jusqu'à cette heure, déclarés impuissants ; ils n'ont pas d'applications externes, de remèdes et de médicaments pour faire disparaître ou seulement pour enrayer le mal. Les chirurgiens, eux, peuvent extirper le néoplasme, et le bistouri en a vite raison ; mais l'observation démontre que ces cancers enlevés récidivent et, d'ordinaire, si vite, que le problème se trouve posé dans ces termes : notre intervention est-elle nuisible ou utile ?

Les uns ont répondu oui, et les autres non; le plus grand nombre, maintenant, disent à la fois oui et non et me paraissent en cela dans le vrai; dans certains cas en effet, l'intervention est détestable : elle peut hâter les progrès du mal et donner une sorte de coup de fouet à la marche du néoplasme, sans aucune espèce de compensation possible, car la récidive est de rigueur. Ces cas sont très connus, et il n'est pas de chirurgien qui tente une opération dans les circonstances que nous allons énumérer :

Le cancer est généralisé : non seulement la mamelle et les ganglions de son territoire lymphatique sont atteints, mais il existe des noyaux ailleurs, dans les poumons ou les plèvres, dans le foie, dans l'utérus ou dans les os; à quoi servirait l'extirpation du sein? les autres tumeurs continueraient leur œuvre destructrice et emporteraient aussitôt la malade, plus tôt même, car l'ébranlement de l'opération, sans compter ses dangers, ne serait pas pour fortifier un organisme déjà débilité par la cachexie. La contre-indication est donc formelle et les interventions auxquelles le chirurgien a pu parfois être conduit, tendent alors, non à faire rétrograder le cancer, mais à combattre quelque complication : douleurs inapaisables ou hémorragies incoercibles. L'opération est palliative et non curative.

Mais n'oubliez pas, Messieurs, que ces généralisations ne sont pas toujours reconnues au premier coup d'œil; qu'il faut les chercher, les dépister même. Une cancéreuse peut n'être point cachectique que déjà un organe profond est atteint. Une vieille dame de soixante-dix ans allait être opérée d'une tumeur de la mamelle, lorsqu'elle tombe dans sa chambre avec une fracture spontanée de la cuisse. Je trouvai sans peine un noyau secondaire dans la diaphyse fémorale, noyau méconnu, et qu'ignorait le médecin qui proposait l'extirpation. Aussi, avant d'intervenir, un examen sérieux est de rigueur, et l'on se rappellera que si tous les viscères et tous les os peuvent être envahis secondairement, les poumons, les plèvres, et le foie le sont le plus souvent; bien loin en arrière viennent le péritoine, les ovaires, les reins, le crâne, les côtes, le sternum; la colonne vertébrale n'est prise que très exceptionnellement, mais ses cancers sont redoutables par les douleurs qu'ils provoquent trop souvent.

Autre cas où l'intervention est contre-indiquée : le cancer, bien que localisé encore, a dépassé certaines limites : vers l'extérieur, la peau est prise dans une grande étendue; vers la profondeur, le muscle grand pectoral, la paroi thoracique même sont envahis; enfin, en haut, du côté du bras et du cou, non seulement les ganglions axillaires sont atteints, mais encore les ganglions sus-claviculaires. Une seule de ces constatations suffit au chirurgien pour lui prescrire l'abstention absolue; qu'en serait-il donc, et ces cas ne sont pas rares, lorsque ganglions sus-claviculaires, paroi thoracique et large portion de la peau sont simultanément dégénérés?

Examinons chacune de ces lésions séparément : et, d'abord, la peau. Il est bien rare qu'elle ne soit pas atteinte; elle l'est même sans doute avant les ganglions; les lymphatiques, par la voie desquels se fait l'envahissement cancéreux, vont de la portion de la glande malade au réseau sous-aréolaire anastomosé avec le réseau

cutané ; les éléments morbides circulent donc bientôt dans
les vaisseaux blancs tégumentaires, et y provoquent ces
altérations connues depuis longtemps sous le nom de
« peau d'orange ». A côté de cette dégénérescence très
précoce, il en est une plus tardive : la tumeur mammaire
gagne de proche en proche jusqu'à la face profonde
infiltrée à son tour, et l'on a une adhérence d'aspect cicatriciel, dépression rouge et violacée, puis ulcérée et
saignante qui, pour peu qu'elle soit étendue, présage
une récidive immédiate si l'on essaie l'extirpation.

Ce n'est pas tout : on rencontre parfois, au-dessus
d'un cancer mammaire, limité et peu dangereux d'apparence, de petits nodules disséminés en nombre variable ;
ils sont indépendants les uns des autres, et on les prendrait volontiers pour des grains de plomb enkystés dans
les téguments. C'est là le squirrhe pustuleux de Velpeau.
A celui-là, Messieurs, ne touchez jamais ; pour franchir
les limites du mal, il faudrait décortiquer une partie de
la paroi thoracique, et la récidive éclaterait bien avant
que l'organisme eût pu suffire aux frais de la cicatrisation. Sur quinze malades opérées dans ces conditions,
une seule vivait encore sans récidive au bout de la
deuxième année.

Il est une autre forme que, au point de vue de l'abstention, nous devons rapprocher du squirrhe pustuleux : c'est
le cancer en cuirasse, où la peau et la glande semblent
atteintes simultanément ; la tumeur forme comme un
corselet, une sorte de revêtement épais, rugueux, de
résistance ligneuse qui étouffe au-dessous de lui et
contre la paroi thoracique tous les tissus mous inter-
posés. Nous observons maintenant une dame qui, au

premier abord, semble amputée d'une mamelle; tandis que la glande saine est de volume normal, la glande malade est atrophiée, disparue sous les téguments secs, racornis, et qui rappellent la peau d'un cochon de lait rôti; les ganglions de l'aisselle paraissent intacts.

On voit combien sont graves les envahissements de la peau, la poussée du cancer vers l'extérieur. La propagation vers les parties profondes, l'aponévrose du grand pectoral et le muscle sont aussi redoutables; non que cette lésion soit bien sérieuse en elle-même lorsqu'il n'y a pas d'adhérence avec la paroi thoracique, côtes et cartilages, mais dès que cette limite de la glande est franchie, il faut craindre les plus graves désordres de la peau et des ganglions axillaires. Disons toutefois que l'infiltration d'une partie du grand pectoral ne nous semble pas une contre-indication absolue : chez une de nos malades où le muscle renfermait un notable prolongement cancéreux, la récidive s'est fait attendre plus de deux ans.

L'envahissement ganglionnaire est à peu près contemporain des lésions de la peau. Les lymphatiques de la glande vont en effet dans le réseau sous-aréolaire et, de là, se rendent par des troncs volumineux sous-dermiques, qui peuvent infecter les téguments, jusqu'au groupe axillaire superficiel antérieur, sous-jacent au bord inférieur du grand pectoral; puis ils gagnent le groupe profond ou supérieur situé sous le petit pectoral, autour du paquet vasculo-nerveux; là, ils forment une chaîne ininterrompue qui se continue avec les ganglions sus-claviculaires. Eh bien! tant que les ganglions axillaires sont seuls atteints, l'intervention peut encore être radicale;

mais si les ganglions sus-claviculaires sont pris, le chirurgien ne peut enlever les lointaines traînées du mal, même en s'ouvrant une brèche énorme par des délabrements successifs, et l'opération ne doit pas se faire.

Nouvelle et capitale contre-indication tirée de la marche de la tumeur : vous connaissez les squirrhes atrophiques qui se résorbent d'eux-mêmes, tout en détruisant la mamelle ; on voit peu à peu disparaître la glande et la tumeur ; une petite ulcération froncée, cicatricielle, dure, saignante vient la remplacer, qui ronge le muscle et repose bientôt sur la paroi costale. Ces néoplasmes ont une évolution infiniment lente ; ils durent des années sans compromettre la santé et l'activité des malades, qu'emporte parfois une affection toute différente. Vous avez un exemple de squirrhe atrophique sous vos yeux, cette bonne femme de soixante-six ans, dont la tumeur date au moins de cinq ans ; le sein a disparu, et, à sa place, on ne trouve qu'une perte de substance rosée, mamelonnée, à rebords durs et infiltrés de petits noyaux de résistance ligneuse. Nous ne toucherons pas à ce cancer.

Nous le respecterons, parce qu'un cancer à marche lente peut récidiver, après ablation, et le cancer nouveau prendre une marche rapide. Nos meilleures opérations nous donnent rarement une survie comparable à celle de certains squirrhes atrophiques. Je soigne une dame, dont la fille, opérée d'un squirrhe en cuirasse, est morte à vingt-neuf ans, moins de trois semaines après l'intervention déplorable d'un chirurgien sans conscience; eh bien! ma cliente a son cancer atrophique depuis sept ou huit ans et j'espère qu'elle a devant elle quelques années de vie active. Mon collègue Gaucher connaît une femme dont le squirrhe est vieux de plus de dix-neuf ans. Et il ne vous serait pas difficile de trouver à la Salpêtrière nombre d'exemples de ce genre.

Je crois posséder la plus curieuse observation de ce genre : une dame de quatre-vingt-cinq ans, que j'ai connue dès ma première enfance, et dont la fille est morte d'un cancer récidivé de la mamelle, fut atteinte, il y a quarante-sept ans, d'une tumeur diagnostiquée plus tard par Broca, squirrhe atrophique du sein; la mamelle, non opérée et traitée sans médecin par des onctions d'onguent mercuriel, a disparu peu à peu, et, après elle, les muscles de la paroi thoracique. Lorsque nous avons vu pour la dernière fois cette femme, qui vit encore, il ne restait qu'une petite plaque dure, ulcérée, de la largeur de l'ongle et stationnaire depuis vingt ans. Une ablation de ce squirrhe atrophique n'eût point, en tous cas, allongé les jours de notre vieille dame!

A ces causes d'abstention, qui tiennent à la tumeur elle-même, à son étendue, à sa marche, à son mode d'évolution, s'en ajoutent d'autres qui dérivent de l'organisme; tout cancéreux affaibli par un état constitutionnel grave, par une tare viscérale qui menace de l'emporter sous peu, ne sera pas opéré; on ne touche guère aux albuminuriques et aux diabétiques. Les vieillards, minés par l'âge, seront aussi le plus souvent abandonnés à leur néoplasme. Mais ici, on ne saurait poser de règle générale, et nous ne dirons pas avec Valude et Monod que, passé soixante-six ou soixante-dix ans, une femme ne doit pas être opérée d'un cancer du sein : évidemment non, si la tumeur rentre dans une des catégories examinées plus haut, mais évidemment oui, si ces causes d'abstention n'existent pas, si l'activité vitale est grande encore; nous avons, avec le docteur Panas, extirpé, il y a trois ans, un carcinome de la mamelle chez une dame de soixante-seize ans sonnés; or, elle va fort bien, et se félicite de notre intervention.

En résumé, le cancer de la mamelle ne sera pas opéré lorsqu'il y a généralisation et qu'un viscère est atteint secondairement; il ne le sera pas lorsque la tumeur a franchi certaines limites et qu'une extirpation radicale est devenue impossible; lorsque la peau est altérée par des adhérences trop étendues, par des nodules nombreux et disséminés, quand le cancer est en cuirasse; il ne le sera pas non plus lorsque la marche du néoplasme est très lente, ce qu'on observe surtout dans les squirrhes atrophiques; il ne le sera pas, enfin, lorsque l'organisme est trop affaibli par une diathèse ou par la vieillesse, pour supporter l'intervention. Dans tous ces cas, l'abstention est de règle pour le chirurgien de tout pays, et nous n'avons pas besoin d'insister.

Lorsque aucune de ces contre-indications n'existe, opérerons-nous toujours? Oui, Messieurs, mais cette opinion est encore combattue : quelques médecins prêchent l'abstention systématique, et leurs arguments ont assez de poids pour mériter un examen sérieux. L'in-

tervention, disent-ils, est dangereuse en tant qu'opération; elle est nuisible aussi, car elle donne plus d'activité
à la diathèse, et elle est inutile, car le cancer récidive.
Dangereuse, inutile et nuisible : examinons chacun des
termes de cette excommunication majeure.

Évidemment l'opération est *dangereuse*. Depuis l'antisepsie, nous n'en sommes plus à répéter comme les
Anciens : « Trou à la peau, porte ouverte à tous les
maux », mais il n'est pas indifférent d'enlever la mamelle et de fouiller le creux axillaire : il y a là un risque
sérieux et les statistiques de Winiwarther, de Trélat, de
Monod, de Kaiser, ont prouvé qu'il se nombre par des
chiffres importants, variables d'ailleurs, suivant l'étendue
du délabrement chirurgical. Sans entrer dans ces dis-
tinctions, disons qu'en bloc la mortalité opératoire, à la
suite de l'ablation de la mamelle, est de 15 à 16 p. 100
environ. Si donc la récidive est fatale et si le terme de la
vie est pour le moins aussi rapproché, le procès est jugé,
et nous sommes avec les abstentionnistes.

Mais en est-il ainsi, et faut-il admettre que l'opération
est *nuisible*, qu'elle imprime à la diathèse une plus
grande activité? Consultons encore les statistiques et
prenons deux ordres de cancéreux : ceux auxquels on a
extirpé la tumeur et ceux qui l'ont gardée. Paget et
Broca avaient déjà dressé un tableau de ce genre et,
d'après eux, les non-opérés ont, en moyenne, une survie
de dix-huit mois, après le moment où on les a examinés;
chez les opérés, elle est augmentée de six mois. Les chirurgiens contemporains arrivent aux mêmes conclusions
avec des chiffres différents : leurs recherches concordantes prouvent que la durée totale de la maladie serait

de vingt-sept mois chez les non-opérés, tandis qu'elle est
de trente-huit chez les opérés; la survie serait donc ici
de plus de dix mois.

Enfin, le troisième terme de l'affirmation des abstentionnistes, l'*inutilité* de l'intervention et la récidive fatale n'est pas plus exacte, et l'on possède un grand
nombre d'observations, où la guérison s'est maintenue
de longues années et où l'opéré est mort d'une maladie
autre que le cancer; les mêmes statistiques nous fournissent encore des chiffres à cet égard : elles nous disent
que si l'on considère comme guéri tout opéré chez qui,
trois ans après l'intervention, la tumeur n'a pas reparu,
huit, neuf, dix, onze, douze sur cent, n'ont pas vu, à
cette date, leur cancer se reformer. Prenons le nombre
intermédiaire et fixons à 10 p. 100 le nombre des opérés
guéris par l'intervention chirurgicale.

Là, Messieurs, est le véritable argument; du moment
qu'on peut guérir et guérir définitivement un opéré sur
dix, l'intervention devient raisonnable et le danger de
l'opération s'efface devant cette espérance dont on n'a
plus le droit de frustrer le malade. Pour s'abstenir
alors, il faut une de ces contre-indications nettes que je
vous énumérais au début de ma leçon ; il faut être sûr
de faire une extirpation incomplète ou bien il faut
craindre, comme dans les cas de squirrhe atrophique,
d'avoir, lors de la récidive probable ou certaine, un
cancer à marche rapide en lieu et place d'un cancer à
évolution lente; car, si nous ne redoutions pas de rapprocher, par notre intervention, le dénouement fatal, si,
au point de vue de la durée, nous laissions les choses à
l'état, il y a des cas où, pour ma part, j'opérerais.

Je soigne une dame dont je vous ai déjà parlé et qui
a perdu sa fille d'un cancer au sein ; le squirrhe est atrophique ; la marche en est lente ; je ne l'ai pas opérée et je
ne l'opérerai pas, car je crains une récidive à évolution
rapide. Mais si j'étais sûr de la débarrasser de sa tumeur
et de voir mourir la malade à son terme, ni plus tôt ni
plus tard, de quelque cancer caché du poumon ou du foie,
je n'hésiterais pas à intervenir ; car ce n'est pas une
existence que celle de cette malheureuse, sans cesse
aux prises avec les souvenirs du cancer de sa fille, qui
l'éclairent sur sa propre situation. On cite souvent la
phrase peu littéraire d'un médecin mort depuis longtemps et qui disait d'une de ses malades : « La pauvre
comtesse avait toujours sa tumeur du sein dans la tête. »
Il en est bien souvent ainsi ; les malades pensent toujours à leur tumeur ; aussi, n'était la crainte d'être directement nuisible, j'essaierais d'enlever avec ce squirrhe
visible et tangible la cause d'un perpétuel cauchemar.

J'opère donc, comme la plupart de mes maîtres et de
mes collègues, tous les cancers du sein dont la marche
n'est pas lente et qui peuvent être radicalement extirpés.
Mais, toujours comme mes collègues et comme mes
maîtres, j'essaie de me placer dans les meilleures conditions opératoires possibles. Ici encore, il est certaines
règles auxquelles il faut se conformer d'une manière
stricte. D'abord, on intervient le plus tôt possible, dès
qu'on est consulté, dès qu'on a posé le diagnostic ; le
temps de décider sa malade et l'on prend le bistouri, car
les cancers petits, limités, sans adhérence à la peau,
sans dégénérescence lymphatique, sans engorgements

ganglionnaires, s'enlèvent mieux et plus largement ;
on dépasse sans crainte les limites du mal et l'on ne
laisse pas, dans quelque tissu lointain, le germe d'une
repullulation.

Le diagnostic précoce, voilà un des points sur lesquels
insiste Trélat. Le malheur est que les malades ignorent
souvent l'existence de leur cancer : ils le découvrent
par hasard ; ils accourent, mais déjà les lymphatiques
cutanés sont atteints, les ganglions de l'aisselle sont
engorgés, et l'intervention est devenue précaire. Que du
moins on ne perde pas un temps précieux en médications
inutiles ! Qu'on renonce, une fois pour toutes, aux applications résolutives et aux potions iodurées ! D'ailleurs, à
l'exception de gommes, fort exceptionnelles, n'enlève-
t-on pas maintenant les tumeurs bénignes aussi bien
que les tumeurs malignes ? Que risque donc le chirurgien ? Tout au plus, au cours de l'opération, d'inciser le
néoplasme pour en reconnaître exactement la nature ;
car s'il s'agit d'un cancer, les précautions doivent être
infinies pour dépasser les limites du mal.

Il vous faudra, Messieurs, songer à l'infiltration possible de tous les tissus qui entourent la glande ; dans la profondeur, n'oubliez pas d'extirper toujours, en même temps
que la mamelle, l'aponévrose d'enveloppe du grand pectoral, quand bien même il n'y aurait aucune adhérence
en ce point : mettez à nu les fibres musculaires, que
vous réséqueriez largement si par malheur se rencontrait au milieu des faisceaux quelque induration,
quelque dégénérescence de nature douteuse. Il ne faut
pas craindre alors d'aller jusqu'à la paroi thoracique,
jusqu'aux côtes et jusqu'aux cartilages. Vous trouverez

nombre d'observations où ce sacrifice a été nécessaire. J'en possède une, pour ma part, où la survie a été de deux ans et demi.

Vers la peau, les sacrifices devront être plus grands encore, parce que là réside le plus grand danger ; on vous parle toujours des ganglions, Messieurs, on ne vous parle pas assez de la peau ; c'est dans son épaisseur cependant que se fait le plus grand nombre de récidives. Dans l'excellente thèse de Kaiser, nous voyons que, sur quarante-trois repullulations, vingt-six ont apparu d'abord sur la cicatrice ou autour de la cicatrice, onze à la fois dans la cicatrice et dans les ganglions axillaires, et cinq seulement dans les ganglions de l'aisselle. Or, n'oubliez pas que dix-neuf de ces récidives se sont montrées dès le premier mois et dix-huit entre le deuxième et le sixième. C'est vous dire l'extrême libéralité avec laquelle vous devez enlever les téguments.

Nous sommes toujours trop parcimonieux : quoi que nous en ayons, quels que soient nos partis pris antérieurs et nos résolutions héroïques, nous hésitons à faire ces larges sacrifices qui s'opposeront à la juxtaposition des lèvres de la plaie, aux sutures, à la réunion immédiate. Voilà pourquoi, avec mon maître Verneuil, j'ai longtemps combattu en faveur du pansement ouvert ; je profitais, pour attaquer les tentatives de réunion, des échecs nombreux des pansements antiseptiques que j'avais observés chez mes collègues les plus habiles. Maintenant cet argument me manque : avec la liqueur de Van Swieten et l'iodoforme, l'adhésion primitive est devenue la règle.

Ne parlons donc plus de ces échecs possibles ; mais

crions bien fort que se préoccuper de l'affrontement des tissus est chose secondaire. On fermera la plaie si l'on peut ; mais que l'on s'occupe d'abord d'enlever toute la peau qui recouvre la mamelle, et toute la peau qui va de la glande à l'aisselle. Elle peut paraître souple, normale, saine, sans adhérence, sans l'aspect chagriné de l'écorce d'orange, il faut pourtant se résoudre à en extirper un large lambeau : à cette condition seulement on évitera ces récidives décourageantes par leur soudaineté ; souvent les téguments ne sont pas encore unis, que les noyaux secondaires apparaissent.

L'extirpation des ganglions, la toilette du creux axillaire, comme on dit, ne saurait être faite avec trop de soin ; on recommande avec raison d'enlever d'un seul morceau et par une dissection délicate les ganglions et leur atmosphère celluleuse, attenante en bas et en dedans à la glande mammaire ; ainsi, on extirpera sûrement les vaisseaux lymphatiques qui, de la mamelle, se rendent aux ganglions ; ceux-ci remontent parfois, en chaîne ininterrompue, autour du paquet vasculo-nerveux et se cachent sous le muscle. Verneuil recommande alors, pour se donner du jour, de fendre le grand pectoral. On opère ainsi à ciel ouvert, et l'on peut, avec sécurité, placer des fils sur la veine axillaire que l'on sectionne entre deux ligatures, si l'opération radicale le réclame.

Tels sont, Messieurs, les préceptes qu'il faut suivre pour mettre toutes les chances de son côté ; mais, hélas ! le plus souvent, tant d'efforts seront inutiles et la récidive, une récidive rapide, sera la récompense de l'intervention chirurgicale la plus sagement conduite. N'ayez donc que peu d'espérance, car la désillusion et le découragement vous prendraient bientôt. Sachez combien précaire est votre tentative ; une fois sur dix seulement, vous obtiendrez un résultat durable, mais ce succès doit suffire et vous dédommager des neuf autres échecs.

CHAPITRE VIII

MALADIES DES ORGANES GÉNITAUX

I

Pathogénie des vaginalites.

Messieurs,

Vos livres classiques divisent encore les épanchements séreux de la cavité vaginale en hydrocèles *symptomatiques* d'une affection de la glande, et en hydrocèles
idiopathiques ou *essentielles* où la séreuse seule serait
atteinte. Cette doctrine nous semble erronée, et je
voudrais vous démontrer, en m'appuyant sur quelques
malades actuellement dans nos salles, qu'il n'y a pas
d'hydrocèles idiopathiques ; elles nous révèlent toutes
une lésion originelle de l'épididyme.

Je voudrais même élargir la question et vous parler
des vaginalites dont l'hydrocèle n'est qu'une variété.
Lorsque la séreuse s'enflamme, les bourses sont rouges,
tuméfiées, douloureuses, l'épanchement s'accumule
en quelques heures : la vaginalite est *aiguë* ; elle est
suppurée lorsque les symptômes sont plus accusés
encore et que la sérosité se charge de leucocytes ; si, au
contraire, les phénomènes sont latents, insidieux et

sournois, la vaginalite est *chronique ; séreuse* lorsqu'il y
a du liquide transparent — c'est l'hydrocèle banale;
plastique lorsque des néomembranes se déposent à la
surface des feuillets qu'elles unissent, parfois, en oblité-
rant la cavité. Lorsque ces néomembranes sont très
épaisses, parcourues par des vaisseaux abondants et
friables, la vaginalite mérite le nom de *pachyvaginalite ;* c'est l'hématocèle vulgaire.

Nous réunissons donc, dans un vaste chapitre, des affections que les nosographes de notre pays ont toujours
nettement séparées. Ces affections sont pour nous de
même famille; elles constituent de simples variétés.
Vaginalites aiguës et vaginalites chroniques, hydrocèles, épaississements simples de la séreuse, adhérences
de ces feuillets, néomembranes à strates superposées
dont les vaisseaux se rompent et accumulent le sang
autour du testicule, ne sont que des modes divers de l'inflammation de la tunique vaginale, inflammation toujours secondaire, et dont le foyer primitif est dans l'épididyme. Notre conception joint au mérite de s'adapter
fort bien à la foule des faits observés, celui de simplifier
singulièrement la pathogénie des vaginalites.

Kocher, de Berne, nous semble le seul qui, jusqu'à
cette heure, ait considéré la question sous ce point de
vue général; mais ils sont nombreux ceux qui ont rapporté à une lésion de l'épididyme telle ou telle vaginalite particulière. La vaginalite aiguë, depuis les travaux de Rouchoux, est considérée comme la compagne
presque obligée de l'épididymite blennorrhagique, et,
depuis ceux de Terrillon et Schwartz, comme une con-

séquence fréquente des épididymites traumatiques. L'hydrocèle, d'après M. Panas, aurait pour origine des noyaux indurés de l'épididyme, provoqués eux-mêmes par des inflammations de la prostate et du col vésical. Les épaississements de la séreuse et l'adhérence entre les deux feuillets succèdent le plus souvent aux épididymites tuberculeuses et scléro-gommeuses, comme nous avons essayé de le démontrer. Enfin, avec Kocher, nous soutenons que l'hématocèle ou la pachyvaginalite est toujours consécutive à une altération latente ou patente de l'épididyme.

La preuve de cette assertion n'est pas toujours facile ; c'est même l'impossibilité que parfois on éprouve de remonter cliniquement jusqu'à l'altération pathogène de la glande, qui a fait créer la classe des vaginalites essentielles. Il existe un épanchement de la séreuse : on palpe l'épididyme, il semble intact ; on n'ose supposer alors une altération inaccessible à nos sens, et l'on proclame l'hydrocèle idiopathique. Mais cette conclusion n'est pas rigoureuse et la pathologie des séreuses en général, de la vaginale en particulier, démontre la vérité de la théorie que nous soutenons : l'origine secondaire de toutes les vaginalites.

La pathologie générale nous apprend que les séreuses, peu susceptibles par elles-mêmes, sont au contraire très sensibles aux altérations des organes qu'elles enveloppent. Les arthrites aiguës ou chroniques deviennent de plus en plus une affection des extrémités osseuses ; les synovites sont souvent des ténosites ; les pleurésies évoquent l'idée d'une lésion pulmonaire et les péritonites traduisent les inflammations des intestins, du foie, de la rate, de l'utérus ou de l'ovaire sous-jacents. Tous ces faits mériteraient un plus large développement, mais, ne voulant parler ici que de la glande spermatique, nous dégagerons d'abord un premier point : toute altération de l'épididyme retentit tôt ou tard sur la séreuse qui l'enveloppe.

Voyons d'abord l'épididymite blennorrhagique, la plus fréquente de toutes. Sur 1 300 faits relevés par Sigmund, la vaginalite a été constatée onze cents fois. Est-ce à dire qu'elle ait fait défaut deux cents fois, soit dans un sixième ou un septième des cas? Non; mais elle n'était pas appréciable, l'épanchement était trop léger pour se laisser reconnaître à travers les bourses épaissies et congestionnées; d'ailleurs, l'inflammation peut se produire, non par une exsudation de liquide, mais par des néomembranes qui, pour échapper à l'examen clinique, n'en existent pas moins : les rares autopsies que l'on a pu pratiquer ont en effet toujours démontré qu'un peu de sérosité ou des dépôts fibrineux d'une épaisseur variable ne faisaient jamais défaut.

Nos recherches sur la tuberculose testiculaire nous ont conduit à une conclusion semblable, et nous avons écrit ailleurs que les noyaux caséeux de l'épididyme retentissent toujours sur la séreuse; toujours une lésion y existe : la forme seule en varie; dans un tiers des cas, on a une hydrocèle tantôt considérable, tantôt de peu de volume; quelquefois même, on ne trouve qu'une sorte de kyste : les deux feuillets de la vaginale, fusionnés dans presque toute leur étendue, ne laissent en un point qu'un petit espace distendu par la sérosité. Vous en avez un bel exemple au n° 19 de la salle Saint-Landry et j'ai appelé plusieurs fois votre attention sur ce fait : la glande est tuberculeuse; or cette saillie tendue, élastique, fluctuante, pourrait être prise et a été prise pour un foyer caséeux ramolli.

Dans les deux autres tiers des cas, l'inflammation se traduit par un épaississement de la séreuse : les néomembranes sont surtout résistantes au niveau de l'épididyme; le plus souvent il n'y a plus trace de cavité et c'est par une véritable sculpture que l'on dégage la glande de ces strates fibreuses unies et confondues. Les amas de tissu embryonnaire sont parfois assez abondants pour mériter le nom de pachyvaginalite, et nous pourrions citer trois faits où les vaisseaux friables se sont déchirés; le sang effusé distendait la séreuse comme dans l'hématocèle classique : le même noyau caséeux de l'épididyme peut donc provoquer soit une vaginalite aiguë, au cours d'une orchite tuberculeuse, soit une hydrocèle, soit une adhérence de la vaginale, soit même une hématocèle.

La syphilis de la glande spermatique s'accompagne, elle aussi, de lésions de la vaginale. Ici l'hydrocèle est plus fréquente que dans la tuberculose, et nos relevés démontrent que ce n'est plus dans un tiers des cas, mais dans la moitié que l'épanchement se produit. Peut-être, au début, est-il plus fréquent encore : un certain nombre de faits cliniques sembleraient le prouver; aux périodes ultimes, il devient fort rare et les épaississements l'emportent. Sur vingt-trois dissections de vieilles orchites

scléro-gommeuses, nous trouvons une hydrocèle appréciable, deux hydrocèles de petit volume et vingt et une
fusions des feuillets de la séreuse ; leur tissu s'épaissit,
et la glande enserrée ne peut être dégagée que par une
dissection attentive. On rencontre aussi de véritables
hématocèles, et mon élève, le D^r d'Œllsnitz, en cite sept
observations dans sa thèse.

L'état de la vaginale dans les tumeurs malignes est
assez mal connu ; non que l'examen direct en soit rare
et difficile, mais on ne le note guère dans les observations. Boursier, cependant, nous donne d'importants détails dans son intéressante thèse sur « les hydrocèles
symptomatiques des tumeurs du testicule » ; nous y
voyons que les épanchements séreux, les épaississements, les adhérences, sont fréquents dans les enchon-
dromes, dans les squirrhes, les encéphaloïdes, les
sarcomes, la maladie kystique, le lymphadénome.
Hydrocèle et fusion des feuillets de la vaginale, périorchite séreuse et périorchite plastique ne semblent pas
d'ailleurs se rencontrer également, et cette dernière
paraît répondre au plus grand nombre des cas.

Vous le voyez, Messieurs, les inflammations de la
glande, ses traumatismes et ses tumeurs retentissent
sur la séreuse et y provoquent une variété quelconque
de la vaginalite. Le fait est indiscutable ; les autopsies,
et, à leur défaut, l'examen clinique, l'ont prouvé trop de
fois pour qu'il soit besoin d'y revenir. Aussi tenons-
nous pour acquis ce premier point : toute altération de
l'épididyme a pour corollaire une altération de la vagi-

nale. Pouvons-nous retourner la proposition et dire :
toute altération de la vaginale nécessite une altération
préalable de l'épididyme? Je réponds hardiment oui —
et, sauf peut-être quelques rares cas d'éruptions primitives de granulations grises à la surface de la séreuse,
nous considérerons toujours la vaginalite comme secondaire.

Ici, la démonstration est plus délicate : je sais bien
qu'on ne cite pas d'autopsies sérieuses où, dans des cas
de vaginalites, l'intégrité de l'épididyme ait été constatée. Cet argument fait défaut aux adversaires de notre
doctrine; par contre, ils nous citent tant d'observations
où, après ponction et évacuation de la séreuse, la glande,
palpée avec le plus grand soin, a été trouvée saine, souple, normale, sans dureté, sans grosseurs, sans altérations appréciables, ils font appel à nos souvenirs et nous
retrouvons nous-même tant de faits semblables dans
notre propre pratique, qu'on se sent ébranlé malgré soi :
voilà pourquoi le mémoire de Panas, si remarquable
à tant de titres, a laissé subsister bien des doutes et n'a
pas entraîné toutes les convictions.

Notons cependant que le retour aux anciennes méthodes pour le traitement de l'hydrocèle, le procédé de
Volkmann et de Julliard, qui ouvrent la vaginale et permettent de voir et de toucher l'épididyme à nu dans la
séreuse largement incisée, ont déjà modifié certaines
opinions : beaucoup de glandes qui paraissaient saines
ont été trouvées malades, irrégulières, plus dures et
parsemées de petits kystes lenticulaires ; on a rencontré,
dans le cul-de-sac sous-épididymaire, des concrétions
minuscules, des corps étrangers pédiculisés ou libres

que le palper le plus minutieux n'aurait pas permis de
reconnaître au travers des enveloppes scrotales ; leur
présence suffit toutefois pour expliquer l'inflammation
chronique de la vaginale.

Nous allons même plus loin : les recherches de Monod
et Arthaud ont prouvé que les kystes lenticulaires étaient
le résultat d'une altération sénile, d'une sclérose de
l'épididyme ; les tubes excréteurs s'étranglent par places,
et des segments s'isolent où la sérosité s'accumule. Cette
inflammation, pour être sournoise, insidieuse, latente,
n'en doit pas moins retentir sur la vaginale qui enveloppe
l'épididyme atteint. De là les épanchements ou les
épaississements, les lésions de toutes sortes, provoquées par le travail régressif et sclérosique dont la
glande voisine est le siège. Il n'y a plus besoin de
kyste : l'inflammation parenchymateuse suffit pour légi-
timer la vaginalite.

Ce n'est pas tout : nous croyons que nombre de poussées fluxionnaires, de congestions de courte durée,
de contusions répétées et légères peuvent, à chaque
coup, laisser un stigmate sur la séreuse qui s'altère
ou s'épaissit de plus en plus sans que le malade s'en
rende compte. N'explique-t-on pas ainsi les adhérences
pleurales méconnues et que révèlent les autopsies, les
fibromes cornéens du foie et de la rate, les leucomes du
péricarde et les hématocèles dites spontanées? Pour le
testicule n'en serait-il pas de même, et, dans certaines irritations habituelles, non perçues tant elles sont faibles,
comme la contusion des bourses du cavalier sur le pom-
meau de la selle, la congestion passagère de la glande ne

se répercuterait-elle pas sur la séreuse qui réagit par une lésion durable : la production d'une néomembrane ?

C'est ainsi que s'interprètent encore les hydrocèles consécutives aux efforts violents ou prolongés, aux travaux musculaires pénibles, à ce que l'on appelle en Allemagne « la presse abdominale ». Le sang, refoulé et stagnant dans le riche réseau capillaire sous-séreux, provoque une inflammation si légère parfois qu'elle passe inaperçue. Au bout de quelques semaines ou de quelques mois, cependant, s'amasse, dans la vaginale, un épanchement que l'on croit spontané parce que les troubles primitifs n'ont pas laissé de traces dans l'épididyme. De même aussi, les vieilles affections de l'urèthre, les rétrécissements, les catarrhes chroniques, irritations faibles mais continues, suivent le canal déférent ; elles arrivent jusqu'au tissu conjonctif interstitiel et sous-séreux qui se sclérose à peine, tandis que la vaginale, irritée de seconde main et par voisinage, semble plus atteinte et se laisse distendre par une quantité souvent fort grande de liquide.

Nous venons de recueillir, dans le service, une observation qui a la valeur d'une expérience. Un malade couché au n° 16 de la salle Saint-Landry, est entré à l'hôpital pour une tuberculose génitale ; les lésions consistent en noyaux dans la prostate et en foyers dans l'épididyme ; de ces foyers, l'un occupe la tête et l'autre la queue de l'organe ; la vaginale est soulevée par une petite quantité de liquide. Nous pratiquons, dans les deux nodules de l'épididyme, l'injection d'une demi-seringue de Pravaz d'éther iodoformé ; presque immédiatement on constate, en ces points, une légère tuméfaction et de la douleur; le lendemain, douleur et tuméfaction ont disparu et l'examen le plus attentif ne permet pas de trouver la moindre trace de cette irritation; par contre, la vaginale a réagi et l'épanchement léger du début a plus que doublé de volume; l'épididymite, maintenant insaisissable, ne traduit son existence antérieure que par l'altération de la séreuse.

Vous l'avez remarqué sans doute, Messieurs, je n'ai parlé que d'épididyme et non de testicule; en effet, ce dernier ne réagit pas ou réagit peu sur la vaginale, et, pourvu du moins que l'épididyme soit intact, on peut trouver des altérations profondes, des néoplasmes étendus du testicule qui n'ont provoqué du côté de la séreuse ni épanchement ni épaississement. L'anatomie et la pathologie générale nous donnent la clef de cette différence essentielle entre les deux portions de la glande, et nous sommes en mesure d'expliquer pourquoi le testicule est sans influence sur la séreuse qui l'enveloppe, tandis que l'épididyme exerce sur elle une action incontestable.

Les lymphatiques de l'albuginée, membrane d'enveloppe du testicule, n'ont aucune connexion avec les lymphatiques du feuillet viscéral de la vaginale; les uns et les autres convergent vers l'épididyme, par un trajet distinct, sans réseaux communs et sans anastomoses. On n'a point ces inosculations à plein canal observées à la plèvre, au péricarde et au péritoine. Cette indépendance singulière, ce manque de solidarité est la cause de la « neutralité » du testicule; on sait en effet que la réaction inflammatoire est d'autant plus intense que les lymphatiques sont plus abondants et que les connexions sont plus étroites entre les vaisseaux blancs du viscère et ceux de la séreuse. Au testicule, isolé par sa carapace albuginique, ces connexions sont nulles et nulle aussi la réaction.

Au niveau de l'épididyme, changement radical : là, les capillaires séreux et les parenchymateux se mêlent et confluent; leurs mailles serrées se pénètrent : aussi, grâce à ces anastomoses sans nombre, l'épididyme, chaque fois qu'il est irrité, imprime à son feuillet séreux une activité remarquable. Et les occasions sont nombreuses. L'épididyme est bien souvent malade; ce n'est point un conduit excréteur banal, — ce rôle est dévolu au canal déférent — c'est un organe délicat et sensible par excellence; son atmosphère celluleuse lâche le protège à peine; sa richesse vasculaire est extrême; il est le centre d'irradiations des artères, le point de convergence des veines, et, à ses lymphatiques, il ajoute ceux du testicule.

Aussi, voit-on se développer, dans l'épididyme, les inflammations qui, parties de l'urèthre, ont traversé impunément la prostate, les canaux éjaculateurs, les vésicules séminales et le long trajet du canal déférent. Là, les éléments phlogogènes trouvent un excellent terrain, non dans les pelotons du conduit excréteur lui-même, mais dans le tissu cellulaire lâche qui l'enveloppe et que parcourent les vaisseaux rouges et blancs. L'inflammation est surtout périépididymaire, sous-séreuse, séreuse, dirai-je, grâce aux connexions étroites, à la promiscuité des réseaux lymphatiques : qui atteint l'un frappe l'autre.

Et nous arrivons à cette conclusion générale, celle que je vous donnais au début même de notre conférence : les anciennes divisions en vaginalites essentielles et symptomatiques sont surannées ; toutes les vaginalites, de l'hydrocèle jusqu'à l'hématocèle, sont secondaires ; elles ont pour origine une altération latente ou patente de l'épididyme.

II

Traitement de l'hydrocèle.

Messieurs,

Depuis huit mois, nous avons opéré vingt et une hydrocèles de la tunique vaginale, dix-neuf par les injections iodées, deux par la résection partielle de la séreuse ; aussi vais-je en profiter pour vous dire mon sentiment sur un débat qui, à cette heure, divise les chirurgiens. Faut-il s'en tenir aux injections irritantes, classiques depuis Velpeau, ou devons-nous, à l'exemple de Volkmann et de Julliard, ouvrir largement la séreuse et pratiquer ce qu'on appelle assez improprement « la cure radicale de l'hydrocèle » ? J'espère vous faire admettre que la vieille méthode est trop simple, trop efficace pour ne pas demeurer la méthode de choix ; je concéderai seulement qu'il est des cas où certaines conditions particulières de la vaginale indiquent le recours à l'incision antiseptique.

L'injection de teinture d'iode représentera, pour nous, le type de la méthode des injections irritantes. Elle est, en effet, la plus employée ; ses succès se comptent par milliers et elle mérite cette vogue. Les solutions d'acide phénique, de chloral, de chlorure de zinc, d'alcool et d nitrate d'argent ont aussi donné de bons résultats ; mais on n'a pas, pour en discuter la valeur, de statistiques assez étendues. Nous laisserons de côté, pour une raison semblable, les injections d'éther iodoformé auxquelles vous m'avez vu recourir plusieurs fois. Ce procédé, que je crois être le premier à proposer, fera peut-être son chemin, car il me semble bon, surtout lorsqu'il s'agit d'hydrocèle symptomatique de tuberculose testiculaire.

La méthode que l'on oppose aux injections irritantes est l'incision antiseptique des bourses, la large ouverture de la vaginale, que l'on résèque et que l'on suture après l'évacuation du liquide. Volkmann, qui a pour ainsi dire renouvelé cette vieille opération, indiquée dans nos plus anciens auteurs, Julliard et Bergmann décrivent chacun un procédé particulier. Ils diffèrent assez peu les uns des autres et je crois inutile d'insister sur des détails d'aussi minime importance ; je me contenterai de vous dire brièvement ce que j'ai fait sur les neuf malades dont les observations seront résumées au cours de cette clinique ; j'ai suivi, presque point à point, le manuel que Julliard nous a tracé.

L'incision du scrotum — lavé et désinfecté — s'étend de l'anneau inguinal à la partie la plus déclive de la tumeur ; les tuniques superficielles divisées se rétractent, et mettent à nu la vaginale que l'on ponctionne avec le bistouri ; on introduit un doigt par cet orifice, et d'un coup de ciseaux, on sectionne la séreuse en haut et en bas, de façon que l'incision de la vaginale soit aussi étendue que celle des bourses ; la glande est largement découverte ; on l'inspecte de l'œil ; on voit si elle est saine, si des kystes saillent à sa surface, si des corps

étrangers l'irritent; on lave une seule fois et très modérément la cavité avec un liquide antiseptique peu irritant; puis on résèque une partie des feuillets distendus
de la vaginale, n'en gardant que juste ce qu'il faut pour
envelopper de nouveau le testicule.

On adosse alors ce qui reste des deux feuillets réséqués, et leurs lèvres, mises au contact, sont maintenues
en place par quelques points avec un catgut assez fin pour·
être facilement et sûrement résorbé ; la cavité séreuse est
ainsi reconstituée. On interpose entre elle et les tuniques scrotales, que l'on va suturer aussi, un faisceau
de sept à huit crins de Florence, drain tout à fait suffisant dans l'espèce. Quant à la réunion de la peau, elle
est assurée par une suture au fil de soie. Le pansement
est des plus simples : poudre d'iodoforme le long de
l'incision; puis ouate hydrophile qui soulève et comprime d'une manière soigneuse et méthodique les bourses,
appliquées contre la paroi abdominale par un double
spica de l'aine.

Cette année, j'ai eu recours à cette méthode deux fois
devant vous et sept fois à l'hôpital Broussais ou dans
ma clientèle; mes résultats ont été excellents. Comme
légers inconvénients, nous avons à noter : deux fois une
rétention d'urine qui céda au premier cathétérisme ; deux
fois, au septième jour, l'apparition dans la séreuse d'un léger épanchement résorbé au douzième jour ; quatre fois,
une orchite, bien moindre d'ailleurs que celles observées après les injections irritantes, et deux fois enfin, un
abcès insignifiant développé autour d'un point de la suture superficielle ; encore s'agissait-il, dans ces deux cas,

d'une opération très complexe : une fois, l'incision de la vaginale n'était qu'un épisode au cours d'une cure radicale de hernie incoercible : une autre fois, il s'agissait d'une véritable pachyvaginalite. La guérison totale, dans nos neuf cas, a été obtenue du cinquième au douzième jour.

Avec les injections, ne comptez pas sur un succès aussi rapide : la guérison se fera attendre trois ou quatre et quelquefois cinq semaines. Cette objection est de peu de poids, car vers la fin de la première semaine, avec l'une ou l'autre méthode, l'opéré peut se lever et reprendre une certaine activité. Aussi, les partisans de l'incision antiseptique invoquent-ils deux autres arguments en faveur de cette opération : d'après eux, la récidive est moins fréquente ; puis, les chances opératoires sont meilleures dans cette intervention, à ciel ouvert, vraiment chirurgicale, où l'on s'avance pas à pas, où l'on voit ce qu'on fait, et où l'on ne risque pas de transpercer la glande avec un trocart aveugle et de pousser le liquide irritant, non dans la vaginale où il serait utile, mais dans l'épaisseur des bourses, où il provoquera l'inflammation et la gangrène.

Mais avant d'examiner ces deux arguments comme ils le méritent, il faut débarrasser le terrain d'une objection qui, d'ailleurs, s'adresse aux deux méthodes : que devient la cavité vaginale après l'intervention ? Elle s'oblitère fort souvent. Or, d'après des recherches un peu surannées et peu probantes de Gosselin, l'adhérence des deux feuillets de la vaginale « découragerait la spermatogénèse » selon l'expression de Broca. Dans les

deux méthodes, cette occlusion de la séreuse est à redouter : cependant, tandis qu'elle serait presque constante après l'incision antiseptique, elle manquerait dans
un tiers des cas après l'injection iodée. Nous n'insisterons pas et je vais étudier maintenant si, dans la cure
radicale, la récidive est plus rare et l'opération moins
dangereuse.

Voyons pour la récidive : elle se montre souvent à la
suite des injections irritantes; et la série invoquée par
Wendling est exceptionnelle; sur cent cas d'hydrocèle
injectée, trente seulement auraient été revus, sur lesquels
dix présentaient une reproduction de l'épanchement. Mais
la statistique personnelle de Gosselin nous donne une
idée exacte de la proportion des récidives, car elle émane
du plus consciencieux des chirurgiens. Eh bien, sur cent
quarante et un malades, traités par l'injection iodée, seize
ont vu l'épanchement se reproduire; la récidive est donc
de plus de 10 p. 100. Au contraire, les observations d'Augagneur, de Volkmann, de Julliard, les tableaux annexés
aux thèses de Wendling et de Nimier prouvent qu'elle est
à peine de 1 p. 100 après la cure radicale. On ne trouve, en
effet, que quatre distensions nouvelles de la vaginale, sur
quatre cent cinquante-sept séreuses incisées.

L'argument a donc du poids et l'incision antiseptique
triomphe; mais je ferai deux réserves : d'abord l'injection irritante est souvent bien mal faite. Évidemment,
ceci ne saurait atteindre Gosselin, auquel toutefois
on pourrait reprocher de ne pas employer la teinture
d'iode pure; les solutions iodo-iodurées au quart, au
tiers, à la moitié, ne sont pas toujours suffisantes, d'au-

tant que la teinture est affaiblie déjà, parfois altérée pour être restée trop longtemps dans le flacon du pharmacien. Avec de la teinture d'iode pure et de confection récente, je crois que les échecs seront moins nombreux, surtout lorsqu'on n'aura recours aux injections que pour les hydrocèles simples.

Dans nombre d'observations, — et c'est ma seconde réserve, — vous verrez, en effet, que les parois de l'hydrocèle étaient fort épaisses; il s'agissait alors, non d'une vaginalite, mais d'une pachyvaginalite au premier degré, de ce que l'on appelle si mal l'hématocèle, mot contre lequel j'ai déjà protesté devant vous. Eh bien! ici l'échec est de règle; le liquide se reproduit et j'attribue à cette cause le nombre des insuccès dont est chargée la statistique de Gosselin. La récidive sera beaucoup moins fréquente et ne se rencontrera plus dans un dixième des cas, lorsqu'on fera un départ soigneux entre les vaginalites à parois souples ou hydrocèles simples, et les vaginalites à parois épaisses, pachyvaginalites ou hématocèles.

Le dernier argument en faveur de la cure radicale est la gravité moindre. C'est là un pur paradoxe, et nous récusons la statistique sur laquelle Wendling appuie cette assertion. Je sais bien qu'on peut piquer le testicule avec la pointe du trocart, et qu'on a cité des inflammations et des suppurations, l'atrophie de la glande après cet accident, en vérité trop exceptionnel pour que j'insiste. L'hémorrhagie, le tétanos, l'apparition d'une hématocèle sont plus rares encore, bien que Curling, Nélaton, Gosselin et Desprès en rapportent des observations. Mais quoi!... les injections iodées se pratiquent par milliers; ne devra-t-on pas, dans le nombre, rencontrer un spécimen de tous les accidents opératoires ?

Il en est un cependant, qui se retrouve trop souvent dans la pratique : l'injection du liquide irritant, non dans la vaginale, mais dans le tissu cellulaire des bourses ; des abcès, des eschares se forment, parfois des suppurations diffuses. Rigaud aurait ainsi provoqué un phlegmon; mon maître Broca, un autre; et, dans ces deux cas, la mort de l'opéré fut la conséquence de ce redoutable accident. Avant-hier, j'ai vu chez moi un habitant du Midi qui porte sur les bourses une énorme cicatrice, vestige d'une injection malencontreuse dans le scrotum, et l'auteur du méfait est un professeur de chirurgie fort distingué. C'est dire que nul n'est à l'abri de cette catastrophe.

Enfin, je viens d'être appelé auprès d'un vieillard de quatre-vingt-un ans, opéré l'avant-veille par un interne de nos hôpitaux : ici les accidents ont été multiples; une artère athéromateuse du scrotum, ouverte par le trocart, a provoqué une hémorrhagie abondante; une partie du liquide de l'injection irritante a pénétré dans le tissu cellulaire sous-cutané. Des phénomènes inflammatoires graves ont éclaté, qui, au quatrième jour, emportaient le malade. La rapidité du dénouement est due, sans doute, à l'âge de l'opéré. On aurait bien dû respecter cette hydrocèle; à quatre-vingt-un ans, les interventions ne sont légitimées que si le mal met les jours en danger.

Mais acceptons-nous, pour cela, les chiffres de Wendling? Il nous dit que sur cent hydrocèles, traitées par l'injection iodée, il a relevé seize cas où il se fit une suppuration abondante et trois où une gangrène étendue fut observée! Mais s'il a pu édifier une statistique aussi sombre, c'est que les auteurs ne parlent plus des guérisons, devenues banàles; ils ne citent que les observations anormales et compliquées par un accident imprévu. Telle fut la conduite de Broca qui, à ma connaissance, n'a publié aucun des succès que lui a donnés l'injection, tandis qu'il s'empressa de relater le fait malheureux du phlegmon gangréneux suivi de mort, dont Wendling nous parle dans sa thèse.

Wendling oppose aux statistiques de l'injection iodée les succès obtenus par l'incision ; ils sont vraiment remarquables : sur quatre cent cinquante-sept observations, relevées par Nimier, on trouve bien trois cas de mort, mais l'un des malades fut emporté par un étranglement interne, et les deux autres par des accidents cardio-pulmonaires, très graves déjà au moment de l'opération qu'on doit disculper entièrement; tout au plus disons-nous, qu'en face d'un pareil état général, il est étrange qu'un chirurgien ait songé à traiter une affection aussi bénigne qu'une hydrocèle! Si nous écartons ces trois cas de mort, comme nous devons le faire, il ne reste qu'un phlegmon des bourses observé par Gross. Un phlegmon sur quatre cent cinquante-sept cures radicales! On voit combien rares sont les accidents.

Mais ici, deux remarques sont nécessaires ; d'abord, il existe à notre connaissance des observations malheureuses qui n'ont pas été publiées par des chirurgiens, sans doute mal à l'aise pour avoir préféré, à l'innocente injection iodée, l'incision large des bourses, opération délicate que le succès seul justifie dans les cas d'hydrocèle simple. Je suis certain qu'à cette heure, M. Wendling trouverait plus d'une suppuration étendue sur quatre cent cinquante cas. Malgré ces réserves formelles, l'opération de Volkmann et de Julliard a jusqu'ici provoqué fort peu d'accidents.

Seulement — et c'est ma seconde remarque — l'incision antiseptique n'a guère été pratiquée que par des chirurgiens instruits et habiles : ils s'appellent Volkmann, Julliard, Augagneur, Richelot, Terrier, Segond, Quénu, Nicaise. La ponction, au contraire, est une opération à laquelle tous ont recours. Lorsque la « cure radicale » sera démocratisée, pour ainsi dire, lorsqu'elle sera tombée dans les mains de médecins téméraires, ignorants et mal outillés, nous demandons à voir les statistiques qu'on dressera! Nous n'acceptons donc pas l'affirmation des partisans de l'opération nouvelle, et, malgré nos succès personnels remarquables, nous croyons l'incision antiseptique plus délicate et certainement plus dangereuse.

Voilà pourquoi je reste partisan de la méthode ancienne, plus facile et véritablement à la portée de tous les chirurgiens. Elle est efficace, d'ailleurs, et les insuccès dont on l'accuse, les récidives qu'on observe, tiennent, nous l'avons déjà dit, soit à l'insuffisance ou à l'altération du liquide injecté, soit surtout à l'application du procédé dans des cas où l'hydrocèle n'est pas simple et présente certaines particularités anatomiques qui, d'après nous, sont des contre-indications à peu près formelles. Ces contre-indications justifient alors le recours à l'incision antiseptique : nous allons étudier ces cas spéciaux.

L'incision est indiquée dans les hydrocèles congénitales, lorsque, grâce à la persistance du conduit péritonéo-vaginal, la teinture d'iode aurait quelques chances de remonter jusque dans la séreuse abdominale. Mais je dois dire que ces épanchements congénitaux ont la plus grande tendance à guérir spontanément. Nous en avons observé plusieurs faits et, un peu de patience aidant, la résorption est survenue. Nous conseillerions donc d'attendre, d'attendre quelques mois tout en combattant l'épanchement par une légère compression, et nous ne pratiquerions l'incision antiseptique que lorsque tout espoir de guérison spontanée serait évanoui. Nous n'avons pas encore rencontré de ces cas.

L'incision est indiquée dans les hydrocèles à cavités multiples. On pourrait bien évacuer le liquide que contiennent les divers alvéoles ; mais lorsqu'ils sont vidés et affaissés, comment injecter la teinture d'iode? Les vaginalites que complique la présence d'un corps étranger libre ou adhérent nécessitent aussi cette opération. On y aura recours encore lorsque l'épanchement voile une glande que l'on soupçonne altérée. Le testicule, sous les yeux et sous les doigts du chirurgien, pourra être facilement exploré et parfois l'incision ne sera que le premier temps d'une opération plus complète : castration, ablation de kyste, évidement même des foyers caséeux.

L'incision est indiquée lorsque l'injection iodée n'a pas réussi, j'entends l'injection bien faite. Il y a moins d'un mois, j'ai opéré par la méthode classique un jeune homme dont les bourses avaient été ponctionnées et injectées une première fois; certains détails me prouvaient que le liquide irritant n'avait pas pénétré dans la vaginale. J'ai poussé dans la séreuse évacuée 100 grammes de teinture d'iode pure que j'ai laissée cinq minutes dans la séreuse légèrement malaxée; en moins de quinze jours la guérison était obtenue. Je me propose de traiter encore par l'injection le négociant dont je vous parlais tout à l'heure et chez qui la teinture d'iode avait été poussée dans l'épaisseur des bourses. Le sphacèle du scrotum n'a pas guéri l'hydrocèle, et une intervention nouvelle est nécessaire.

Si l'injection a été bien faite et s'il y a récidive, l'incision est indiquée. Je me rappelle un étudiant arménien qui avait subi plus de trente ponctions suivies d'injections de teinture d'iode. Six de ses chefs de service et plus de dix étudiants s'étaient escrimés sur ses bourses. Nous avons eu la chance de le guérir, mais après trois injections nouvelles et un très grand nombre d'aspirations avec l'appareil Dieulafoy. La compression méthodique sur des bourses enflammées par le liquide irritant a fini par avoir raison de l'épanchement; mais notre traitement a duré deux mois et demi, et, depuis trois ans, notre opéré courait d'hôpital en hôpital. Quinze jours eussent été suffisants avec l'incision antiseptique.

L'incision est enfin indiquée — et nous insistons sur ce point — dans les hydrocèles vieilles, volumineuses, à parois indurées et épaissies. En effet, c'est en ces cas de pachyvaginalite que l'injection échoue presque toujours, ce sont eux qui chargent la plupart des statistiques d'un si grand nombre d'insuccès ; peut être réussira-t-on, mais la récidive est la règle et l'incision antiseptique deviendra nécessaire. Pourquoi donc ne pas commencer par elle ? Si l'on est bien outillé, dans un milieu non infecté, si l'on pratique raisonnablement l'antisepsie, on est certain de ne pas avoir d'accident et d'obtenir une guérison plus rapide.

Neuf fois déjà nous avons pratiqué l'incision antiseptique dans des faits de ce genre, et je vais y avoir recours chez ce peintre de soixante-trois ans, entré hier pour une énorme hydrocèle bilatérale datant de huit années. Malgré l'extrême distension des téguments, les parois sont épaisses et laissent à peine passer les rayons lumineux ; il nous a fallu un certain temps pour découvrir la transparence. L'injection irritante provoquerait, j'en ai peur, dans des poches aussi vastes, une réaction peut-être trop énergique et qui ne serait pas sans danger chez un vieillard déjà moins vigoureux. Et puis, argument primordial, les parois indurées, peu souples, se prêteraient mal à la rétraction, et nous aurions une récidive rapide.

Voilà ma profession de foi sur les deux modes de traitement de l'hydrocèle. Je les accepte tous les deux suivant les circonstances et je résume les développements qui précèdent en trois rapides conclusions :

1° La ponction suivie d'injection iodée est une opération excellente et qui doit rester le procédé de choix. C'est à elle que nous aurons recours constamment dans les hydrocèles simples ;

2° L'incision antiseptique des bourses, procédé plus délicat et qui nécessite une éducation chirurgicale supérieure, ne sera préférée que dans des cas spéciaux ;

3° On y aura recours dans les hydrocèles congénitales et multiloculaires, lorsque l'épanchement se complique de corps étrangers, mais surtout lorsque l'hydrocèle a récidivé et que les parois de la vaginale sont indurées et épaissies.

III

Fongus tuberculeux du testicule.

MESSIEURS,

Mon maître, M. Verneuil, a fait passer, de son service dans le mien, un malade atteint d'une affection fort rare, d'un fongus tuberculeux du testicule. Je profite de cette occasion pour vous exposer mes idées sur ce sujet, dont l'histoire a été obscurcie comme à plaisir.

Chez notre malade, la bourse droite et la bourse gauche sont l'une et l'autre atteintes. A droite, on trouve, en avant du scrotum et comme épanouie sur les téguments presque normaux, à peine rouges et un peu œdématiés, une tumeur expulsée à travers les enveloppes perforées, ovalaire et légèrement étranglée à son point d'insertion ; à peu près du volume d'une noix, elle mesure d'une façon exacte 44 millim. de diamètre vertical, 35 millim. de diamètre antéro-postérieur, et 34 millim. de diamètre transversal ; elle est recouverte par une membrane granuleuse, continue, rose et vermeille ; à l'endroit où le pédicule pénètre dans les bourses qui lui forment une sorte de collerette, les bourgeons sont plus confluents, plus saillants et plus irréguliers.

Le pédicule s'enfonce dans les bourses : en bas, dans sa demi-circonférence inférieure, la membrane granu-

leuse qui recouvre la tumeur passe directement sur le
scrotum ; il n'y a pas le plus léger cul-de-sac, tandis
qu'en haut, dans sa demi-circonférence supérieure, il
existe, entre le pédicule et le rebord de la perte de substance, une fente où le stylet s'enfonce dans une profondeur de plus de 2 centimètres autour d'une masse
allongée, cylindrique, du volume du petit doigt et qui se
continue — une palpation attentive le démontre — avec
les éléments du cordon et en particulier avec le canal
déférent. Ajoutons, d'ailleurs, que la bourse est flasque,
ridée, vide, trop grande pour ce petit organe qui ne
saurait la remplir.

La tumeur contenue dans la bourse est l'épididyme ;
celle qui exubère à travers la perte de substance du scrotum est le testicule. L'épididyme, nous le reconnaissons
à sa forme, à son volume, à sa position en arrière, à sa
continuité avec le canal déférent. Le testicule se distingue
également par sa forme, son volume, sa position, ses
rapports avec l'épididyme et surtout — ce signe suffirait à lui seul — par la sensation caractéristique, par
la douleur accablante que le malade éprouve lorsqu'on
exerce sur la tumeur une énergique pression. Notre
diagnostic anatomique s'impose : nous avons affaire à
une hernie du testicule au travers des enveloppes ulcérées
du scrotum. Notre diagnostic étiologique s'impose de
même : le sujet a maigri, il tousse, ses sommets soufflent
et craquent et l'on ne saurait douter de l'existence d'une
phthisie confirmée. Aussi disons-nous : *hernie du testicule d'origine tuberculeuse.*

Comment cette hernie a-t-elle pu se produire ? Les

auteurs nous disent que les noyaux tuberculeux, déposés primitivement dans l'épididyme, se ramollissent;
le pus se fraie un passage au travers des enveloppes des
bourses ; les orifices fistuleux, les ulcères qui se forment
peuvent se réunir et la perte de substance est parfois
assez large pour livrer passage au testicule. Il s'expulse
tout à coup et le fongus est constitué. Cette théorie,
pour être classique, nous semble erronée. Elle soulève
une série d'objections et se trouve contredite par l'examen anatomique des pièces qu'il nous a été donné de
disséquer. Nous verrons que l'observation du malade,
actuellement couché dans nos salles, vient aussi déposer
contre elle.

Si la hernie du testicule avait pour origine les ulcérations du scrotum consécutives au ramollissement de
foyers tuberculeux de l'épididyme, cette hernie se ferait
toujours en arrière, car c'est en arrière et en bas que
s'ouvrent les abcès et que se creusent les fistules. Or,
l'observation nous démontre que le fongus apparaît non
en arrière, mais toujours en avant ou sur le côté. Il ne se
manifeste jamais — et cette remarque a autant de valeur
que la précédente — lorsque les altérations de la glande
spermatique sont profondes et que nombre de collections
purulentes ont vrillé la peau de leurs orifices fistuleux.
D'après la théorie, cependant, la hernie devrait être surtout fréquente sur ces bourses « percées en écumoire ».

Les observations du mémoire de Deville sont très
affirmatives sur ce point: dans les cas très nombreux
de fongus que cet auteur a relevés, il note le peu
d'étendue des lésions de la glande. Cette sorte d'intégrité ne ressort-elle pas d'ailleurs du mode de traite-

ment de la hernie proposé par Symes? (d'Édimbourg)?
D'après ce procédé, les bords de la perte de substance
sont avivés et suturés au-dessus de la glande refoulée
dans les bourses. Si l'épididyme était farci de tubercules,
si le testicule réintégré renfermait des noyaux caséeux
abondants, cette opération réussirait-elle et pourrait-on
citer à son actif les succès qu'on lui attribue? Nous ne
croyons donc pas à ce mécanisme pour expliquer la production du fongus et, d'après nous, la tuberculose destructive du scrotum a pour point de départ primitif, non
l'épididyme, mais le scrotum lui-même.

A l'appui de cette manière de voir, nous avons plus
que des inductions et des déductions, nous avons l'examen de deux pièces importantes. Chez un phtisique
qui portait un fongus semblable à celui de notre malade,
la castration est pratiquée et nous disséquons les bourses :
la tumeur était bien constituée par le testicule hernié
dont le parenchyme sain est enveloppé par l'albuginée
épaissie et recouverte de bourgeons charnus; l'épididyme, contenu dans les bourses, renferme deux noyaux
de tubercules crus, mais ils sont encapsulés dans des
couches concentriques de tissus fibreux qui forment
une épaisse barrière entre des foyers encore durs et le
scrotum; ils sont donc innocents des lésions des bourses.

Or, on trouve dans l'épaisseur du scrotum, outre la
perte de substance par où s'est échappée la glande, deux
foyers sans connexion avec l'épididyme. Ils sont déposés en pleine épaisseur des enveloppes, entre la peau
et la vaginale; l'un a le volume d'un pois, l'autre celui
d'une amande ; leur centre est diffluent, puriforme ; leurs

parois sont tapissées de fongosités ecchymotiques. En certains endroits, les téguments qui circonscrivent le foyer à l'extérieur sont amincis et sur le point de se perforer; quelques jours encore, et une ulcération plus ou moins large, une perte de substance plus ou moins étendue, serait venue s'ajouter à celle qui déjà livre passage au testicule.

Seconde observation : chez un tapissier tuberculeux, la région scrotale se tuméfie; une collection purulente est incisée en avant des bourses; puis un nouvel abcès se développe; la peau s'ulcère spontanément sur trois points qui ne tardent pas à s'unir en une perte de substance circulaire, par où s'échappe une tumeur rougeâtre du volume d'une petite noix et parsemée de fongosités. Le malade meurt et l'autopsie nous révèle que le fongus est constitué par une partie seulement du testicule, dont le tissu est sain, à peine sclérosé. L'épididyme nous montre un noyau cru, et circonscrit, comme dans le premier cas, par des stratifications multiples de tissu fibreux. Le foyer n'en présente, d'ailleurs, aucune connexion avec les enveloppes scrotales.

L'examen attentif du malade couché actuellement dans nos salles vient plaider dans le même sens: l'épididyme annexé au testicule hernié renferme peut-être quelques noyaux caséeux — nous ne le croyons pas — mais du moins, s'ils existent, ils ne sont pas ramollis, et sur aucun point ne présentent de trajets fistuleux. Nulle part on ne trouve de tractus calleux dans l'épaisseur des enveloppes et qui aillent de l'épididyme à un orifice cutané. L'évolution de l'abcès qui a précédé le fongus ne rappelle pas la marche des collections puriformes d'origine glandulaire. Notre malade, d'origine étrangère et s'expliquant fort mal, nous dit qu'un empâtement étendu, phlegmoneux, a envahi le segment antérieur du scrotum; la peau s'est soulevée, amincie, perforée en deux points; bientôt les deux ulcérations se sont réunies en une seule, et par cette perte de substance unique s'est échappé le testicule.

Mais c'est sur la bourse gauche qu'on surprend, pour ainsi dire, le mécanisme de la production du fongus. Lors de notre examen, le scrotum était tuméfié, épaissi, violacé, et, en avant, s'ouvrait un orifice par où s'écoulait une très grande quantité de sérosité grumeleuse; le stylet, introduit dans cette fistule, pénètre dans une poche fort étendue et qui semble superficielle, établie entre peau et glande; en aucun point on ne trouve de diverticule qui s'enfonce dans l'épididyme. Une incision large met sous nos yeux une cavité tapissée par des fongosités exubérantes et ecchymotiques; elles sont abondantes sur la paroi profonde, et lorsqu'on les déchire de la pointe du stylet, on reconnaît, au-dessous, l'albuginée blanche et nacrée.

Cet abcès est bien dans l'épaisseur du scrotum et tout à fait indépendant de l'épididyme; en aucun point, en effet, nous ne trouvons de trajet fistuleux suppurant qui se dirige vers la glande. Nous avons ouvert tous les prolongements, mis à nu tous les diverticules; la cavité tout entière est à la fois sous nos yeux et sous la pointe de notre stylet. Nos recherches les plus attentives, nos explorations les plus minutieuses ont été vaines, et il reste acquis que nous sommes en présence d'un abcès tuberculeux développé dans les bourses, et sans relation aucune avec une altération, possible mais non démontrée, de la glande spermatique.

Supposons que notre malade, au lieu d'être au repos, couché dans son lit, presque immobile, se lève, marche, se livre à des travaux fatigants, à des efforts pénibles; son testicule, libre maintenant, privé, pour ainsi dire, de son suspensoir naturel, s'échapperait, autant du moins que le permettrait la laxité de son cordon, et passerait au travers de la large perte de substance des enveloppes scrotales. Nous aurions alors une hernie tuberculeuse double, affection rare, et dont nous ne trouvons qu'un exemple dans le mémoire de Deville. Vous le voyez, la lésion de la bourse gauche nous éclaire sur la marche des lésions de la bourse droite et nous savons maintenant comment le fongus a eu pour origine un abcès tuberculeux primitif du scrotum.

Ce mode de formation nous explique encore une particularité sur laquelle insistent les auteurs : l'existence de la membrane granuleuse qui recouvre déjà l'albuginée lorsque le testicule s'échappe des enveloppes scrotales. L'albuginée, en effet, a subi une irritation prolongée qui a provoqué la formation des fongosités. N'est-ce pas ce que nous avons observé chez notre malade? Après l'incision du scrotum, nous avons pu constater que le testicule formait la paroi profonde de l'abcès intra-scrotal. Cette paroi profonde était, comme la paroi superficielle, tapissée de granulations nombreuses; aussi, lorsque le testicule passe au travers des enveloppes ulcérées, son revêtement fongueux est déjà continu.

Vous connaissez maintenant le mode de formation du

fongus tuberculeux : une gomme du scrotum s'abcède et
détruit une portion des bourses ; la perte de substance
est assez grande pour permettre au testicule de passer
au travers. Vous connaissez, en outre, l'aspect de la
glande après cette hernie : on voit une tumeur du volume
d'une noix et qui, par sa forme, rappelle le testicule
dont elle ne diffère que par une membrane granuleuse
enveloppante. Elle émerge en avant du scrotum, légèrement étranglée en arrière au point où elle s'insère sur
l'épididyme enfermé dans les bourses flasques, vides,
plates et trop larges pour leur contenu. Ce tableau est
trop net pour laisser errer le diagnostic. S'il restait un
doute, il serait levé par la douleur accablante que détermine la pression de la tumeur. La hernie de la glande
spermatique ne ressemble qu'à elle-même, et le seul point
un peu délicat consiste à déterminer l'étiologie du mal.

La protrusion du testicule, en effet, n'a pas que la tuberculose pour cause, et toute affection capable de déchirer ou de détruire les enveloppes scrotales peut avoir
la hernie de la glande comme conséquence prochaine. Ce
sont les traumatismes de toutes sortes : coups de pied de
cheval, chute à califourchon, le rapide glissement sur
une corde, un coup de corne, la pointe d'un pieu, ou bien
encore une plaie opératoire pour la cure radicale de l'hydrocèle ou du varicocèle ; ce sont encore les dénudations
du testicule par inflammation et gangrène, les injections
malencontreuses de teinture d'iode, les abcès urineux,
les suppurations phlegmoneuses consécutives aux fièvres
graves. Puis enfin vient une diathèse : la syphilis qui —
d'après mes relevés — produirait le plus grand nombre
des fongus. Les gommes qu'elle dépose dans les bourses

ou dans l'albuginée se ramollissent, ouvrent les enveloppes et favorisent l'expulsion de la glande.

Ces notions étiologiques vous suffisent : pour arriver à reconnaître la cause du fongus, vous n'avez qu'à interroger votre malade et à l'examiner de pied en cap. Un traumatisme capable de déchirer les bourses n'aura pas passé inaperçu, pas plus qu'une incision pour la cure de l'hydrocèle ou du varicocèle; une injection hors lieu de teinture d'iode, une infiltration urineuse, un phlegmon diffus ne sont point des accidents si légers qu'on ne les mentionne tout d'abord. Aussi ne pourriez-vous hésiter qu'entre la hernie d'origine tuberculeuse et la hernie d'origine syphilitique; on ne saurait, du premier coup d'œil et par le simple aspect de la tumeur, en déterminer nettement la nature.

Mais vous pratiquerez une exploration minutieuse de tout l'individu. Hardy a proclamé, il y a longtemps, que s'il existe un doute sur l'origine syphilitique d'un accident, l'examen attentif du malade montrera quelque part un accident nouveau de la vérole et affirmera le diagnostic. Si même cette autre manifestation recherchée fait défaut et si les commémoratifs sont muets, si vous ne trouvez dans les antécédents ni chancre, ni roséole, ni adénite inguinale et cervicale, ni alopécie, ni céphalée, ni plaques muqueuses, ni éruptions cuivrées, ni douleurs ostéocopes, il vous reste l'iodure de potassium et le mercure, véritables pierres de touche de la maladie. Le fongus produit par la vérole se modifie, et la rapide guérison, que le médicament amène, vous est un sûr garant de la spécificité du mal.

Il en est de même pour les foyers tuberculeux; nous savons bien qu'il existe des tuberculoses locales et qu'une gomme scrofuleuse peut se déposer dans le tissu cellulaire des bourses, sans qu'aucun viscère, aucun organe soit atteint. Ce foyer caséeux est la première manifestation du mal; mais ces cas sont très rares et, dans la plupart des observations, vous trouverez des troubles de la nutrition, de l'amaigrissement, des sueurs nocturnes, parfois même — comme chez notre malade — les signes indiscutables d'une phtisie pulmonaire confirmée. Aussi le doute n'était pas de mise et nous avons de prime abord porté le diagnostic : hernie du testicule d'origine tuberculeuse.

Jusqu'à présent j'ai fait du mot fongus le synonyme de hernie et j'ai admis que la tumeur était constituée par le testicule normal enveloppé d'une tunique albuginée bourgeonnante. Depuis Deville, cette notion est acquise et, à défaut d'autres, nos dissections suffiraient à en prouver la réalité. Mais à côté de cette variété, il en est une seconde qui, pour être moins fréquente, existe cependant, et j'en ai mis, il y a quelques semaines, un bel exemple sous vos yeux. Je vous ai montré un homme portant sur son scrotum une tumeur rouge, granuleuse, due à l'épanouissement de bourgeons charnus qui, eux, avaient pour point d'implantation non la surface de l'albuginée, mais le parenchyme même du testicule.

Ce fongus, nous l'appellerons *profond* ou *parenchymateux,* pour l'opposer à la hernie du testicule que l'on nomme *fongus superficiel* ou *albuginique*. Les deux formes peuvent avoir la même cause : un traumatisme, une inflammation intense, la tuberculose, la syphilis. Ces accidents et ces affections déchirent ou ulcèrent l'albuginée, et des bourgeons charnus exubérants naissent des travées fibreuses circonscrivant les lobes de la glande : ils franchissent la perte de substance de l'albuginée et des bourses, et viennent s'étaler à la surface du scrotum en une tumeur rouge, arrondie, framboisée, de volume variable et qui ressemble un peu au fongus superficiel ou hernie du testicule.

Rappelez-vous cet ajusteur de quarante-deux ans, syphilitique depuis 1876 et qui, en 1882, — six ans après le début de la vérole — vit se développer sur la bourse gauche une tumeur bourgeonnante enlevée par M. Le Dentu. En 1885, poussée aiguë sur la bourse droite ; un abcès se vide, et, du fond de la cavité ulcérée, s'élèvent des bourgeons charnus exubérants dont la masse granuleuse dépasse le volume d'une châtaigne et s'étale au devant du scrotum rouge et violacé. Le fongus se pédiculise à ce niveau et se confond avec un corps dur, indolore à la pression, qui n'est autre que la glande spermatique, testicule et épididyme réunis : j'ai porté devant vous le diagnostic de fongus profond ou parenchymateux d'origine syphilitique.

A quels signes distinguerez-vous ces deux fongus l'un de l'autre? — D'abord, l'évolution, est fort différente. et si la tumeur se forme sous vos yeux, vous verrez, tout à coup, la hernie ou fongus superficiel se frayer un passage, dès que la perte de substance sera assez grande pour permettre son issue au dehors. Le fongus profond, au contraire, se produit peu à peu ; l'albuginée et les bourses s'ulcèrent, le foyer purulent, tuberculeux ou gommeux, s'évacue ; puis du fond de la caverne s'élèvent des bourgeons charnus qui, après avoir comblé la cavité sousscrotale, affleurent les téguments et exubèrent enfin en une masse rouge, fongueuse et semblable à une framboise.

Le plus souvent le fongus est formé lorsqu'on appelle le chirurgien : le diagnostic entre les deux variétés est facile encore. Dans le fongus albuginique, la tumeur granuleuse est d'ordinaire plus grosse, très régulière, et rappelle exactement le testicule lui-même dont il ne diffère que par la présence sur l'albuginée de bourgeons charnus, rares ou confluents ; si l'on serre entre les doigts la tumeur, le malade éprouve la sensation caractéristique de la glande spermatique comprimée. Enfin, la palpation prouve que la bourse est flasque, vide, et ne contient plus que l'épididyme avec l'origine du canal déférent.

Le fongus profond ou parenchymateux, lui, est beaucoup plus rare ; on n'en connaît guère de cas après les violents traumatismes ou les inflammations intenses qui détruisent l'albuginée, et je ne pourrais en citer que les trois observations d'Hennequin, de Moutier et de Villeneuve. La tuberculose produit surtout la hernie, et nous ne nous rappelons avoir lu qu'un fait de fongus profond, encore ne savons-nous où le retrouver. La syphilis est plus active à ce point de vue, et pour notre part, nous avons déjà publié trois cas de fongus parenchymateux. On en reconnaît l'origine profonde à leur volume et à leur consistance moindres, à leur forme plus arrondie et moins ovalaire, à leur vascularité plus grande, à l'absence, lors d'une pression, de la douleur accablante caractéristique; d'ailleurs, dans les bourses, on trouve le testicule que l'on distingue encore malgré son atrophie.

Quels traitements a-t-on proposés dans le fongus du testicule? — Lorsqu'il s'agit d'un fongus profond, l'abrasion des bourgeons charnus est le meilleur procédé. On enlève la tumeur qui, d'ordinaire, ne se reproduit pas, si l'on a soin de prescrire au malade un traitement général approprié. Celui-ci, d'ailleurs, peut suffire, et nous avons vu, dans deux cas de fongus parenchymateux d'origine syphilitique, la tumeur, à l'extirpation de laquelle s'opposait le malade, s'affaisser peu à peu et se cicatriser lentement, grâce à l'emploi combiné du mercure et de l'iodure de potassium à hautes doses. Nous ne parlerons pas des autres variétés étiologiques. Les fongus parenchymateux traumatiques, inflammatoires et tuberculeux sont trop rares pour que leur traitement nous arrête.

Mais qu'allons-nous faire pour notre fongus albuginique, pour notre hernie du testicule?—On a pratiqué très souvent la castration. Ce moyen radical, qui guérit les malades en une semaine, me semble un peu rigoureux. Pourquoi priver un individu, eût-il cinquante-six ans comme le nôtre, d'une glande spermatique dont tout le mal apparent consiste en une couche de bourgeons charnus sur l'albuginée? N'avons-nous pas insisté au début sur l'intégrité relative du testicule et montré que, dans le fongus, l'envahissement tuberculeux a pour siège primitif les enveloppes scrotales?

Essaierons-nous alors, selon le procédé de Syme, de réintégrer le testicule dans les bourses après débridement du scrotum? On avive les lèvres de la perte de substance, on les adosse, on les suture et, si la réunion immédiate se fait, la guérison est obtenue. Nous y avons songé. Mais l'examen des pièces disséquées ne nous engage guère à cette tentative : l'albuginée formait la paroi profonde de l'abcès froid; les fongosités en sont souvent tuberculeuses et nous avons, dans un cas, constaté l'existence de granulations grises dans la membrane fibreuse et aux limites de la substance séminifère. Nous n'aimerions pas recoudre dans les bourses un testicule peut-être infecté.

Aussi proposerai-je un autre traitement; je recouvre d'iodoforme le testicule hernié de la bourse droite, la surface incisée de la gomme de la bourse gauche. Ce médicament modifiera la membrane granuleuse, y détruira les follicules. Aux fongosités succéderont des bourgeons charnus légitimes qui formeront bientôt une couche continue, du rebord de la perte de substance à la convexité de la glande. Cette couche ininterrompue va se rétracter, comme se rétracte tout tissu inodulaire et, ce faisant, refouler peu à peu le testicule dans les bourses, suivant un mécanisme bien connu et que, pour ma part, j'ai souvent observé dans la hernie d'origine traumatique. Plus lentement, mais aussi sûrement qu'un chirurgien, la nature sait réintégrer dans ses enveloppes la glande spermatique herniée.

Notre espoir a été déçu : malgré l'application quotidienne de poudre d'iodoforme à la surface du fongus, malgré l'existence d'une membrane granuleuse rose, vermeille, à bourgeons petits et vivants, aucune tendance à la réintégration du testicule hernié ne s'est manifestée, et au bout d'un mois, la glande formait sur le scrotum une saillie aussi considérable. Le seul résultat que nous ayons obtenu, c'est la cicatrisation du large abcès pariétal développé à droite, et dont nous avions ouvert tous les diverticules.

Nous avons eu recours alors à l'opération de Syme. Le scrotum, vous le savez, formait une sorte d'anneau qui étreignait la glande en arrière du testicule, entre lui et l'épididyme, dans la dépression normale qui existe en ce point. Eh bien! par une double section en haut et en bas de l'anneau, nous avons agrandi cet orifice et pu refouler le testicule dans les bourses; puis le pourtour de l'anneau a été avivé de façon à juxtaposer le rebord cruenté de droite à celui de gauche. Il ne restait plus qu'à placer quelques sutures au crin de Florence, et la glande fut de nouveau renfermée dans ses enveloppes.

Nous avons pu croire, huit jours, au succès de notre entreprise; mais, après la première semaine, un point de suture a lâché; le scrotum s'est ouvert en partie et, par ce nouvel orifice, un fragment de la glande s'est montré à fleur de peau. La perte de substance s'est un peu agrandie, sans jamais cependant atteindre ses dimensions premières. Elle ne mesurait guère que le diamètre d'une pièce de 50 centimes et le testicule ne formait point de saillie au-dessus de son enveloppe. Il n'y avait donc plus fongus, mais seulement mise à nu d'une portion de l'albuginée granuleuse.

Il n'en est pas moins vrai qu'il subsiste là un ulcère toujours suintant et fort incommode pour le malade ; un pansement n'est-il pas nécessaire et des soins de propreté plus délicats et bien longs pour un homme qui doit gagner sa vie ? Aussi allons-nous procéder à la castration. C'est d'ailleurs une perte médiocre que fera là notre homme.

IV

Kyste spermatique.

Messieurs,

Nous avons examiné, devant vous, deux malades entrés dans notre service pour une tumeur des bourses dont le diagnostic nous semblait délicat ; en effet, s'il s'agit sans conteste de kyste spermatique, rappelez-vous que cette affection est parfois méconnue encore, et même par des chirurgiens de valeur.

Chez notre premier malade, terrassier de cinquante ans, la moitié gauche du scrotum est seule distendue par une tumeur du volume et de la forme d'un œuf de dinde, placée verticalement dans la bourse ; vers le tiers inférieur, cependant, sa courbe régulière est étranglée par une sorte de dépression qui lui donne un aspect bilobé ou réniforme ; aussi rappelle-t-elle un peu les hydrocèles en bissac. La peau souple, normale, mince et mobile, permet de distinguer les parties constituantes.

En avant est le testicule : on le reconnaît à sa consistance spéciale, à sa forme, à son volume, et surtout à la douleur accablante que provoque sa compression ; du reste, son bord postéro-supérieur est coiffé par l'épididyme dont la tête et la queue, à leur place habituelle, sont bien accessibles aux doigts et ont leur aspect

normal. Le canal déférent se détache à sa place ordinaire et monte vers le trajet inguinal avec les éléments du cordon. C'est en arrière de la glande spermatique, et la débordant en haut et en bas, qu'on trouve la
tumeur proprement dite : elle est élastique, rénitente ;
la pression qu'on exerce en un point se transmet intégralement aux points les plus éloignés ; le doute n'est
donc pas possible et il s'agit d'une collection liquide.

Cette collection est transparente, mais ici l'examen
doit être minutieux ; au premier abord, les rayons lumineux ne paraissent pas la traverser ; il faut soulever la
tumeur, tendre la peau à sa surface, rapprocher de très
près la bougie pour apercevoir, au fond du stéthoscope,
une lueur rosée assez faible ; les parois de la cavité sont
donc très épaisses, ou bien le liquide qu'elle contient est
peu limpide. Mais déjà notre diagnostic est fort avancé,
car les collections translucides des bourses, de cette
forme et de ce volume, ne sont pas nombreuses, et
l'hésitation n'est possible qu'entre une hydrocèle de la
vaginale et un kyste de l'épididyme.

Nous ne pouvions guère nous arrêter au diagnostic
d'hydrocèle. Lorsqu'une collection séreuse s'accumule
dans la vaginale, elle entoure la glande spermatique
refoulée, sauf les cas d'inversion, en arrière de la bourse
où l'on sent vers la partie moyenne une sorte de côte
saillante, d'une résistance et d'une dureté plus grandes.
D'ailleurs, lorsqu'on la presse, le malade ressent une
douleur accablante caractéristique de la présence du
testicule. Or, ici, rien de semblable : ce n'est point en
arrière qu'est l'organe, mais en avant et libre, entouré
de sa séreuse vide. Donc, le doute n'est plus permis et

on ne saurait songer à une hydrocèle, si, du moins, ce signe a une valeur absolue.

Malheureusement, il n'existe pas en clinique de signe d'une valeur absolue et la présence du testicule isolé en avant de la tumeur n'échappe pas à cette contingence ; je me rappelle avoir repoussé le diagnostic d'hydrocèle dans un cas où la glande spermatique indépendante se dessinait très nettement en bas, tandis qu'au-dessus, proéminait une collection liquide et transparente du volume d'un gros œuf. Je croyais à un kyste à zoospermes ; or, la dissection me démontra que les deux feuillets de la vaginale, fusionnés dans presque toute leur étendue, étaient libres en haut et laissaient, entre eux, un espace que la sérosité avait distendu, une vaste poche qui simulait un spermatocèle, grâce à son volume et à sa position.

Néanmoins, Messieurs, ces cas sont vraiment trop exceptionnels pour peser beaucoup sur notre diagnostic, et le testicule libre en bas et en avant de la tumeur, enlèvera la possibilité d'une hydrocèle. Pour notre malade, donc, nous avons tout de suite songé à un kyste de l'épididyme, bien que son aspect diffère un peu de celui des kystes ordinaires. Ici, la collection liquide se trouve surtout en arrière ; elle enveloppe ou coiffe la glande comme le ferait un cimier et nous avons vu qu'en bas et en avant d'elle, entre elle et le testicule, on sent d'une manière très distincte la tête et la queue de l'épididyme en leur place habituelle.

D'ordinaire, il n'en est pas ainsi : le kyste naît au niveau de la tête de l'épididyme, et, au fur et à mesure de son développement, il sépare le testicule de l'épididyme qui s'étale à la surface de la tumeur et s'y aplatit comme un long ruban; les éléments du cordon eux-mêmes, artères, veines, lymphatiques, nerfs et canal déférent se dissocient sur la poche et nombre de fois, dans nos dissections, ou lorsque nous avons extirpé des kystes spermatiques, nous avons aperçu, par transparence, en interposant la paroi à notre œil et à la lumière, ses diverses parties constituantes éparses sur un des côtés de la membrane du kyste.

Ces quelques caractères un peu exceptionnels ne nous ont pas suffi pour écarter l'idée d'un kyste; son existence, en effet, était le seul diagnostic raisonnable; mais nous hésitions sur sa nature, son origine et son contenu. Les kystes épididymaires ou péri-épididymaires sont nombreux, et nous ne savions auquel donner la préférence. Était-ce un kyste de la partie inférieure de l'ancien conduit péritonéo-vaginal, un kyste développé aux dépens du corps de Giraldès ou bien un de ces grands kystes de l'épididyme dont les uns sont remplis de sérosité seulement, tandis que les autres peuplent cette sérosité d'un plus ou moins grand nombre d'animalcules spermatiques.

Il ne pouvait s'agir, il me semble, d'un kyste développé dans le segment inférieur du conduit péritonéo-vaginal. On sait que la gaine séreuse qui, du ventre, descend dans les bourses et livre passage au testicule et à ses annexes, s'oblitère après la naissance : dans certains cas, cette oblitération ne se fait pas; le canal reste ouvert et peut livrer passage à des anses d'intestin: les hernies congénitales n'ont pas une autre origine;

dans d'autres cas, l'oblitération est incomplète ; certains
segments demeurent libres ; la sérosité s'y accumule et
des kystes sont constitués, mais ces kystes, uniques ou
multiples, s'étagent entre le trajet inguinal et la glande ;
ils ne sont pas directement sur celle-ci, ils ne l'enveloppent pas comme dans notre observation ; donc, nous avons
renoncé à cette hypothèse.

Je penchais un peu, je l'avoue, vers un kyste développé aux dépens du corps de Giraldès qui, vous le
savez, est un petit amas de granulations blanchâtres,
arrondies ou à contours irréguliers, et grosses comme
un grain de millet ; parfois elles sont indépendantes les
unes des autres et forment comme une étroite ligne qui
monte avec le cordon sur une longueur de 1 à 2 centimètres. Il est situé sous la séreuse, vers le bord inférieur
et interne de l'épididyme, à l'union de la tête et du corps,
au point où le canal déférent se dégage de la glande pour
se diriger en haut, vers le trajet inguinal.

Le corps de Giraldès est formé, comme le microscope
nous le révèle, par des tubes enroulés, des spires ou des
étranglements limitant des cavités irrégulières, parfois
cylindriques, parfois pourvues de diverticules, de cæcums, d'appendices et de varicosités. On a constaté des
ampoules, de véritables dilatations que Verneuil, Follin,
Broca, Gosselin, Giraldès ont considérées comme le point
de départ des kystes. Pour notre tumeur, cette pathogénie nous eût satisfait, car un kyste développé aux
dépens du corps de Giraldès devrait, il me semble, occuper la place où se trouvait le nôtre, juste au-dessus
et en arrière de l'épididyme.

Mais le malheur, pour un tel diagnostic, est qu'on

parle beaucoup des kystes du corps de Giraldès sans
en avoir jamais démontré l'existence. Sont-ils l'origine
de quelques collections séreuses para-épididymaires? on
le suppose, et voilà tout. D'ailleurs, chez notre malade,
l'embarras ne fut pas long; une ponction exploratrice
est faite dans la tumeur, avec une seringue de Pravaz,
qui se remplit sous nos yeux d'un liquide blanchâtre,
comme savonneux, à la fois limpide et opalin. Cette
coloration particulière ne pouvait nous tromper et notre
kyste était un kyste spermatique; l'examen microscopique confirmait bientôt cette opinion en décelant,
dans le liquide, la présence d'animalcules.

N'oubliez pas, cependant, que tous les kystes spermatiques de ce volume n'ont pas cet aspect; ils sont bien
fluctuants et élastiques; ils ont une transparence souvent
obscure, comme dans le cas présent, mais la tumeur ne
coiffe pas la glande comme un énorme casque, elle n'est
pas bilobée, réniforme; elle rappelle bien plus une
brioche retournée dont le petit bout arrondi est simulé
par le testicule. Enfin, d'ordinaire, l'épididyme soulevé
par le kyste, étalé à sa surface comme un ruban, ne se
retrouve plus, tandis que chez notre malade, sa tête et
sa queue occupaient leur plan normal. Nous nous
sommes déjà expliqué sur ces points.

Chez notre second malade, la tumeur se trouve à droite
et nous offre tous les caractères du kyste à zoospermes
classique; elle est du volume d'une grosse orange, irrégulière, et à bien l'aspect ordinaire de la brioche renversée. En bas, en effet, et comme surajoutée à la masse
principale, on trouve une petite tête arrondie, ovalaire,
et qui n'est autre que le testicule reconnaissable à sa

forme, à sa consistance et à la douleur que provoque sa pression. En aucun point on ne peut sentir l'épididyme ; la tumeur proprement dite est rénitente, élastique ; elle a tous les caractères d'une collection liquide ; elle est d'ailleurs nettement transparente. La ponction, pratiquée avec la seringue de Dieulafoy, nous donne 80 grammes d'un liquide transparent, légèrement savonneux, opalin, où le microscope dénote l'existence de spermatozoïdes.

L'origine de ces kystes spermatiques est un des problèmes les plus obscurs de la pathologie, et je crois qu'on trouve jusqu'à cinq hypothèses d'inégale valeur pour expliquer leur production : La première ne se discute pas ; le kyste à zoospermes serait une hydrocèle banale dans laquelle se serait rompu un cône efférent de l'épididyme, par où les animalcules pénétreraient dans le liquide, théorie contredite par des centaines d'autopsies qui ont démontré l'indépendance absolue de la cavité kystique et de la vaginale. Tout au plus savons-nous que Curling, Reverdin, Luschka, Krause ont trouvé dans une hydrocèle des spermatozoïdes issus d'un kyste de l'épididyme rompu par un traumatisme, mais il s'agit là d'exceptions qui ne sauraient nous arrêter.

James Paget, qui, avec Liston et Lloyd, a décrit le premier les kystes spermatiques, a émis une théorie bizarre : d'après lui, le voisinage des tubes séminifères communique aux kystes de l'épididyme la propriété de sécréter des animalcules. Cette « hétérotopie » serait un phénomène trop insolite pour qu'on l'acceptât sans

preuves évidentes; la spermatogénèse est infiniment
complexe et l'on connaît là structure délicate des cellules où naissent les zoospermes. Or, les parois de bien
des kystes ont été examinées par les micrographes, et
jamais on n'a trouvé, dans l'épithélium banal qui tapisse
la poche, d'éléments semblables à ceux des tubes
séminifères.

Une troisième théorie a été proposée par Gosselin et
acceptée par Sédillot : un violent effort ou un traumatisme provoque la déchirure d'un tube droit ou d'un
cône efférent; quelques gouttes de sperme s'épanchent
dans le tissu cellulaire ambiant et y déterminent une
irritation dont la conséquence est la formation d'une
néomembrane qui enveloppe la semence. Cette paroi
nouvelle sécrète de la sérosité où nagent les animalcules,
et le kyste est constitué. Cette hypothèse, du moins, a le
mérite de tenir compte des violences qui précèdent souvent l'apparition du kyste. C'est ainsi que notre malade
fit un effort, il y a deux mois, pour soulever un madrier;
il sentit une vive douleur dans l'aine et, le jour même,
il constata l'existence d'une tumeur des bourses.

. Néanmoins, cette théorie se heurte à d'insurmonta-
bles objections : d'abord les faits sont plus nombreux
où la tumeur est apparue lentement, sourdement, d'une
manière insidieuse, sans traumatisme et sans efforts;
ils manquent dans les deux tiers des cas que nous
avons relevés pour la rédaction d'un article du *Diction-
naire encyclopédique*. Et puis la cavité possède un revêtement épithélial continu, ce que l'on n'observe guère
dans les membranes de formation nouvelle; la poche a
donc pour origine la dilatation d'une cavité préexistante

et non l'enkystement d'un liquide extravasé. D'ailleurs, cette hypothèse n'explique pas les observations où une première ponction ne retire du kyste que de la sérosité transparente, tandis qu'une seconde ramène un liquide où les spermatozoïdes fourmillent. Elle n'explique pas non plus comment, dans des ponctions successives, on trouve la même quantité de zoospermes, après chaque évacuation : une première ponction devrait épuiser la petite quantité de sperme issue après la rupture primitive.

D'après une quatrième théorie, un des débris du corps de Wolff, ou le corps de Giraldès dont nous avons déjà parlé, ou les canalicules épars découverts par Follin autour de l'épididyme, ou le vaisseau aberrant de Haller, ou l'hydatide de Morgagni se dilate et forme un petit kyste, qui d'habitude reste lenticulaire ; mais, dans certaines conditions anatomiques spéciales, ce kyste peut grandir, surtout lorsqu'il se développe au niveau de la tête de l'épididyme dont les cônes se déroulent à sa surface ou s'encastrent dans ses parois ; dans ces cas, qu'un traumatisme survienne, il peut rompre du même coup la paroi du kyste et le cône épididyme dont le sperme se mêle à la sérosité du kyste. Telle est l'hypothèse proposée par Curling, acceptée plus tard par Gosselin et qui a rallié, en France, un consentement presque unanime.

Elle nous explique en effet le développement de la tumeur à la suite d'une violence, le manque de zoospermes dans les petits kystes peu exposés aux contusions, l'apparition des animalcules après une première et même une seconde ponction qui avaient permis de constater leur absence. D'ailleurs, elle s'appuie sur des preuves anatomiques, et Curling et Queckett, Kocher dans deux cas, Steudener et Rosembach, Luschka, ont injecté des pièces où ils ont vu le liquide passer des voies spermatiques dans le kyste par de petits orifices fistuleux. Il n'en est pas moins vrai que cette théorie se heurte à des objections bien pressantes, et nous n'en formulerons que deux : d'abord, dans les deux tiers des observations, nous avons vu qu'il n'y a ni violence ni traumatisme; la tumeur se développe d'une manière insidieuse. Puis elle ne nous explique nullement pourquoi les kystes spermatiques sont presque toujours l'apanage de l'âge mûr et de la vieillesse.

La cinquième théorie tient compte de ces conditions : les kystes seraient dus à la dilatation des cônes efférents ou du conduit épididymaire. Elle aussi s'appuie sur des constatations anatomiques importantes, et Verneuil, Sappey, Dolbeau et nous, avons démontré par des injections de mercure et de térébenthine qu'il existe sur les voies spermatiques, surtout au niveau de la tête et de la queue, des renflements latéraux, des sortes d'anévrysmes sacciformes, des dilatations sphériques ou irrégulières, cæcums, appendices en doigt de gant que, depuis les travaux de Monod et Artaud, je rattache, pour ma part, à la sclérose sénile du conduit épididymaire. Tantôt ces renflements s'isolent en cavités distinctes qui forment les petits kystes de l'épididyme, tantôt la communication persiste et les animalcules pénètrent sans cesse dans cette sorte de réservoir.

Cette théorie, la plus acceptable, nous paraît encore bien précaire. Pourquoi ce kyste par rétention, dû à la dégénérescence sénile du conduit épididymaire, communique-t-il si rarement avec les voies spermatiques? Après bien des lectures, je ne vous ai rapporté que quatre ou cinq exemples où l'orifice fistuleux ait pu être surpris. Pour ma part, j'ai poussé des injections sur quinze pièces trouvées à l'École pratique et jamais je n'ai constaté la confluence. Or, la ponction du kyste amène presque toujours des spermatozoïdes vivants; ils semblent avoir quitté depuis peu le canal excréteur, même dans des tumeurs vieilles de plusieurs années. Sans doute on répondra que le zoosperme a la vie dure et qu'il ne meurt qu'au bout d'un temps très long dans les kystes hermétiquement clos ; mais comment expliquer, si l'on admet l'absence de communication, qu'une deuxième, une troisième ponction fournissent encore des animalcules? D'où viennent-ils, s'il n'y a point un orifice permanent par où ils puissent sourdre?

Comment surtout expliquer ces cas où une première, une deuxième ponction n'ont donné qu'un liquide inhabité, tandis que, dans une troisième, la sérosité fourmille de spermatozoïdes? Comment enfin les autopsies nous révèlent-elles parfois des kystes d'une même venue, d'aspect et de structure semblables, et dont les uns sont spermatiques tandis que les autres ne le sont pas? S'ils ont tous pour origine la dilatation d'un segment du conduit excréteur, ils devraient tous avoir le même contenu. Aussi, Messieurs, suis-je très embarrassé pour vous dire quelle était la genèse du kyste de notre malade et, tout en acceptant l'hypothèse d'une altération primitive du conduit excréteur, je reste sur la plus grande réserve.

La ponction, exploratrice pratiquée pour éclairer notre diagnostic, n'a pas été absolument innocente ; malgré nos précautions antiseptiques, les bourses étaient devenues rouges, œdémateuses, douloureuses, et la température s'est élevée à 39 degrés. Nous avons redouté un phlegmon, comme il s'en déclare fort souvent à la suite des ponctions dans les hématocèles. Aussi n'ai-je pas hésité, et au lieu d'avoir recours à l'injection iodée ou à la cautérisation au nitrate d'argent, procédés habituels et qui donnent de bons résultats, j'ai, sans tarder, incisé le scrotum, excisé le kyste, drainé et suturé la poche, comprimée sous un pansement à l'iodoforme et à la ouate.

Bien nous en a pris, Messieurs, car, d'abord, les phénomènes inflammatoires sont tombés, et, dès notre pansement après l'intervention, nous trouvons les bourses moins grosses et plus souples ; pas une goutte de pus ne se rencontrait dans le tube ou sur la ouate hydrophile imbibée seulement d'un peu de sérosité sanguinolente. Ensuite, au cours de l'opération, l'excision de la poche nous a montré l'épaisseur de ses parois ; elles mesuraient 2 à 3 millimètres, comme nous le faisait d'ailleurs supposer la faible transparence de la tumeur. Il est probable qu'en pareil cas une injection iodée eût échoué : plus tard, il aurait fallu recourir à l'extirpation.

C'est la seconde fois que j'emploie cette méthode pour la cure du kyste spermatique ; elle me séduit, je l'avoue, par sa simplicité et par la rapidité de ses résultats : huit à quinze jours suffisent pour amener la guérison. Est-ce à dire que je vous la recommande ? Je n'oserais ; et vous ferez bien, dans les cas simples, d'essayer l'in-

jection iodée, qui, du moins, mettra votre responsabilité
à couvert. L'incision du scrotum et l'excision de la
poche font courir deux dangers aux chirurgiens inexpé-
rimentés : ils peuvent couper le canal déférent et stériliser ainsi la glande spermatique correspondante; ils
peuvent provoquer une inflammation redoutable s'ils
commettent quelque faute contre l'antisepsie. Un succès
constant légitimerait seul votre audace.

Je me résume et je vous dis : dans les cas simples,
lorsque la paroi de la poche est souple et peu épaisse,
la méthode de choix est la ponction et l'injection iodée
immédiate. Immédiate, je le répète, car il faut éviter les
inflammations que provoque parfois la ponction simple
et à demi évacuante. Si vous échouez par ce procédé
presque toujours innocent, ou si la paroi du kyste est
épaisse, dure, sans souplesse, alors seulement vous
aurez recours à l'incision du scrotum et à l'excision
de la poche; dans ce cas, rappelez-vous que les éléments
du cordon doivent être ménagés; le meilleur moyen est
alors de soulever la paroi après l'ouverture du kyste :
par transparence, vous apercevrez le cordon, à droite et
à gauche duquel vous inciserez la paroi. La lanière que
vous en laisserez ne nuira en rien à la réunion.

V

De la spermatorrhée

Messieurs,

Nous venons d'observer un malade atteint de spermatorrhée. Ce diagnostic vous prouve que j'admets l'existence de cette affection, résolument niée par quelques médecins ; mais je confesse qu'il n'est pas de question plus obscure, ou mieux, plus obscurcie par les dissertations des auteurs dont je n'excepte pas l'illustre Lallemand. Le professeur de Montpellier a donné de ce mal une description dramatique, toute d'imagination et qui ne répond pas à la réalité des faits. Aussi je crois utile de reprendre devant vous cette histoire et vous montrer que si le tableau qu'on en trace est trop sombre, la spermatorrhée demeure cependant avec quelques-uns des symptômes que lui attribuait l'ancienne médecine.

La spermatorrhée a été longtemps confondue avec la plupart des écoulements du canal ; avant notre siècle, le pus, vert ou jaune, des chaudes-pisses aiguës a été souvent pris pour du sperme altéré, et, à notre] époque même, les produits de sécrétion de l'uréthrite chronique antérieure et surtout postérieure, les nuages muco-purulents qui flottent dans l'urine, ont fait admettre plus d'une fois l'existence de pertes séminales involontaires. C'est avec les élucubrations de Tissot en 1805, l'ouvrage de Lallemand en 1836 et les leçons de Trousseau, que la maladie a pris une place bien définie dans le cadre nosologique.

D'après la description de ces auteurs, la spermatorrhée débute par des pollutions nocturnes précédées d'érections, de rêves érotiques, et accompagnées de sensations voluptueuses. Ces pertes séminales se multiplient bientôt; chaque nuit, elles se reproduisent une ou plusieurs fois et laissent le malade anéanti, sans force, incapable du moindre travail intellectuel ou physique. Bientôt rêves érotiques et sensations voluptueuses disparaissent; il ne reste qu'un trouble nerveux profond, une inquiétude incessante, et le malheureux, malgré sa fatigue, sa lassitude extrême, son irrésistible besoin de repos, lutte contre le sommeil qui amènera, avec des pertes séminales nouvelles, un nouvel affaiblissement.

Mais déjà commence une deuxième période : aux éjaculations de la nuit succèdent celles du jour; tout est prétexte à émission de sperme, la vue d'une femme, une idée lascive, les mouvements de l'équitation, les trépidations de la voiture ou du chemin de fer; l'érection est presque immédiate et la liqueur projetée sans retard ; d'ailleurs, plus d'orgasme vénérien, de contraction convulsive des muscles périnéaux, le sperme chemine dans l'épididyme, le canal déférent ; il arrive dans les vésicules et gagne les canaux éjaculateurs dont l'atonie est telle que le passage est ouvert jusqu'à la région prostatique de l'urèthre.

Là, Messieurs, tout conspire pour amener le sperme au dehors : la compression exercée par le bol fécal y suffit, et cela d'autant plus que le liquide est fluide, aqueux, pauvre en animalcules. La miction, elle aussi, produit la même expulsion, et les dernières gouttes d'urine, chassées par la contraction des muscles périnéaux, entraînent avec elles une substance visqueuse et gluante qui tient en suspension de petits grumeaux irrégulièrement sphériques, mous, semblables à des grains de semoule ; mais les derniers vestiges du sperme ne tardent pas à disparaître ; les grumeaux vont se dissoudre, et l'urine ne contiendra qu'un nuage parsemé de points brillants, corpuscules particuliers, dus à un arrêt de développement des animalcules.

Cette déperdition incessante de la « liqueur vitale » retentit sur l'organisme tout entier ; elle se traduit par des troubles digestifs profonds, une maigreur extrême, une altération du visage ; les paupières se cernent ; les yeux perdent toute expression ; les tempes se creusent, la peau se plombe, la vue s'affaiblit ; depuis longtemps il n'y a plus d'érections ; les désirs sont nuls, et le microscope dévoile l'absence de spermatozoïdes dans les sécrétions génitales. Le cerveau est entraîné dans la déchéance générale ; la pensée est obtuse, la parole est hésitante ; à l'hypocondrie, aux idées de suicide, succède l'hébétude ou même l'idiotie. L'aliénation mentale, à son défaut le marasme, la phtisie, l'hecticité, achèvent le malade. Qui n'a lu d'ailleurs, sur les bancs du collège, cette sombre description dans le livre de Tissot, que le censeur avait laissé traîner, sans doute, pour arrêter les ravages de la masturbation ?

Une pareille doctrine, Messieurs, ne s'était pas établie sans soulever des protestations : Ricord avait déjà fait des réserves sur la fréquence et la gravité de la spermatorrhée ; la plupart des prétendus spermatorrhéiques, nous dit-il, ne sont que des hypocondriaques, et le liquide qu'ils prennent pour du sperme, est du mucus sans animalcules. Un auteur allemand, Pauli, déclarait, en 1841, que Lallemand avait confondu avec les pertes séminales le produit de la sécrétion prostatique, les dernières gouttes d'urine rejetées par la miction, et surtout les vestiges d'une uréthrite chronique. Même remarque de Civiale, qui, chez ces malades, constatait, avec l'existence d'une névrose, une stricture plus ou moins étroite du canal. Curling, beaucoup plus tard, Teevan et Paget arrivent à de semblables conclusions, et ce dernier se demande si la spermatorrhée, inconnue en Angleterre, n'est pas une maladie française.

Chez nous, Ricord et Civiale n'ont pas été seuls : Guyon, Verneuil, Lasègue, Mollière, Cognard, déclarent que la spermatorrhée est une maladie pour le moins exceptionnelle. Mais c'est à M. Malécot que l'on doit le travail le plus important sur la matière : avant lui, on émet des doutes, mais on n'exprime pas une opinion ferme ; lui, recueille des observations à Necker, au Midi ; il puise dans les faits de la clientèle de Guyon et il nous arrive avec cette conclusion que les faits étiquetés spermatorrhée, peuvent être divisés en trois catégories.

L'une renferme les cas de pollutions physiologiques : les vésicules trop pleines se vident par une perte séminale nocturne, ou à l'occasion d'une contraction périnéale ; une deuxième a trait aux hypocondriaques qui se croient atteints de spermatorrhée et que des charlatans entretiennent dans cette opinion ; enfin, la troisième se rapporte à des malades qui souffrent ou du cerveau ou de la moelle, et chez qui la spermatorrhée est un épiphénomène ; il n'a pas vu la véritable spermatorrhée. Plus heureux que lui, j'en possède deux observations.

Nous serons bref sur les pollutions physiologiques, bien qu'elles soient parfois la pierre angulaire sur laquelle des hypocondriaques ou des ignorants ont édifié leur prétendue spermatorrhée. Pendant la nuit et lorsque le cerveau, qui sommeille, n'est plus là pour modérer l'activité de la moelle, la semence, qui distend les vésicules, excite les fibres sensitives de la muqueuse ; l'excitation se réfléchit sur le centre moteur génito-spinal et provoque une contraction spasmodique ; le liquide s'échappe au dehors par une véritable éjaculation, avec érection et sensation voluptueuse. Tous les mois, tous les quinze jours, tous les huit jours, plus souvent même chez les individus robustes et continents, cette déplétion naturelle a lieu, ne laissant après elle qu'un corps plus dispos et un esprit plus alerte.

Ces pertes physiologiques peuvent prendre une autre forme : elles sont diurnes et apparaissent sous l'influence de certaines conditions mécaniques, surtout pendant la défécation ; les matières pressent sur les vésicules, dont le contenu est refoulé jusque dans la région prostatique de l'urèthre d'où il chemine jusqu'au méat, tantôt en bavant et tantôt projeté à une certaine distance par quelque contraction spasmodique. Une fois, nous l'avons observé dans des conditions particulières : une colique subite survient et une envie irrésistible d'aller à

la garde-robe; notre individu, d'une continence absolue
à cette époque, n'a que le temps de s'accroupir; et, pendant qu'un flot diarrhéique s'échappe par l'anus, sortait, par le méat, une quantité notable de sperme, dont
l'issue s'accompagna d'une sensation voluptueuse. Nous
tenons du professeur Broca un fait analogue.

La spermatorrhée n'a rien à voir avec ces phénomènes
d'ordre physiologique et qui n'entraînent ni faiblesse, ni
malaise, ni troubles d'aucune sorte. Nous connaissons
pourtant un fait lamentable où la confusion s'est produite. Il s'agit d'un homme de quarante ans, archéologue
très distingué. Sa jeunesse fut très maladive et tourmentée par des engorgements ganglionnaires, des abcès
du cou, des blépharites rebelles, des conjonctivites répétées, une kératite suivie de taie sur l'œil gauche. A
vingt ans, sa santé s'affermit et, à vingt-cinq ans, il eut
sa première pollution nocturne; coup sur coup, il en
survint trois.

Très religieux, ignorant des choses de la physiologie, il s'effraie, achète un livre de médecine, le lit,
puis le ferme avec la conviction qu'il est atteint de
spermatorrhée. Un spécialiste l'accueille et veut bien,
pour 300 francs, lui cautériser ses canaux éjaculateurs. Une uréthro-cystite rebelle, une orchite intense
surviennent, sans parler d'une gastrite que provoquent
certaines mixtures ajoutées au traitement local. Notre
ami ne fut que très lentement et très difficilement guéri
par le médecin de la famille, le regretté Isambert.

Ce fait nous rapproche d'une deuxième catégorie, la
spermatorrhée « imaginaire » ou « par persuasion » de
M. Malécot. Il s'agit d'hypocondriaques; leur imagina-

tion malade a choisi les organes génitaux comme le point où va se dérouler la série des maux dont, coûte que coûte, ils doivent être affligés. Ils ont feuilleté les dictionnaires, couru les médecins, appris à la suite d'interrogatoires répétés les signes de leur affection prétendue ; ces signes, ils les attendent, les guettent pour ainsi dire, et ne tardent pas à les découvrir ; la moindre humidité du canal est un écoulement de sperme, et ils vous montrent des amas d'animalcules dans l'urine la plus normale. D'ailleurs ne leur a-t-on pas dit que la spermatorrhée passive, chronique, la plus grave de toutes, ne réclame ni érection, ni éjaculation, ni sperme que l'organe épuisé ne saurait plus produire ? Quant aux troubles digestifs, cardiaques, pulmonaires et nerveux, qui, d'après la description classique, accompagnent la spermatorrhée, ils les décrivent avec la plus minutieuse exactitude pour les avoir ressentis et analysés à satiété.

Des douze observations de ce genre que donne M. Malécot, je n'en citerai qu'une : Un boucher de vingt-trois ans, à la suite d'une blennorrhagie et d'une orchite, constate dans ses urines des filaments blanchâtres et, après la miction ou pendant la défécation, l'écoulement d'un liquide analogue au sperme. Il consulte un pharmacien qui lui cautérise le canal avec une bougie de son invention ; notre homme commence alors la tournée des herboristes-thérapeutes et n'est découragé qu'après l'insuccès du douzième. Un médecin uroscope déclare enfin que sa spermatorrhée est passive et prescrit un traitement inefficace encore. Le pauvre diable arrive au Midi où l'on traite son écoulement. Mais sa spermatorrhée passive ne persiste-t-elle pas ?... Il entre à Necker où on lui refuse l'intervention chirurgicale qu'il demande; aussi quitte-t-il le service pour trouver ailleurs un opérateur complaisant.

La spermatorrhée « pathologique », la troisième variété de M. Malécot, est un de ces nombreux symptômes que provoque la susceptibilité exagérée de l'axe cérébro-spinal. La facilité et la fréquence de l'éjaculation sont sous la dépendance de plusieurs causes. Dans certains cas, l'excitation est périphérique; on sait combien les pollutions sont sollicitées par l'irritation du canal au début de la blennorrhagie; l'herpès du prépuce, les amas de sébum, l'eczéma des bourses, l'intertrigo anal, les fissures, la présence des oxyures, les hémorroïdes ont semblable résultat chez les individus continents; il en est de même des congestions du petit bassin que déterminent la réplétion de la vessie, la station assise prolongée, les courses en voiture. On a trop insisté sur les effets de la cantharide pour que nous y revenions.

Dans d'autres cas, l'excitation périphérique est très légère; mais la moelle est très irritable; elle réagit sans mesure et, au moindre prétexte, provoque une éjaculation. Sainte-Marie a publié une observation d'un jeune homme continent et studieux qui, un jour de composition pour les prix, après avoir cherché inutilement un mot, et pressé par l'heure, fut saisi d'une si vive impatience que la semence s'échappa. Cet accident se renouvela ensuite sous l'influence de la même cause. Nous pourrions citer un fait absolument semblable, qui a trait à un collègue; lorsqu'il était lycéen, il eut trois mardis de suite, au cours des « compositions doubles », une perte séminale. Plus tard, éjaculation semblable en préparant, pour l'agrégation, son épreuve de trois quarts d'heure et sa leçon d'une heure. M. Malécot affirme qu'au concours de l'internat, pareil fait s'est produit chez plusieurs de ses camarades, forcés de remettre une copie inachevée; il ajoute qu'un de nos grands orateurs a eu souvent des éjaculations involontaires à la fin d'un discours véhément.

Gravissons un degré encore : il ne s'agit plus d'individus impressionnables, mais de malades dont l'axe cérébro-spinal est atteint d'une lésion bien définie. A la première période des scléroses systématiques «le centre génito-spinal entre en activité; la présence d'une très faible quantité de sperme dans les vésicules suffit pour provoquer un réflexe qui aboutit à l'éjaculation, ces pertes coïncidant avec une facilité exagérée à répéter le coït et un penchant invincible à l'onanisme». Différentes formes de folie, la paralysie générale, l'épilepsie, l'idiotie, la méningite peuvent provoquer les mêmes phénomènes, mais d'ordinaire, cette exaltation génitale tombe; elle n'est qu'un épisode fugace dans l'histoire de la maladie. Et voilà toute la spermatorrhée « pathologique » admise par M. Malécot. Nous sommes bien loin de la maladie décrite par Tissot, Trousseau et Lallemand!

Mais je crois que M. Malécot a trop réduit le champ de la spermatorrhée. Les pertes séminales involontaires et répétées existent; elles peuvent avoir sur la santé générale et en partie sur l'état mental les effets les plus déplorables. Je sais bien qu'on peut renverser la proposition et dire que l'excitation cérébrale et médullaire précède les pollutions; c'est vrai souvent; mais du moins celles-ci aggravent singulièrement le mal, et l'individu est entré dans un cercle vicieux dont il ne sort qu'à grand'peine. Ces cas sont fort rares; mais nous en avons observé deux que je vais résumer devant vous. Le second est tout récent, mais le premier remonte à sept années déjà. Le voici :

Chez notre malade, les fonctions génitales s'éveillèrent vers quinze ans; les pollutions nocturnes se renouvelaient une fois par semaine pendant les trois premières années; puis elles se multiplient, et à dix-neuf ans, elles se répétaient jusqu'à quatre fois dans la même nuit. Sous l'influence de ces pertes séminales, notre garçon, fort travailleur, élève distingué de son lycée, voit survenir un état général mauvais, une angoisse constante, de l'inquiétude, la perte du sommeil, l'inaptitude au travail, une faiblesse extrême; au moindre prétexte, le corps se couvrait de sueurs froides. Une médication sérieuse ne donna que des résultats médiocres. Mais des rapports sexuels réguliers eurent un effet excellent; les pertes séminales, tout en se répétant encore plusieurs fois par semaine, étaient moins fréquentes et l'état général s'amenda.

A trente-quatre ans, à la suite d'une continence prolongée, les pollutions redoublent subitement; comme à dix-neuf ans, elles se répètent plusieurs fois par nuit, et le sommeil est troublé par des érections continuelles, énervantes et douloureuses. L'état s'aggrave, l'appétit se perd, le repos est impossible; l'irritabilité est extrême; il survient de la polyurie, des accès de salivation, des idées mélancoliques et le malade tombe dans l'hypo-

condrie ; il voit sa vie en danger, sa raison compromise,
son intelligence submergée. La vue et la fréquentation
des femmes deviennent une nouvelle cause d'affaiblissement ; les accès se multiplient et s'exaspèrent et
les médecins éprouvent les plus vives craintes sur l'issue
de la maladie dont la marche est en rapport avec les
pollutions ; lorsque, par hasard, une nuit se passe sans
perte séminale, on constate une amélioration marquée.

On craignait une issue fatale, lorsque notre ami
M. Minière eut l'idée de fabriquer et d'appliquer son
réveil électrique. Les érections sont très nombreuses et
réveillent le patient quinze ou vingt fois par nuit, mais
les pollutions ne se produisent plus : peu à peu, les
érections deviennent elles-mêmes plus rares ; les pertes séminales n'apparaissent que lorsqu'il y a eu négligence dans
l'application de l'appareil. L'amélioration s'accentue et,
au bout de trois ans, la guérison est complète. Notre
malade est bien un « nerveux », mais les seuls désordres
qui se soient jamais produits dans son équilibre physique, intellectuel ou moral, se sont toujours montrés
après des pertes séminales abondantes. Elles ont été le
phénomène primitif, et l'irritabilité de la moelle semblait
localisée au centre génital. La spermatorrhée n'était
donc pas un des nombreux épiphénomènes d'une maladie
quelconque des centres nerveux, mais la maladie tout
entière et une maladie fort effrayante.

Ma seconde observation est celle d'un négociant im-
pressionnable, nerveux, mais qui ne présente aucune
lésion cérébro-spinale définie. M. Brissaud, qui l'a examiné avec le plus grand soin, est absolument affirmatif.
et malgré un léger strabisme externe, une dilatation et

un peu de parésie de la pupille gauche, il croit à l'intégrité de la moelle et du cerveau. Il y a trois ans, notre malade commença à ressentir des picotements désagréables dans le canal et des troubles de la miction. Les envies d'uriner deviennent très fréquentes, surtout pendant la marche, et, à chaque instant, il faut s'arrêter pour les satisfaire. Notre homme doit même renoncer à la chasse, à laquelle il se livrait pendant des journées entières.

C'est alors que surviennent les pollutions nocturnes. Chaque soir en se couchant et dès qu'il est dans son lit, la verge entre en érection ; il essaie de lutter contre l'émission du sperme qu'il ne prévoit que trop ; il se lève, marche dans sa chambre, fait des ablutions avec de l'eau froide. Mais dès qu'il est de nouveau sous ses couvertures, les corps caverneux se congestionnent, le membre viril est dur, et, dans une contraction spasmodique, la liqueur s'échappe. L'inutilité de ses efforts fut bientôt reconnue du malade, que les troubles gastriques, une faiblesse toujours croissante, le découragement et l'hypocondrie envahirent, d'autant que toute médication était demeurée impuissante. Notre thérapeutique et celle du docteur Brissaud : bromure de camphre, bromure de potassium à la dose quotidienne de 6 grammes, les irrigations intra-rectales d'eau très chaude, les pointes de feu dans la région dorso-lombaire n'ont pas eu meilleur résultat que le réveil de Minière ; la perte se fait avant même que le malade se soit endormi.

Ces deux observations me suffisent pour établir

l'existence de la spermatorrhée active, de la spermatorrhée avec érection. Quant à la spermatorrhée passive, atonique, sans éjaculation, je n'en connais pas d'exemples, et les faits que j'en ai lu n'ont point entraîné ma conviction. Je suis comme Verneuil, Guyon, Malécot, je n'y crois pas. Il est impossible que les troubles profonds, l'épuisement qu'on met sur leur compte, succèdent à quelques pertes séminales : le sperme n'est point en effet « l'essence vitale » par excellence, « le plus pur de notre sang », cette « humeur mystérieuse » dont la moindre déperdition met en péril l'organisme; c'est une sécrétion comme une autre, dont les éléments n'ont rien de spécialement précieux; la perte, à chaque éjaculation, de quelques grammes de cette substance ne pourrait expliquer la déchéance qui caractérise la « consomption dorsale ». L'ancienne spermatorrhée de Trousseau et Lallemand est une quelconque des maladies du cerveau ou de la moelle, dont l'école de la Salpêtrière a su démêler le confus écheveau.

VI

De l'infection tuberculeuse par la voie génitale.

Messieurs,

Un enfant de treize mois, pâle, chétif, peu développé, a été apporté dans nos salles pour des lésions tuberculeuses multiples : un spina ventosa du médius droit, des gommes scrofuleuses de la jambe gauche, de la joue et de la région trochantérienne, enfin, et surtout, une dégénérescence caséeuse de l'épididyme et du canal déférent. La tuberculose de la glande spermatique n'a pu, de toute évidence, se gagner par le coït. Aussi l'occasion me paraît bonne de réfuter de nouveau la doctrine de l'infection génitale par contagion directe dans les rapports sexuels, doctrine que M. Charles Fernet a faite sienne par sa persistance à la proposer et sa ténacité à la défendre.

Depuis que la tuberculose est classée parmi les maladies contagieuses, inoculables et parasitaires, on s'efforce de déterminer la voie que suit le bacille pour pénétrer au sein des tissus infectés. Les « portes d'entrée » sont nombreuses et l'on invoque toutes les solutions de continuité traumatiques ou ulcéreuses de la peau, toutes les desquamations épithéliales des muqueuses digestives et pulmonaires. Ces modes d'invasion sont d'ailleurs démontrés depuis les inoculations intra-dermiques ou sous-cutanées de Villemin, les expériences de Chauveau sur l'ingestion des matières tuberculeuses et les observations indiscutables de contagion par la respiration des poussières contaminées.

L'élément figuré, le bacille de Koch peut-il aussi pénétrer dans l'organisme par la voie génitale? Verneuil, après Conheim, a remarquablement posé la question dans une lettre au professeur Fournier, publiée dans la *Gazette hebdomadaire* de 1883 ; son élève M. Verchère, dans sa thèse sur « les portes d'entrée de la tuberculose », a essayé d'apporter quelques preuves à la théorie proposée par le maître. Arrive alors Charles Fernet qui lit devant la Société médicale des hôpitaux un important mémoire où il cherche à établir la doctrine de la contagion directe dans les rapports sexuels ; je discute à mon tour cette hypothèse, et lui oppose une série d'objections que Fernet n'examine ni ne réfute dans un second mémoire communiqué à la Société clinique de Paris. Aussi je reprends aujourd'hui mes arguments dans leur forme première, et c'est devant vous que je vais porter le débat.

Voici les raisons que les partisans de l'infection directe invoquent en faveur de leur théorie ; d'abord on rencontre des faits nombreux de tuberculose génitale primitive ; l'appareil utéro-ovarien ou spermatique est seul pris et l'examen le plus attentif, les recherches les plus minutieuses prouvent que le mal est localisé là, sans retentissement sur les autres organes. Les travaux de Cruveilhier, nos propres statistiques, ont établi jusqu'à l'évidence que, une fois sur trois, les lésions caséeuses restaient cantonnées dans le testicule et dans ses annexes. En effet, si dans trente autopsies on trouve que vingt fois tuberculose génitale et tuberculose pulmonaire avaient coexisté, dix fois les lésions ne portaient que sur les organes sexuels.

Cette tuberculose si nettement localisée n'aurait-elle pas une origine locale? N'arriverait-il pas ce que l'on constate pour les accidents primitifs de la vérole où l'organe sexuel infecté contamine l'organe sexuel qu'il pénètre ou qui le pénètre? Au point de contact du virus syphilitique, un chancre se développe chez l'individu sain jusqu'alors. N'en serait-il pas de même pour la tuberculose? Les bacilles de l'utérus et du vagin se glisseraient pendant le coït dans les voies génitales de l'homme comme les bacilles de l'épididyme, de la prostate ou de l'urèthre se déposeraient sur la vulve dans le vagin, le col de l'utérus, d'où ils pourraient migrer vers les trompes et l'ovaire.

Des recherches minutieuses ont en effet montré que les organes génito-urinaires tuberculeux sont souvent souillés par des liquides où les bacilles sont en suspension : chez l'homme, Babès a trouvé ces micro-organismes dans l'urine, qui, en s'échappant de la vessie, peut les déposer sur la muqueuse uréthrale, d'où le sperme les entraîne pour les mettre au contact des parties sexuelles féminines; le sperme lui-même, dans son passage à travers l'épididyme, le canal déférent caséeux ou dégénéré ne se chargerait-il pas de germes qui infecteraient le vagin et l'utérus? Chez la femme, le muco-pus vaginal où Babès a également reconnu l'élément figuré de la tuberculose, ne serait-il pas, pendant le coït, d'un contact dangereux pour le membre viril?

L'existence fréquente de tuberculose localisée aux organes sexuels, la présence de bacilles dans l'urine, peut-être dans le sperme de l'homme, dans le muco-pus vaginal chez la femme atteinte de métrite, de salpingite, d'ovarite, de pelvi-péritonite tuberculeuses, ne sont pas les seuls arguments qu'invoquent les partisans de l'inoculation directe par la voie génitale. Deux ans ne s'étaient pas écoulés depuis l'émission de l'hypothèse de Conheim et Verneuil sur la contamination par le coït, que Verchère, Richard et surtout Charles Fernet cherchaient dans la clinique un appui pour la théorie. Voici un résumé succinct de leurs observations, dont nous aurons plus tard à discuter la valeur.

Les cas de M. Verchère sont au nombre de deux; nous ne les rapportons pas ici, car ils n'ont pas évidemment trait à la théorie de l'infection par la voie génitale. Le premier nous montre un jeune homme rhumatisant, sans antécédents héréditaires de strume ou de tuberculose; cinq ans après une blennorrhagie d'une durée de quinze jours, son testicule augmente de volume sans cause appréciable et une épididymite caséeuse se développe. Le second fait est identique : un égoutier de dix-sept ans, d'une assez bonne santé antérieure, reçoit un coup de pied dans le testicule gauche; il éprouve une douleur très vive et l'on constate une ecchymose du scrotum; puis quelques signes de cystite apparaissent, de l'hématurie, et l'on constate que l'épididyme du côté frappé est gros, dur, bosselé; la nature tuberculeuse du mal s'accentue de jour en jour. Je ne vois pas où, dans ces deux faits, il est question d'inoculation directe par voie génitale.

Deux des cas de M. Fernet rappellent malheureusement les observations précédentes. Nous laissons de côté le premier, parce qu'il n'est nulle part mention de rapports sexuels et on ne trouve aucune allusion au mode de pénétration du bacille. Le second est aussi dénué de valeur, et nous ne le signalerions même pas si M. Fernet ne le considérait « comme l'exemple le plus complet qu'il ait rencontré, le plus net relativement à l'évolution des accidents ». Le malade est atteint de tuberculose péritonéo-pleurale et pulmonaire ; il présente en même temps des noyaux de l'épididyme, du canal déférent et de la vésicule séminale ; il raconte « qu'il a eu, il y a quatre ans, un premier écoulement uréthral, puis deux autres, dans l'espace de dix-huit mois à deux ans ; ces écoulements survenus à la suite de rapports sexuels avec des femmes différentes ne durèrent guère qu'une huitaine de jours et guérirent sans traitement. »

Dans les deux faits suivants, les termes du problème semblent au moins posés ; une femme de vingt-cinq ans, d'une constitution assez forte, quoique légèrement entachée de strume dans sa jeunesse, entre à l'hôpital pour une vaginite et une pelvi-péritonite d'origine tuberculeuse ; les poumons sont aussi atteints, mais les lésions moins avancées paraissent postérieures à celles des organes sexuels. Or, cette femme a vécu maritalement pendant deux ans avec un homme malade de la poitrine ; au cours de ces relations, elle eut fréquemment des leucorrhées, plusieurs poussées de vulvo-vaginite et une première atteinte de péritonite pelvienne. Le second fait a trait à une négresse de trente ans, de bonne constitution; elle a eu trois enfants d'un phtisique, mort depuis d'accidents pulmonaires. Cette femme est affectée d'un vaste adéno-phlegmon tuberculeux des annexes de l'utérus.

Enfin, Messieurs, je réserve pour vous la citer maintenant la seule observation qui puisse à la rigueur venir à l'appui de la thèse soutenue par M. Fernet; cette observation est contenue dans son dernier et récent mémoire; femme de trente ans qui tousse depuis six semaines et qui, depuis quatre mois, est atteinte d'un écoulement vaginal abondant et jaunâtre. Lors de son entrée, on constate au sommet des poumons une expiration rude et prolongée, de la submatité, de petits craquements secs. Le col utérin est gros, le pourtour du museau de tanche est rouge, violacé, surtout vers la lèvre inférieure dont la surface est comme granitée; les sécrétions vaginales contiennent des bacilles. Or, le mari de cette femme a des sommets suspects et présente, dans les deux épididymes, des noyaux indurés, des bosselures, qui, sans aucun doute, sont de nature tuberculeuse.

Telles sont, dans leurs lignes essentielles, les observations qu'on nous a fournies pour étayer l'hypothèse de l'inoculation de la tuberculose par la voie génitale. Les premiers de ces cas, nous l'avons déjà dit, ne prouvent qu'une chose, c'est que la dégénérescence caséeuse des organes sexuels peut être primitive, fait acquis depuis longtemps, puisque après Cruveilhier, Velpeau, Bauchet, d'autres encore, Salleron nous en rapporte à lui seul cinquante exemples dans son mémoire, vieux déjà de plus de quinze ans. Aussi n'avons-nous à discuter que les trois dernières observations de M. Fernet; voyons si elles sont aussi concluantes que cet auteur semble le dire.

Dans les deux premières, on voit deux femmes qui, après avoir cohabité avec des phtisiques, sont prises de tuberculose génitale. Mais où l'observateur nous dit-il que ces phtisiques avaient l'épididyme, les vésicules séminales, la prostate, un point quelconque de leurs organes sexuels en proie à la tuberculose? Or si leur urèthre était sain, si leur glande spermatique n'était pas caséeuse, comment y aurait-il eu inoculation directe par la voie génitale? Comment le bacille de leurs poumons a-t-il pénétré dans le vagin et dans l'utérus pour y propager l'infection? Car on ne me soutiendra pas que la phtisie suppose des organes sexuels tuberculeux. De nombreuses statistiques prouvent la rareté relative des dégénérescences caséeuses de la glande spermatique, et nos relevés, qui portent sur plus de deux mille cas, prouvent qu'à peine 2 p. 100 des phtisiques ont des altérations épididymaires.

Reste la troisième observation, plus rigoureuse d'apparence: ici le mari a eu de la tuberculose épididymaire et la femme une tuberculose utérine, antérieure, nous dit M. Fernet, à la tuberculose pulmonaire concomitante. Conclusion: le sperme, chargé de microbes, a contaminé le museau de tanche où les bacilles ont colonisé. Mais voit-on la série d'hypothèses qu'il faut accumuler: il faut admettre que le sperme contenait des microbes pathogènes, or la démonstration n'en a pas été faite; il faut admettre que la tuberculose utérine avait précédé la tuberculose pulmonaire, or pour l'affirmer, doit-on s'en

rapporter aux renseignements très imparfaits fournis par
la malade? renseignements douteux pour le moins, car
nous y lisons que, un an auparavant « elle avait été soignée à la Pitié pour un embarras gastrique avec *toux* et
vomissements continuels ». Pour nous, nous admettrions
volontiers qu'ici le poumon a commencé et nous dirions,
en retournant les termes de M. Fernet, « que du poumon sont partis les germes qui sont allés s'échouer dans
l'utérus ».

En tout cas, Messieurs, il faudrait plus d'une observation, et d'une autre rigueur, pour affirmer l'inoculation directe par les voies génitales : les objections
qu'elle soulève sont très fortes, il me semble. D'abord,
les recherches que nous avons entreprises dans notre
clientèle privée, la seule qui nous permette de connaître
et de suivre exactement les malades, sont loin de lui
être favorables. Nous avons observé quatorze individus
atteints de tuberculose génitale, non seulement primitive, mais encore, localisée aux organes sexuels. Je
laisse deux de ces faits de côté; il s'agit de militaires
dont la vie était trop mouvementée, « les changements
de garnison » trop fréquents, pour que les renseignements sur leurs relations passagères puissent être
absolument précis. Ils ne se rappelaient pas d'ailleurs
avoir eu de rapports, rares ou multipliés, avec des femmes
maigres, chétives, pâles ou toussant.

Restent douze cas : deux fois, il s'agissait de jeunes
enfants, qui nous furent envoyés, l'un par notre ami
Gabriel Maunoury, l'autre par notre collègue Joffroi ;
l'épididyme était infiltré de noyaux tuberculeux évidents ;

or, ici, on ne pouvait penser à une inoculation par la voie génitale ; ces faits ne sont pas très rares. Je vous en ai montré un dans le service, celui justement qui sert de texte à cette clinique, et M. Jacquinot, interne à l'hôpital de la rue de Sèvres, nous dit en avoir vu trois en deux mois. Verneuil, Lloyd, Prestat ont cité des infiltrations caséeuses chez des enfants qui n'avaient pas quatre ans encore. Giraldès a constaté une épididymite tuberculeuse, chez un fœtus à terme. Le même Giraldès ajoute que, de six à quatorze ans, âge où le coït ne se pratique pas, la tuberculose génitale est loin d'être rare ; il en relevait quatre ou cinq cas dans son service d'hôpital. Pour toute cette classe de tuberculeux, M. Fernet invoque-t-il l'inoculation directe?

Pour en revenir à notre statistique, disons que quatre autres de nos malades ont : un dix-sept ans, deux dix-neuf ans, un vingt-trois ans ; trois d'entre eux, atteints depuis quatre et six ans, n'avaient pas eu encore de relations sexuelles lorsque le mal a débuté ; un avait bien vu une femme, mais une seule fois, le soir du jour où il obtint son diplôme de bachelier, et la tuberculose ne survint qu'un an après cet unique rapport ; à la suite d'un heurt violent sur les bourses, la glande spermatique gauche gonfle rapidement : un abcès s'ouvre à la queue de l'épididyme et un noyau non suppuré volumineux distend la tête de l'organe.

Nos six autres malades sont mariés ; nous connaissons les femmes de trois d'entre eux ; aucune d'elles n'est tuberculeuse ; elles n'ont donc pas inoculé leurs maris et jusqu'à présent n'ont pas été inoculées par eux ; les trois autres nous ont dit avoir des femmes bien portantes. Je vois bien l'éternelle objection qui se dresse en présence des faits de ce genre; nos malades ne nous ont-ils rien caché? ont-ils répondu sans restriction à nos questions discrètes et n'est-il pas d'autres sources où le germe ait pu être puisé? En tout cas ces faits seraient tout au plus négatifs : ils ne peuvent rien pour étayer la doctrine de M. Fernet.

Si nous laissons de côté la clinique, terrain mal assuré, pour suivre M. Fernet sur la voie plus glissante encore des interprétations, nous avouerons que la théorie de l'inoculation directe des organes sexuels nous a toujours peu séduit : elle nécessite de trop nombreuses conditions; elle se heurte à trop de difficultés, comme on s'en rend compte en étudiant ce mode possible d'infection chez l'homme et chez la femme.

Chez les femmes, elle ne peut se faire que par l'intermédiaire du sperme, car les ulcérations tuberculeuses de la verge sont exceptionnelles et nous n'en avons relevé, dans les auteurs, que trois exemples. Le sperme emprunterait ses bacilles soit à l'urine qui les entraîne du rein ou du bas-fond d'une vessie malades, soit aux parois dégénérées du tube épididymaire, au canal déférent, aux vésicules séminales, à la prostate. Encore s'agit-il d'une pure hypothèse; on a trouvé des bacilles dans l'urine et le muco-pus vaginal; nous ne croyons pas qu'on ait encore démontré leur existence dans le sperme.

Admettons cependant; le sperme et ses bacilles souillent la vulve, le col de l'utérus, c'est donc là que devrait se produire l'inoculation directe. Or vous savez combien sont exceptionnelles les ulcérations tuberculeuses du vagin et de la vulve. Nous recherchons celles du col utérin pour les rapprocher d'un cas que nous observons actuellement et je vous ai déjà dit combien la récolte était maigre. Les régions ordinairement atteintes sont la muqueuse de la matrice, les ovaires et la séreuse adjacente. Nous devons supposer alors que les animalcules spermatiques chargés de bacilles feront tous les frais du transport. Nous ne comprenons guère une infection semblable. Le voyage est bien long pour des spermatozoïdes malades. Le globule blanc infiltré de germes perd, nous dit-on, ses mouvements amiboïdes ; ne doit-il pas en être de même pour les éléments figurés du sperme?

Ajoutons encore que le tuberculeux ne songe guère au coït; il est bientôt peu dangereux. Et puis, comme le canal déférent et l'épididyme sont obstrués, la voie d'excrétion n'est pas libre. Aussi dans le rêve érotique, dans les rares tentatives de copulation, voit-on bien souvent une éjaculation sèche, lorsque les deux glandes sont atteintes ; si une seule est prise, le sperme arrive au méat, mais il provient sans doute de l'organe encore intact et ne contient pas de microbes. Ces diverses raisons nous donnent à penser que les métrites, les salpingites, les ovarites, les phlegmons péri-utérins tuberculeux, ne doivent être que fort exceptionnellement — si jamais ils le sont — le résultat d'une inoculation directe.

Et les conditions sont-elles plus favorables chez l'homme? L'inoculation directe des parties sexuelles masculines peut se faire soit par les ulcérations tuberculeuses de la vulve, du vagin, du col de l'utérus, absolument rares d'ailleurs, soit par contact du pénis avec le mucopus vaginal où Babès a découvert la présence des bacilles. Mais ici encore un long voyage est indispensable pour que les micro-organismes atteignent une région où leur colonie pourrait devenir prospère. En effet les bacilles ne s'implantent pas sur le gland, dans la rainure balano-préputiale, dans les excoriations si fréquentes au pourtour du pénis tiraillé ; ils ne s'arrêtent pas non plus dans la fosse naviculaire, dans le cul-de-sac du bulbe. C'est dans la région prostatique, dans les vésicules séminales, surtout dans l'épididyme, que le foyer tuberculeux s'organise. Or, est-il raisonnable d'admettre qu'un microbe immobile, sans mouvement propre, accomplira un tel pèlerinage, avant d'être balayé par le flot d'urine, qui, plusieurs fois par jour, fait irruption dans le canal ?

Voilà pourquoi nous ne voyons qu'une théorie possible et d'autant plus séduisante qu'elle est applicable à tous les cas ; elle explique aussi bien la tuberculose des enfants qui n'ont pas encore pratiqué le coït, des vieillards qui ne le pratiquent plus et l'infection des organes génitaux des adolescents. N'est-ce pas elle, du reste, qu'il faut invoquer pour comprendre la plupart des tuberculoses profondes, celles de la rate et du cerveau, de l'œil, des articulations et des os, de tous les organes enfin qui ne sont ni la peau ni les muqueuses ?

Voici cette théorie : les bacilles pénètrent par quelque fissure du tégument externe, par une desquamation, une perte de substance ulcéreuse des voies aériennes et digestives. Ils peuvent s'arrêter à ce point et y créer une colonie ; mais ils peuvent aussi arriver jusqu'aux vaisseaux ; le courant lymphatique ou sanguin les emporte alors. Ils roulent sans doute à l'état de spore, car le bacille anaérobie ne saurait vivre au milieu des globules d'oxygène. Mais parfois les spores sortent du réseau circulatoire ; la rupture d'un vaisseau les verse dans la maille des tissus, ou bien les leucocytes les entraînent par diapédèse. Ces bacilles, ces spores ainsi semés sont souvent stériles ; ils tombent dans un terrain infécond, ou, d'après un autre métaphore, au milieu d'éléments anatomiques vigoureux qui savent se défendre contre les assaillants.

Mais, pour peu que les tissus où se sont produites les ruptures vasculaires, la diapédèse des globules contaminés soient atteints de quelque tare, de quelque déchéance organique, une active prolifération aura lieu sur ce point ; il deviendra le siège d'une tuberculose primitive qui peut rester localisée pour envahir plus tard d'autres régions de l'économie. L'expérience classique de Max Schüller ne nous montre-t-elle pas le mécanisme de cette auto-inoculation ? On contusionne la jointure d'un chien ou d'un lapin : une arthrite traumatique se développe ; mais si l'on injecte en même temps dans les veines de l'animal des crachats tuberculeux ou des détritus de poumon dégénéré, les follicules types apparaissent bientôt dans les bourgeons de la synoviale enflammée : c'est une arthrite bacillaire qui se développe.

N'est-ce pas là toute l'histoire de nos tuberculoses génitales, de ces épididymites qui apparaissent, soit spontanément, soit à la suite d'un traumatisme ? Le sang roule des bacilles qui, arrivés dans les capillaires de la glande, envahissent les cellules endothéliales : ils forment là une première colonie qui, par les éléments migrateurs, peut s'étendre aux environs; les violences extérieures et les inflammations favorisent l'ensemencement par les troubles circulatoires qu'elles provoquent. N'est-ce pas ainsi qu'on doit interpréter les observations de Fernet? Un phtisique cohabite avec un individu sain; ses bacilles pénètrent dans le sang de cet individu par quelque éraillure du tégument, plus souvent par quelque desquamation de la muqueuse des voies diges-tives ou aériennes. Les germes arrivent ainsi dans le ré-seau capillaire des organes sexuels, qui, dans ces cas par-ticuliers, était sans doute le lieu de moindre résistance; aussi les microbes ont-ils pu y proliférer.

De cet exposé, Messieurs, je conclus que les observa-tions publiées jusqu'à ce jour par Fernet ne nous parais-sent pas résister à l'examen. L'infection par la voie génitale est peu vraisemblable : la tuberculose des or-ganes sexuels aurait pour origine une véritable auto-inoculation.

CHAPITRE IX

MALADIES DES MEMBRES

I

Kyste hydatique du pli de l'aine.

Messieurs,

Dans ma première clinique, je me suis engagé devant vous à ne point dissimuler mes erreurs de diagnostic. Le moment est venu de m'exécuter : je vais vous entretenir de la tumeur du pli de l'aine que j'ai opérée il y a trois jours. J'avais cru d'abord à l'hydropisie d'un sac herniaire déshabité ; je m'étais rallié ensuite à l'idée d'une adénite tuberculeuse suppurée, et, en fin de compte, nous avons trouvé un kyste hydatique. J'ai eu beau me tromper en nombreuse et bonne compagnie, la faute n'en est pas moins réelle, car le kyste se présentait à nous avec un signe qui, pour n'être point caractéristique, n'en a pas moins une grande valeur. Voici le fait :

Un employé de commerce, âgé de vingt-huit ans, entre dans notre service, pour une tumeur du pli de l'aine ; il n'en souffre pas, mais elle le gêne dans la marche ; aussi, comme il va partir pour un lointain voyage, en réclamet-il l'ablation. Il nous raconte que, il y a dix-huit mois environ, en septembre 1885, il mettait du vin en bouteilles, quand il éprouva tout à coup une légère douleur à la racine de la cuisse droite. Le soir il palpa la région et constata la présence, sous la peau, d'une petite masse dure, roulant sous le doigt, et du volume d'une noisette. L'accroissement en fut rapide, et en quarante-huit heures elle avait acquis la grosseur que nous lui trouvons lors de notre premier examen.

Dans le triangle de Scarpa, à un centimètre au-dessous de l'arcade crurale et comme encadrée dans la dépression musculaire formée par les adducteurs en dedans, le psoas iliaque en dehors, dépression qui sert de lit aux vaisseaux du membre inférieur, nous constatons la présence d'une tumeur comparable à un sablier dont les cupules sont à peu près égales, ou à deux ganglions un peu allongés et placés bout à bout, mieux encore à deux cocons de vers à soie. Elle semble superficielle, directement sous-cutanée; la peau qui la recouvre est souple, normale, sans adhérence. Son diamètre vertical est de six centimètres, tandis que son diamètre transversal, dans sa partie la plus large, n'en mesure que quatre.

Elle est nettement fluctuante et les deux renflements communiquent; en effet, lorsque l'index droit presse sur l'un d'eux, l'index gauche appliqué sur l'autre est soulevé; on refoule ainsi le liquide d'une poche à l'autre. Et, point capital, on éprouve pendant cette manœuvre une sensation spéciale, une crépitation amidonnée ou neigeuse en tout point semblable à celle qu'éveille la palpation des kystes à grains riziformes. Ajoutons qu'on ne sait si la tumeur est transparente ou non; elle n'est pas

pulsatile ou soufflante, et il n'existe aucune connexion
bien appréciable entre elle et les viscères abdominaux.
En tout cas, elle n'est point réductible dans le ventre et
ne se gonfle pas sous l'effort ou pendant la toux.

Quelle pouvait être cette tumeur ? Nous avions le choix
parmi toutes les collections liquides de la région, et le nombre en est grand : tumeurs sanguines artérielles et vei-
neuses ; varices lymphatiques ; hygromas de toutes sortes ;
hydropisie d'un sac herniaire déshabité ; abcès ossifluent
né de la colonne vertébrale ou du bassin ; gomme scrofuleuse sous-cutanée ; adénite tuberculeuse suppurée ;
kyste hydatique.

Il fut bientôt fait d'écarter les anévrysmes ; notre tumeur n'avait ni expansion, ni réductibilité, ni souffle ;
elle était superficielle et sans connexion avec l'artère
crurale. Ce n'était pas non plus une varice de la saphène
qui se serait affaissée sous la pression ; quant aux ectasies
lymphatiques, elles sont noueuses, formées de cordons
cylindriques, réductibles pendant le décubitus dorsal,
peu ou pas fluctuantes.

Un moment nous avons songé à un hygroma : non pas
à une de ces collections séreuses fort rares et mal connues, qui se sont développées sous la pelote d'un bandage, autour d'une hernie, sur les côtés d'une tumeur
quelconque, — ici, nous n'avions ni bandage, ni hernie, ni
tumeur — mais à une accumulation de liquide dans les
bourses du psoas iliaque. Nous y songions d'autant plus
qu'en 1873, Lannelongue avait ponctionné devant nous,
dans le service de Broca qu'il suppléait, un kyste semblable d'où s'était échappée une abondance de grains rizi-

formes. Ainsi se serait expliquée la crépitation de notre tumeur, mais le siège en était trop superficiel, sans pédicule profond, sans racine, sans implantation sous-musculaire, et notre hypothèse fut abandonnée.

J'ai cru plus longtemps à l'hydropisie d'un sac herniaire déshabité; je m'imaginais que les deux renflements que nous avons signalés, correspondaient à deux poches superposées, à deux sacs unis encore par un goulot perméable et successivement abandonné par les viscères. Toute communication avec le péritoine avait cessé par oblitération définitive du collet supérieur, et un véritable kyste s'était ainsi constitué. En septembre 1885, à la suite d'un travail trop continu, il avait irrité la poche distendue par une sécrétion plus abondante. Quant à la crépitation, elle était due à quelques flocons albumineux en suspension dans la sérosité; leur passage d'une cavité dans l'autre, à travers un orifice rétréci, expliquait très bien ce phénomène fort connu.

Nous en étions là de notre diagnostic lorsque M. Guyon, d'examen à l'Hôtel-Dieu, vit le malade et conclut à une adénite tuberculeuse suppurée. Notre opinion en fut ébranlée. N'est-ce pas, en effet, une région riche en ganglions que le pli de l'aine; la tumeur allongée ovalaire, roulante sous la peau, n'avait-elle pas la forme des glandes lymphatiques? Je sais bien que notre jeune homme n'a rien, dans ses antécédents personnels ou héréditaires, qui ressemble à de la strume ou à de la tuberculose; il est solide, vigoureux, et en dehors d'une rougeole en France et d'une fièvre jaune aux Antilles, sa santé a toujours été parfaite; mais nous avons vu trop souvent des manifestations bacillaires chez des individus au dehors le plus florissant, pour rejeter, sur ce seul fait, le diagnostic de notre maître.

Du reste, la ponction exploratrice pouvait, me semblait-il, vider le différend : s'il sort, par le trocart, de la sérosité chargée de grumeaux ou de petits flocons albumineux, notre diagnostic de sac herniaire déshabité se confirmera ; si du pus s'écoule, c'est que nous avons affaire, selon l'hypothèse de M. Guyon, à une collection due au ramollissement d'un ganglion tuberculeux. La seringue d'Anel, plongée dans la tumeur, ramène du pus. Nous adoptons, séance tenante, le diagnostic d'adénite scrofuleuse suppurée et nous en décidons l'ablation pour le lendemain.

Cette opération a été pratiquée devant vous ; mon plan consistait à inciser la peau selon le plus grand diamètre de la tumeur, à mettre celle-ci à nu, à l'énucléer, à isoler la coque ganglionnaire des tissus voisins de façon à en emporter le plus possible d'un coup de ciseau. Mais nous savions bien que cette dissection ne pourrait être totale et que la membrane enveloppante ramollie ne tarderait pas à se déchirer. En effet, à mi-besogne, la paroi de l'abcès s'est ouverte et, par la fissure, se sont écoulés, en plus du pus que nous attendions, des débris de membrane semblables à la pellicule blanche qui tapisse la coquille de l'œuf et des vésicules grosses comme des graines de chènevis ou des pois, les unes transparentes, et les autres pleines d'un liquide opaque. Tous nos diagnostics se trouvaient infirmés : la tumeur était un kyste hydatique.

Nous avons pu, sur place, en étudier la structure : il était entouré d'une enveloppe fibreuse épaisse, résistante à certains points, et ramollie en d'autres par un travail inflammatoire : cette enveloppe était formée par une sorte d'organisation scléreuse du tissu au milieu duquel s'étaient fixés les échinocoques. En dedans de cette membrane que l'on nomme « adventice », on trouvait une couche gélatiniforme transparente et très friable, — c'est la membrane propre du kyste, — formée de minces feuillets superposés, qu'on peut séparer les uns des autres et qui se retournent sur eux-mêmes, à la manière des membranes élastiques. La plus interne de ces membranes, la membrane germinale, porte à sa surface les échinocoques, qui apparaissent à l'œil nu sous forme de grains blanchâtres ou de vésicules. Un certain nombre d'entre elles sont détachées et flottent dans le liquide.

Ce sont là les échinocoques eux-mêmes ; on n'a qu'à presser sur une des vésicules pour voir saillir le ver constitué par une tête munie d'une double rangée de crochets et de quatre ventouses, par un cou et par un corps parsemé de disques calcaires. Vous en savez l'origine ; vous savez que le tænia echinococcus, ce long ver rubanné, qui vit en colonies dans l'intestin du chien, est tormé d'anneaux remplis d'œufs. Ces anneaux se détachent d'une façon ou de l'autre et sont avalés par l'homme ; les œufs qu'ils renferment contiennent eux-mêmes un embryon qui se débarrasse, dans notre intestin, de ses nombreuses enveloppes, puis pénètre dans la muqueuse ; après un trajet plus ou moins long, il va échouer dans quelque tissu et s'organise en un kyste sur la membrane germinatrice duquel naîtront des vésicules en nombre plus ou moins grand. D'ordinaire, c'est dans le foie que le jeune échinocoque jette la fondation de sa colonie; dans notre cas, c'est dans le tissu cellulaire ou dans un ganglion du pli de l'aine.

Ce siège, pour être rare, n'est pas exceptionnel, et, sans autre recherche, nous en pourrions citer onze cas dont neuf dans le seul article de Verneuil qui donne les observations de Werner, de Degner, de Monro, de Dupuytren, de Guyon, de Pasturel, de Bertheraud, et deux observations anonymes. Dans les cliniques de Gosselin nous en trouvons aussi deux. Mais, le plus souvent, le diagnostic n'a pas été fait et ce n'est guère qu'après la ponction, l'incision, l'ouverture spontanée ou l'autopsie, qu'on a reconnu la présence des échinocoques. Pourtant, par la palpation et l'auscultation, Pasturel avait annoncé des hydatides. Dupuytren s'aperçut aussi, grâce à la transparence et à la fluctuation, qu'une tumeur prise pour une hernie crurale était un kyste à échinocoques. M. Gosselin, dans un de ses deux faits, établit son diagnostic sur « l'existence d'un frottement, d'une crépitation qui a quelque analogie avec le froissement de l'amidon ou de la neige sous les doigts ».

Nous l'avions aussi, cette crépitation, cette sensation particulière que donne l'amidon froissé ou de la neige que l'on presse entre les mains. Aussi sommes-nous coupables de n'avoir pas au moins songé au kyste hydatique, et si cette idée fort simple et toute naturelle en présence de ce signe important nous était venue, rien n'eût été plus facile que de vérifier notre diagnostic. Nous avons pratiqué une ponction exploratrice; la présence du pus nous a fortifié dans l'idée d'un abcès; cependant nous savons que le liquide des kystes hydatiques n'est pas toujours limpide et semblable à de l'eau de roche ; la poche s'échauffe fréquemment et ses parois sécrètent du pus. On l'a observé bien souvent dans la ponction des kystes hydatiques du foie. Il nous fallait alors examiner ce pus au microscope et nous aurions trouvé les crochets, débris facilement reconnaissables des échinocoques et caractéristiques de leurs kystes.

Nous avions donc les éléments d'un diagnostic précis ; la crépitation neigeuse et la présence des crochets dans le pus. Hors du foie, leur siège habituel, et où l'on pense toujours à eux, les kystes hydatiques sont souvent ignorés. Ils se présentent généralement comme une énigme à deviner et les erreurs d'interprétation sont la règle. Je me souviens d'un kyste hydatique du triceps brachial que j'ai observé, il y a plus de huit ans, dans ce même service : toutes les hypothèses avaient été émises : j'avais pris un bon numéro à cette loterie en suggérant la présence d'un amas d'échinocoques, justement à cause du froissement amidonné que j'ai méconnu l'autre jour et bien plus encore par le développement de la tumeur en plein muscle. Je me rappelais l'aphorisme d'un ancien clinicien : une tumeur dans un muscle est une gomme ou un kyste hydatique ; la fluctuation évidente et la crépitation m'avaient fait pencher vers le kyste.

J'ai été moins heureux il y a trois ans : une dame de province m'arrive avec une tumeur fluctuante du volume d'une grosse noix et développée dans la joue ; elle empiétait un peu sur l'aile du nez et la région du sac lacrymal; je croyais à un abcès de la canine correspondante ; tel était aussi l'avis de mes collègues Peyrot et Verneuil. Je plonge un bistouri dans la poche et il s'en écoule un liquide transparent comme de l'eau de roche, une vésicule semblable à une petite perle et dans l'intérieur de laquelle on trouvait, non des échinocoques, mais un cysticerque, embryon qui est, au tænia solium ou ver solitaire de l'homme, ce que les échinocoques sont au tænia echinococcus qui vit surtout dans les entrailles du chien.

Lisez les observations de kyste hydatique éparses dans les recueils et vous verrez que, trois fois sur quatre, bien entendu en mettant de côté les tumeurs à échinocoques du foie, le diagnostic n'a pas été fait. Ce que disaient en 1845 les auteurs du *Compendium* ne s'est guère modifié, et la confusion est presque aussi fréquente à cette heure. Nul besoin de vous dire avec quelle sagacité et quelle minutie M. Gosselin sait poser un diagnostic. Eh bien! dans ses *Cliniques de la Charité,* il nous donne quatre observations de kyste hydatique, kyste hydatique de l'avant-bras, kyste hydatique sublingual et les deux cas de kystes hydatiques de la cuisse dont nous avons déjà parlé ; une seule fois, une erreur ne fut pas commise.

Encore le diagnostic fut-il établi, dans ce cas, grâce à une confusion inattendue de la part d'un clinicien de cette valeur. « En prenant la tumeur, nous dit M. Gosselin, et surtout en la percutant avec les doigts, j'ai senti à plusieurs reprises et j'ai fait sentir à plusieurs d'entre vous un frottement particulier, difficile à décrire, qui diffère de la crépitation osseuse et de la crépitation emphysémateuse et qui a quelque analogie avec le froissement de l'amidon ou celui de la neige sous les doigts. Quoique une sensation de ce genre puisse, à la rigueur, être donnée par des grumeaux fibrineux contenus dans un abcès froid, j'ai pensé cependant qu'il s'agissait bien du frémissement hydatique, ce symptôme dont on parle dans toutes les descriptions et que nous trouvons si rarement sur le malade. »

Vous le voyez, Messieurs, la confusion saute aux yeux : le frémissement amidonné, la crépitation neigeuse que nous avions aussi dans notre observation, et qui rappelle exactement la sensation que l'on éprouve en faisant passer les grains riziformes d'une poche dans l'autre, ce froissement amidonné a été pris par M. Gosselin pour le froissement hydatique, sensation tout autre et que je connais fort bien pour l'avoir nettement perçue. Dans trois cas de kyste du foie, la percussion de la tumeur par un doigt laissé sur elle, imprimait à ce doigt une vibration brève et vite éteinte, anologue à celle que donnerait la percussion d'un sommier. Dans un livre que M. Gosselin doit connaître, puisqu'il en est un des éminents auteurs, dans le *Compendium,* on nous dit : « Lorsqu'on percute une tumeur hydatique, on perçoit un froissement particulier, une sorte de tremblement réitéré, une résistance élastique qui peut être comparée à la sensation que l'on éprouve en frappant sur une montre à répétition. »

Lorsque nous avons décidé l'extirpation de la tumeur, nous la prenions pour une masse ganglionnaire ramollie. Notre mode d'intervention n'aurait pas été autre si nous avions porté le diagnostic exact, celui de kyste hydatique ; l'ablation nous semble, en effet, le meilleur traitement. Vous avez vu qu'une partie de la poche adhérente aux tissus sous-jacents a été respectée ; il eût été dangereux de trop couper, de trop inciser, de trop gratter dans une région occupée par l'artère et la veine crurale, dont la blessure eût été considérée par moi comme une véritable catastrophe. J'ai donc, après section complète de la moitié superficielle de la membrane enveloppante, réséqué la face interne du kyste dont j'ai enlevé la couche anhiste, puis les couches les plus internes de la membrane adventice, que j'ai mise dans d'excellentes conditions pour bourgeonner et adhérer aux tissus voisins.

Notre plaie mesurait alors 10 centimètres environ ; je l'ai drainée avec un gros tube en caoutchouc, puis je l'ai suturée et pansée à l'iodoforme. Quatre fois vingt-quatre heures se sont écoulées depuis ce moment, il n'y a pas eu de fièvre, pas de malaise ; les tissus sont souples ; les fils n'ont provoqué aucune irritation et la réunion superficielle paraît effectuée ; nous avons raccourci le tube et tout fait supposer que, dans quatre ou cinq jours, la cicatrisation sera définitive. Cette guérison rapide n'a rien de bien exceptionnel, mais elle est intéressante lorsqu'on songe aux graves dangers que faisait courir autrefois — je parle d'il y a douze à quinze ans — le traitement de ces tumeurs hydatiques.

Pour bien comprendre le chemin parcouru, relisez donc la *Clinique* publiée en 1873 par M. Gosselin, sur quatre cas de kystes hydatiques. Le premier a trait à une tumeur à échinocoques de l'avant-bras ; on fait une exploration, puis une seconde ; la poche s'enflamme ; on l'incise, le malade meurt d'infection purulente. Le deuxième est un kyste hydatique de la cuisse droite; après plusieurs ponctions inefficaces, la suppuration survient; l'abcès est ouvert et cette fois la guérison a lieu, mais au bout de trois mois et après des accidents tels, que l'on craignait que le patient ne pût en faire les frais. Le troisième est un kyste sublingual sur lequel il n'est donné aucun détail opératoire et post-opératoire; le quatrième se rapporte à un nouveau kyste de la cuisse. M. Gosselin le ponctionne, mais, malgré sa crainte d'une reproduction de liquide, il arrête là sa thérapeutique, tant il redoute une inflammation septique.

Et tout le long de la clinique il nous dit les précautions infinies qu'il faut prendre et toutes les opérations que l'on doit tenter avant de se résoudre à l'incision franche du kyste. Vous le voyez, Messieurs, grâce à la révolution de Lister, le moindre d'entre nous aborde sans grande appréhension l'ouverture de ces tumeurs : aussi notre reconnaissance doit être grande pour ceux qui ont assuré le triomphe de l'antisepsie. Et je sens combien est juste la phrase que m'adressait le même M. Gosselin en 1879, lorsqu'il me recevait chirurgien du bureau central : « Heureux jeunes gens, qui entrez dans les hôpitaux, lorsque nous venons d'en chasser l'infection purulente ! »

II

Du bubon chancrelleux.

Vous avez vu des adénites développées dans le pli de l'aine et dont le point de départ était un chancre mou des organes génitaux. Je veux, à ce propos, vous entretenir d'un problème qu'a soulevé M. Straus : notre collègue a porté la main sur un des dogmes qui paraissaient le mieux assis de la pathologie vénérienne ; il conteste la virulence du bubon chancrelleux avec des arguments assez forts pour ébranler bien des vieilles convictions. Cependant de vives contestations n'ont pas tardé à s'élever : les pièces du procès sont déjà nombreuses et je vais les exposer devant vous.

Vous connaissez la doctrine classique : le chancre mou se complique souvent d'une tumeur inflammatoire, née dans le ganglion le plus proche, celui qui reçoit les lymphatiques émanés de la région où siège l'ulcération vénérienne. Ce bubon est très fréquent et l'on admet qu'une fois sur deux, en thèse générale, il accompagne la chancrelle. Cependant les statistiques varient d'un auteur à un autre ; pour Diday, il n'y aurait qu'un bubon sur dix-sept chancres mous, du moins dans la clientèle privée ; mais Belhomme en trouve vingt-neuf sur soixante-dix-huit; Fournier soixante-cinq sur deux cent sept; Jullien, à qui nous empruntons ces relevés, compte quinze cent quarante-sept bubons sur un total de deux mille six cent quatre-vingt-dix-huit chancrelles : la proportion de un sur deux serait ainsi dépassée.

Le siège du chancre mou jouerait un rôle dans le développement du bubon. Les chancrelles du col utérin ne provoqueraient jamais, malgré l'abondance des vaisseaux blancs de la région, l'inflammation des ganglions lymphatiques de la cavité pelvienne, et nous savons l'argument qu'Aubert en a tiré en faveur de sa théorie : le microbe du chancre mou, nous dit-il, ne peut résister à une température supérieure à 38°; il ne saurait donc se développer dans les ganglions péri-utérins, où circule un sang très chaud, tandis qu'il colonise abondamment dans les ganglions superficiels du pli de l'aine où la température est sensiblement moins élevée.

D'autres expliquent l'absence du bubon dans la chancrelle cervicale par le siège profond de l'ulcération vénérienne, sa protection par les replis cutanés et muqueux de la vulve et du vagin; elle ne subit là ni frottements, ni contusions ; les bords n'en sont pas irrités ; les parois de leurs vaisseaux sont intactes, sans érosion qui favorise l'absorption du pus virulent. Et, de fait, ce sont les chancres les plus superficiels et les plus exposés, ceux du prépuce et du frein, qui se compliquent le plus souvent de bubon. « D'ailleurs, n'est-il pas notoire, nous dit Jullien, que l'adénite chancrelleuse a beaucoup diminué de fréquence, depuis que la thérapeutique a remplacé par des solutions ou des poussières le dur crayon de nitrate d'argent ? »

Quoi qu'il en soit de ces théories, les bubons sont de
deux sortes : depuis les recherches de Ricord, on affirme
que les uns sont purement inflammatoires et renfermant
un pus qui ne différerait en rien de celui des abcès
chauds ; les autres, au contraire, sont virulents ; ils contiennent un pus contagieux « indéfiniment réinoculable
au porteur », et leur cavité, après ouverture spontanée
ou incision par le chirurgien, prend tous les caractères
du chancre mou. Les premiers sont les bubons simples
ou sympathiques ; les seconds, les bubons virulents. Cette
croyance à la dualité des adénites chancrelleuses a régné
plus d'un demi-siècle, sans soulever d'opposition.

Le désaccord entre les pathologistes éclatait seulement
sur la fréquence relative de ces deux ordres d'adénites,
et Jullien nous fournit à ce sujet des relevés contradictoires : Sur quatre-vingt-trois bubons, Debange en
trouve soixante virulents, ce qui serait à peu près
exactement la proportion observée par Rollet ; mais, de
son côté, Belhomme constate que sur vingt-neuf cas il
n'y en a que dix de virulents, et Jullien soixante-huit
sur cent soixante-quinze. Turrati va même jusqu'à dire
que les premiers sont aux seconds comme un est à douze.
Néanmoins, et sans tenir compte de ces divergences
énormes, l'addition des diverses statistiques semblerait
prouver « que bubons simples et virulents seraient à
peu près en égal nombre ».

C'est ici que Straus intervient : il simplifie la question
et, pour lui, l'adénite n'a pas double origine ; il n'y a point
un bubon simple et un bubon inoculable, et l'inflammation des ganglions lymphatiques consécutive au chancre
mou n'est jamais virulente ; la division, classique depuis

le traité de Ricord, disparaît et, désormais, il faudrait considérer la chancrelle comme capable tout au plus de provoquer, dans son territoire ganglionnaire, une adénite simple, en tout semblable à celles qu'engendrent les ulcérations banales de la peau. Voilà les affirmations de notre collègue ; voici les preuves qu'il en donne :

D'abord le bubon consécutif au chancre mou ne contient pas de microbes : Straus a examiné le pus de quarante-deux adénites chancrelleuses et, dans cette première série, il n'a jamais constaté de bacilles ; dans une deuxième série, comprenant seize nouveaux cas, ses recherches ont été aussi infructueuses. Albert Robin ajoute, à ces cinquante-trois faits, cinq autres qui lui sont personnels, ce qui porte à soixante-trois le nombre de bubons où les investigations les plus habiles et les plus minutieuses ont eu un résultat négatif et n'ont pu déceler la présence d'un microbe pathogène.

Ce n'est pas tout : de nombreuses tentatives de culture ont été faites dans les milieux les plus variés, et toujours elles sont demeurées stériles. Ce premier point semble acquis et le bubon chancrelleux n'aurait pas de microbe, ou, du moins, les procédés actuels n'en décèlent pas la présence. Mais cette absence de germes appréciables n'est pas une preuve absolue contre la virulence de l'adénite : la vaccine est très virulente et on n'en connaît pas le micro-organisme ; la syphilis reste encore le type des maladies inoculables, bien que, depuis quinze ans, les micrographes de tous les pays, les expérimentateurs de tous les laboratoires discutent sur l'existence de son élément figuré !

Aussi, malgré son intérêt, ce fait n'eût en rien ébranlé la doctrine de Ricord, si, dans les soixante-trois cas précités, l'inoculation du pus chancrelleux n'avait été invariablement négative. Toujours, lorsqu'on a pris les précautions « exigées par la rigueur expérimentale », lorsque, avant l'incision, on a lavé la peau, flambé le bistouri, prélevé le pus de l'adénite avec des instruments nets, purifié les téguments sur lesquels on expérimente et protégé étroitement la piqûre par un verre de montre, toujours l'inoculation demeure stérile, jamais on ne voit apparaître la pustule caractéristique, la perte de substance à bords taillés à pic, à fond grisâtre, à marche envahissante, à pus indéfiniment réinoculable au porteur.

Straus a rapproché ces résultats négatifs d'un fait remarquable observé par Ricord et un peu oublié maintenant : sur plus de cinq cents inoculations pratiquées de 1831 à 1837, le chirurgien du Midi avait obtenu deux cent soixante et onze résultats positifs, mais sur ce nombre, deux cent vingt-neuf fois, le pus n'avait manifesté sa virulence que vingt-quatre ou quarante-huit heures après l'ouverture du bubon; quarante-deux fois seulement, l'inoculation du pus prélevé au moment même de l'incision de l'adénite ne demeura pas stérile et une chancrelle se développa au niveau de la piqûre : la sécrétion du bubon n'acquerrait donc, d'après cela, sa propriété spécifique qu'au bout de deux ou trois jours.

Pour expliquer cette anomalie étrange, cette virulence attardée, Ricord admit que le pus du bubon suppuré est un mélange de pus superficiel non virulent qui provient de l'atmosphère périganglionnaire et de pus profond, intraganglionnaire, seul virulent. Or la coque du ganglion est résistante ; elle ne s'ulcère que tardivement et il est rare que le mélange des deux pus se fasse le premier jour. Donc, le pus des vingt-quatre premières heures est, d'habitude, du pus extra-ganglionnaire, et son inoculation donne un résultat négatif.

Straus a ruiné cette hypothèse de Ricord : du pus, puisé par lui au centre même du ganglion, a été inoculé sans succès ; dans aucun cas, il ne s'est développé de chancrelle. Il est vrai qu'il n'a pas été plus heureux, nous l'avons vu, en imprégnant sa lancette du pus sécrété par les parois d'une adénite ouverte depuis deux ou trois jours, époque où, d'après Ricord, la virulence serait à son maximum. Toujours, en effet, les résultats ont été négatifs si, du moins, la chancrelle a été isolée par un pansement occlusif, si les liquides de sa cavité n'ont pu être apportés par les mains, les instruments, les linges ou les topiques, sur les lèvres de l'adénite.

Aussi la conclusion de Straus est-elle formelle : ni le pus profond, ni le pus superficiel ne sont virulents, et le bubon, au début, est toujours simple, inflammatoire, sympathique. Mais plus tard, après son ouverture, les lèvres de l'abcès, les parois de sa cavité peuvent être inoculées par le transport des sécrétions du chancre voisin ; un bistouri malpropre, un cataplasme, de la charpie, une pince, la main du chirurgien, de l'infirmier, du malade lui-même, apportera quelques particules du pus de la chancrelle et, de ce fait, le bubon sera contaminé.

Cette séduisante théorie de l'unité du bubon chancrelleux a vu surgir contre elle des arguments cliniques et expérimentaux. A peine est-elle née que Horteloup, Diday, Poulet, Latouche, Aubert, Humbert ont pris la défense de l'ancienne dualité consacrée par Ricord. Le bubon simple, nous disent-ils d'abord, celui dont l'inoculation est toujours négative, n'a ni l'aspect ni l'évolution de l'adénite, dont l'inoculation, dans nos mains, donne des résultats positifs ; et le plus souvent on peut, avant tout contrôle expérimental, affirmer si une adénite est ou n'est pas spécifique.

Lorsque le bubon apparaît d'une manière brusque, s'il se signale par une douleur vive et soudaine, si la tuméfaction est rapide, si la tumeur adhère bientôt aux téguments rouges, luisants et tendus, si on y perçoit une fluctuation prompte, l'adénite est virulente ; la peau est alors amincie, violacée, comme soulevée par une ampoule purulente ou une grosse bulle ; elle se perfore en plusieurs points et donne issue, par une sorte de crible, à du pus sanieux et roussâtre ; les orifices se réunissent et la perte de substance, déchiquetée, à bords taillés à pic, à fond grisâtre, met un long temps à se cicatriser.

L'adénite simple aurait une marche plus lente ; les phénomènes inflammatoires sont moins intenses et les douleurs moins vives ; la suppuration vient tard et l'abcès, une fois ouvert, ne se vide pas tout à coup comme la cavité du bubon infectieux ; le pus bien lié, jaunâtre, sort avec quelque difficulté ; enfin la guérison est rapide et la perte de substance est comblée au bout de quinze jours, tandis que celle de l'adénite virulente réclame au moins deux mois. Malheureusement ces signes sont loin d'être infaillibles et l'inoculation a parfois montré que des adénites du premier type n'étaient pas virulentes, tandis que des adénites du second l'étaient sans conteste.

Cet argument n'a donc qu'une valeur relative; mais, ajoutent encore Horteloup et Diday, si les adénites empruntent leur virulence au chancre mou, non par migration du principe infectieux dans les voies lymphatiques, mais par contamination directe des lèvres et de la cavité du bubon, si l'inoculation se fait par les pièces du pansement, les mains du chirurgien ou du malade, comment la peau, dénudée par les vésicatoires appliqués si souvent pour combattre les adénites, ne se transforme-t-elle pas plus souvent en chancrelle? « Les inoculations accidentelles auraient beau jeu pour se produire là, à l'aine, dans la région même où on la dit si fréquente, sur des surfaces excoriées et saignantes. En voit-on, et combien de fois? »

Si la perte de substance, les lèvres de l'abcès ganglionnaire s'inoculent par une goutte contagieuse venue du dehors, l'érosion chancrelleuse, continue M. Diday, commencera par le point que la goutte a touché, puis s'étendra de proche en proche. Or il n'en est rien, et l'on voit les bords de l'incision se prendre simultanément; ils deviennent dans toute leur longueur festonnés, déchiquetés, pultacés, preuve qu'ils ont été inoculés *a tergo*, de l'intérieur à l'extérieur, par le pus qui coule abondamment. D'ailleurs n'est-ce pas du cinquième au sixième jour que se fait cette transformation chancrelleuse? Si elle était due à l'effet essentiel d'une parcelle contaminante, pourquoi l'inoculation n'a-t-elle jamais lieu avant le premier septénaire?

Aussi, sans nier ce genre de chancrellisation dont ils ont observé de rares mais authentiques exemples, les adversaires de l'unité du bubon affirment que telle n'est pas l'origine ordinaire de l'adénite virulente. Ils ont d'ailleurs suivi Straus sur le terrain expérimental, et Horteloup, puis Humbert, Mauriac et Roques, au Midi, Latouche à Lourcine, Poulet au Val-de-Grâce, Aubert dans les hôpitaux de Lyon, Spilmann à Nancy, ont obtenu des inoculations positives; or les précautions les plus minutieuses ont été prises; la chancrelle a été recouverte d'un pansement occlusif pour éviter toute contamination; on s'est servi d'instruments neufs; la peau a été stérilisée; le bubon ouvert antiseptiquement, et la piqûre d'inoculation protégée contre les souillures extérieures. Cependant quelques inoculations se sont trouvées positives, et un chancre mou s'est développé au lieu d'insertion du pus de l'adénite.

Ne peut-on pas rapprocher de ces inoculations positives des faits assez nombreux dans la science, où le bubon, bien qu'apparu après la cicatrisation de l'ulcère vénérien, contient un pus virulent? Horteloup rapporte sept observations de Ricord où l'adénite ne s'est ouverte qu'après la guérison de la chancrelle; les piqûres expérimentales pratiquées à ce moment ont cependant engendré un chancre indiscutable. L'histoire tout entière du bubon d'emblée, ne vient-elle pas prouver qu'un ganglion peut contenir du pus infectieux sans qu'on puisse découvrir la porte d'entrée du principe virulent?

Ces arguments ont une valeur indiscutable et la théorie de Straus en est gravement compromise. Ses recherches, du moins, auront eu un double résultat: elles ont tout d'abord rappelé l'attention sur ce fait que la virulence du pus n'est souvent manifeste que vingt-quatre ou quarante-huit heures après l'ouverture du bubon. Dans une expérience qu'il nous cite, Horteloup pratique la piqûre expérimentale dès l'incision de l'adénite, et les résultats sont négatifs; mais au troisième jour, une piqûre nouvelle provoque l'apparition d'une chancrelle légitime. Comment expliquer ce fait bizarre?

L'ancienne opinion de Ricord, l'hypothèse du pus extraganglionnaire non virulent et intraganglionnaire virulent a été renversée par l'expérience de Straus qui inocule sans succès du liquide puisé au centre du ganglion. On a eu recours à d'autres théories : Horteloup admet « qu'il se fait dans l'intérieur du ganglion une véritable gangrène susceptible de tuer l'agent virulent qui reparaîtrait après l'élimination des parties mortifiées », c'est-à-dire après l'ouverture spontanée ou chirurgicale de l'adénite. Aubert pense de son côté que, dans le bubon non encore incisé, la chaleur est trop grande pour permettre aux germes de se développer abondamment : la prolifération active ne commence qu'après l'incision et lorsque la température a pu s'abaisser.

Un second résultat est dû aux recherches de Straus : désormais nous sommes édifiés sur la fréquence des bubons virulents. Ceux-ci seraient aux bubons simples ou inflammatoires dans la proportion de un sur deux, si on devait en croire les relevés anciens. On sait maintenant combien une affirmation pareille est exagérée ; et nous voyons, d'après un relevé de Humbert qui a joint à ses propres expériences celles de Mauriac, de Roques, de A. Robin, de Straus et de Spilmann, que sur cent quarante

inoculations, on a eu seulement quatre résultats positifs. Le bubon serait virulent, non plus dans la proportion de un sur deux, mais de un sur trente-cinq. La
virulence est donc beaucoup plus rare que ne le disaient
les auteurs les plus modérés. Les conclusions trop
absolues de Straus auront été le départ d'un progrès
incontestable dans l'étude du bubon chancrelleux.

III

Des ongles incarnés.

Mon collègue, M. Quénu, a pratiqué devant vous l'opération de l'ongle incarné, d'après un procédé imaginé par lui et qui me semble de tous points excellent; le lendemain nous y avions recours nous-même avec un égal succès. Aussi je profite de cette occasion pour vous parler de l' « onyxis latéral ulcéreux », — c'est ainsi qu'on appelle encore l'ongle incarné, — affection bénigne, peu retentissante, et qui serait du domaine du pédicure, si elle ne nécessitait des connaissances précises, non pour être reconnue, — la première matrone venue en fera le diagnostic, — mais pour être traitée sans danger de voir le mal récidiver au bout de quelques semaines.

L'aspect de l'ongle incarné ne présente que peu de variété; sur l'un des deux pieds, ou sur les deux pieds à la fois, on trouve au niveau du gros orteil, le plus souvent sur le seul bord externe de l'ongle, rarement sur le bord externe et sur le bord interne, plus rarement encore sur le seul bord interne, un bourrelet calleux, fongueux, saignant, exubérant, qui surplombe l'ongle et empiète sur lui en augmentant d'autant l'incarnation.

Lorsqu'on soulève cette masse bourgeonnante et sanieuse, on aperçoit un sillon profond où s'engage et
disparaît le bord libre de l'ongle, en partie décollé par
du pus qui suinte à la surface de la matrice ulcérée.
Dans les cas extrêmes et lorsque la lésion est bilatérale,
les fongosités des deux bords se rejoignent sur la ligne ·
médiane au-dessus de la lame unguéale ramollie,
amincie et friable.

L'ongle incarné est en général très douloureux; la
pression de la chaussure y réveille, surtout pendant la
marche, des souffrances très vives : la station verticale
devient presque impossible et le malheureux est con-
damné à l'immobilité; d'autant que, du foyer ulcéré,
partent souvent des traînées de lymphangite qui remontent vers la racine du membre et y provoquent une
adénite. Ces poussées inflammatoires ont pour conséquence un œdème chronique, une augmentation de
volume de l'orteil qui se déforme, s'aplatit et prend
l'aspect d'une spatule. Vous le voyez, pour être une
affection sans gravité, l'onyxis latéral ulcéreux n'en est
pas moins fertile en inconvénients.

Ses causes ont été bien mises en lumière par M. Gosselin; il nous a montré que l'ongle incarné est une
maladie de l'adolescence. Sur cinquante-quatre sujets
dont l'âge a été exactement relevé par lui, le professeur
de la Charité trouve que cinquante avaient de quinze
à vingt-cinq ans, et quatre, de vingt-six à trente.
Notre statistique, qui porte sur douze cas, confirme la
précédente. Nous avons cependant trois malades plus
jeunes : dix, douze et douze ans et demi. Notre chef

de clinique, M. Castex, nous dit avoir vu un ongle incarné chez un enfant d'un an, n'ayant point marché encore. Nous avons peine à y croire, et malgré l'absence de diathèse appréciable, nous penserions volontiers à un onyxis d'origine constitutionnelle. Ajoutons qu'un de nos opérés avait quarante ans lors de notre intervention, et trente-six lors des premières manifestations du mal.

M. Gosselin invoque aussi l'influence du sexe : l'ongle incarné serait plus fréquent chez l'homme qui se soigne moins et qui se fatigue plus; la proportion qu'il accuse serait même des cinq sixièmes environ, puisqu'il trouve sur ses relevés cinquante-quatre garçons et dix filles; nous n'oserions nous inscrire en faux, car nos chiffres sont vraiment trop faibles, mais, sur onze cas d'ongles incarnés observés dans ma clientèle, je compte cinq filles et six garçons; et depuis mon arrivée à l'Hôtel-Dieu, nous avons traité quatre personnes atteintes d'onyxis latéral, trois garçons et une fille. Aussi, sans vouloir en tirer une conclusion trop hâtive, dirons-nous qu'une proportion des cinq sixièmes nous semble exagérée; l'affection n'est pas aussi rare chez la femme que semble l'indiquer la statistique de M. Gosselin.

Je ferai les mêmes réserves à propos de la position sociale : « Mes cinquante-quatre sujets, dit M. Gosselin, appartiennent à la population de l'hôpital : dans la pratique particulière, je n'ai soigné que deux jeunes gens atteints d'ongle incarné; cela tient sans doute à ce que les jeunes sujets de la classe ouvrière se surveillent moins au début du mal que ceux de la classe aisée, marchent et fatiguent davantage. » Pour ma part, mes onze observations sont des faits de clientèle, et, dans le nombre, se trouvaient des fillettes proprettes et coquettes qui prenaient grand soin de leurs pieds. Mais si, comme le dit Gosselin, les jeunes sujets de la classe ouvrière ne peuvent acheter assez vite, lorsqu'ils grandissent, de nouvelles chaussures dans lesquelles l'orteil serait plus à l'aise, ajoutons que, dans la classe riche, les bottines neuves sont achetées trop petites pour se faire un pied aristocratique, et, de part et d'autre, on aboutit ainsi à l'incarnation.

La chaussure, en effet, voilà la véritable cause du mal lorsque le pied grandit, — et Dionis affirmait autrefois que les Carmes déchaussés n'ont point d'ongle rentré dans les chairs. Que les bottines soient étroites, minces, pointues, de la dernière élégance, que les souliers soient larges, cassés du bout, de cuir épais, d'allure grossière, l'action peut être la même et le résultat identique : le gros orteil emprisonné dans la chaussure a ses chairs refoulées en dedans par l'empeigne, en dehors par le second doigt, et en bas par la semelle; elles sont donc chassées en haut où elles rencontrent le bord incurvé de l'ongle qui entame bientôt les tissus; le sillon se creuse de plus en plus, il devient saignant, il bourgeonne, et l'on assiste au développement des lésions ulcéreuses et végétantes de l'onyxis latéral.

Ce mécanisme nous explique la plus grande fréquence de l'incarnation externe signalée par Gosselin. Nous voyons en effet dans ses statistiques que, sur cinquante-quatre cas, quarante-sept fois la lésion était externe, trois fois interne, et quatre fois interne et externe simultanément. Le refoulement des chairs sur le bord externe tient à ce que le gros orteil chevauche d'ordinaire sur le deuxième orteil : celui-ci, comprimé par la semelle, comprime à son tour le bord externe du gros orteil, et le chasse en haut vers l'ongle qui l'ulcère. Cet ongle lui-même joue un rôle de quelque importance : s'il est petit, mince et plat, il soutient mal la pulpe digitale qui, refoulée par la pression du sol, remonte et déborde l'ongle de toutes parts; s'il est épais, dur, incurvé, c'est alors lui qui marche à la rencontre des chairs et les entame.

L'onyxis ulcéreux latéral est-il toujours le résultat des causes mécaniques, ou peut-il être engendré par quelque diathèse? On a invoqué la scrofule, la syphilis, toutes les déchéances organiques, mais la démonstration est loin d'en être faite. Je viens de soigner cependant avec le docteur Raymond, une fillette de treize ans qui plaide en faveur de cette pathogénie. Elle était fort bien portante lorsqu'elle fut prise d'une fièvre typhoïde grave; elle n'en était pas encore remise, et pendant les premières semaines de sa lente convalescence, elle marchait à peine dans sa chambre, lorsqu'une incarnation avec bourrelet fongueux et saignant se fit sur le bord externe de son gros orteil droit. Elle en fut guérie en dix-sept jours par l'ablation de la moitié de l'ongle et par la destruction au thermocautère de la partie correspondante de la matrice unguéale. Ajoutons que les deux garçons qui sont l'objet de cette clinique sont des strumeux avérés; l'un a une diarrhée chronique, et l'autre des ganglions tuberculeux dans la région mentonnière.

Lorsque l'ongle commence à s'incarner, qu'il n'existe guère qu'un gonflement de la gouttière unguéale, de la rougeur, un œdème inflammatoire, une ulcération superficielle, on peut encore conjurer l'évolution du mal et empêcher la formation du bourrelet calleux et bourgeonnant, par une propreté rigoureuse, des bains fréquents, des chaussures bien faites, et la section droite de l'ongle ; au lieu de le couper en rond, on laissera les bords, sorte d'ailes latérales sous lesquelles on interposera des brins de charpie, ou un peu de ouate, qu'une spatule refoulera aussi loin que possible, jusqu'aux limites de l'ulcération ; les chairs sont ainsi repoussées en bas, tandis que la lame cornée est relevée en haut. Cette pratique attentive et prolongée a évité bien des interventions.

Lorsque la lésion est plus avancée, qu'un bourrelet saignant et sanieux recouvre la lame unguéale décollée, on peut encore avoir recours à ce procédé ; mais il faut au préalable arracher l'ongle. Lorsqu'a disparu cette cause d'irritation, les bourgeons charnus s'affaissent et s'organisent, les ulcères se cicatrisent et l'on surveille la repousse de l'organe ; lorsqu'il est assez grand, on le coupe droit ainsi que nous l'avons déjà dit, et s'il présente quelque tendance à une incarnation nouvelle, on insinue de la charpie ou de la ouate entre son rebord et la gouttière. Nous avons obtenu un beau succès par ce simple procédé ; mais il faut avoir affaire à une personne persévérante, qui a le désir de conserver son ongle et le loisir de se soigner. Il ne convient guère qu'aux jeunes filles de la classe aisée.

Mais lorsqu'il s'agit de jeunes gens peu minutieux et

surtout d'ouvriers qui n'ont que le temps de gagner leur vie, l'extirpation pure et simple n'est pas recommandable, car l'ongle repousse et s'incarne comme devant. A quel procédé avoir recours ? Ils ne manquent pas, Messieurs, et Velpeau en a compté plus de cent. Je ne vous citerai même pas les principaux, et me contenterai de vous indiquer la conduite que je tiens d'ordinaire. Plusieurs cas se présentent d'ailleurs ; l'incarnation peut n'exister que sur un coin de l'ongle, et le manuel opératoire diffère alors sensiblement de ce qu'il serait quand les deux côtés sont entrés dans les chairs. Occuponsnous de la première hypothèse, et supposons que l'incarnation soit unilatérale.

Dans ce cas-là, on a, d'habitude, recours au procédé de Follin : vous avez vu M. Castex le pratiquer sur un jeune homme de la salle Saint-Landry. On trace d'abord deux incisions parallèles et antéro-postérieures, l'une en dehors du bourrelet fongueux, et l'autre en plein ongle ; aux points où s'arrêtent et où commencent ces deux incisions antéro-postérieures, on fait deux incisions transversales, l'une à 4 millimètres en arrière de la rainure unguéale, l'autre en avant de l'ongle. Les quatre incisions limitent un quadrilatère qui comprend le bourrelet fongueux, une lanière d'ongle et le derme sous-jacent qu'une dissection attentive sépare des tissus profonds. La lanière d'ongle enlevée ne repousse pas puisque sa matrice est excisée du coup. Vous avez pu constater que le résultat en est bon.

J'opère plus simplement : comme tout le monde, j'ai recours à l'anesthésie locale ; la bande d'Esmarch, appliquée sur le pied et enroulée jusqu'au mollet, ischémie le membre qu'insensibilisent alors très rapidement les pulvérisations d'éther avec l'appareil de Richardson ou un mélange réfrigérant de glace et de sel marin. Lorsque l'orteil est devenu insensible et blanc, j'introduis à plat d'avant en arrière, comme Dupuytren, la branche de forts ciseaux que je relève ; je fends l'ongle et j'extirpe la moitié incarnée à l'aide d'une pince à larges mors. Mon thermocautère est prêt : avec la lame de platine rougie je détruis le bourrelet fongueux, la rainure latérale et la partie postérieure de la matrice de l'ongle mise à nu par l'hémi-abrasion de l'ongle. Puis je panse à la poudre d'iodoforme; en dix ou quinze jours la cicatrisation est à peu près complète et les opérés vaquent à leurs occupations.

Lorsque les lésions sont bilatérales, il faudrait, d'après le procédé de Follin, détruire toute la matrice de l'ongle; le lambeau quadrilatère isolé est alors énorme, et la perte de substance a pour limites quatre incisions, deux antéro-postérieures qui circonscrivent les bourrelets fongueux et deux transversales, dont l'une en avant de l'ongle, et dont l'autre bien en arrière, à 4 millimètres au delà de son bord postérieur visible, dépasse la gouttière rétro-unguéale qui cache la racine de l'ongle. Une plaie aussi grande met un très long temps à se guérir; aussi s'est-on ingénié à trouver mieux. Pour ma part, sans idée anatomique préconçue, et un peu au hasard, je me contentais de détruire au thermocautère les parties latérales et postérieures; les résultats ont été bons, mais notre collègue M. Quénu a proposé une opération plus régulière, plus savante, et dont les succès remarquables tranchent définitivement une question fort débattue d'anatomie normale.

L'ongle est-il produit en effet par le derme sous-unguéal tout entier, ou une portion seulement de celui-ci constitue-t-elle la véritable matrice ? Pour la plupart des histologistes français, nous dit Quénu, toutes les cellules du lit font de l'ongle, et si les cellules de la région postérieure en sécrètent la substance plus abondamment, celles de la région antérieure ajoutent des couches nouvelles et renforcent la lame unguéale. D'autres prétendent, au contraire, que tout ce qui du derme sous-unguéal se trouve en avant de la lunule est inapte à la fabrication de l'ongle, issu de toute pièce de la région lunulaire et rétro-lunulaire. La preuve, d'après Arloing, en est que l'ongle n'est pas plus épais en avant qu'en arrière. Or ses strates devraient être plus nombreuses à mesure qu'on se rapproche du bord libre, si les cellules anté-lunulaires ajoutaient de nouvelles couches à la lame rétro-lunulaire.

Une expérience bien simple de Quénu tranche la question : après arrachement de l'ongle, il enlève la région rétro-lunulaire sans toucher à la région antérieure du lit de l'ongle. Si toutes les cellules du derme sécrètent de la substance unguéale, l'ongle ou, du moins, sa partie antérieure se reformera ; si les cellules postérieures seules jouissent de cette propriété spéciale, l'ongle ne se reproduira pas, et, sous ce rapport, l'extirpation du segment rétro-lunulaire du derme équivaut à la destruction du lit tout entier. C'est ce qu'a constaté M. Quénu. L'ongle n'a pas reparu ; il s'est bien déposé, sur le derme respecté, des couches épaisses de lamelles cornées, mais, en aucun point, de l'ongle véritable ; l'examen microscopique le démontre jusqu'à l'évidence ; les cellules étaient minces, polyédriques et sans trace de noyau ; or les cellules de l'ongle sont sphériques et contiennent les vestiges d'un noyau, caractère qui, d'après Ranvier, ne saurait laisser subsister aucun doute.

M. Quénu en tire cette conclusion que, pour éviter la récidive après l'opération de l'ongle incarné, il est inutile de détruire tout le derme sous-unguéal. On obtient ce résultat à moins de frais, avec une réparation plus facile et une guérison plus rapide, et voici le procédé qu'il nous propose : après anesthésie générale ou locale et arrachement de l'ongle, il pratique une incision transversale en avant de la lunule, ou, pour mieux dire, tangente au point le plus antérieur de l'arc de cercle que dessine cette lunule ; sur les côtés, l'incision transversale dépasse les bourrelets fongueux et ne s'arrête qu'en peau saine ; chacune des extrémités de l'incision transversale est le point de départ d'une incision antéro-postérieure d'une longueur de 20 à 22 millimètres environ, et qui atteint ou dépasse l'articulation des phalanges entre elles.

Ces trois incisions circonscrivent un lambeau que l'on dissèque jusqu'à son insertion postérieure. Ce lambeau comprend tout le derme de la lunule et de la gouttière rétro-unguéale, puis les téguments de la face dorsale de la phalangette. D'un coup de ciseau ou d'un coup de bistouri, on résèque la portion antérieure de ce lambeau, celle qui forme la partie postérieure du lit de l'ongle, et voici quel est alors l'aspect de la région : en allant d'avant en arrière, on trouve d'abord le derme unguéal, privé de son ongle, mais intact jusqu'à la lunule ; ensuite une perte de substance qui correspond à la lunule et au derme de la gouttière rétro-unguéale enlevé, enfin un lambeau de peau flottante. Il suffit alors de faire glisser, par la traction qu'exercent deux points au crin de Florence, le lambeau de cette peau flottante et élastique jusqu'au contact du derme unguéal respecté ; la perte de substance est ainsi comblée, et une réunion primitive peut être obtenue.

A l'appui de son procédé, M. Quénu nous cite dix observations, et les résultats en paraissent bons. D'abord, chez aucun de ceux qu'il a revus plusieurs mois après l'opération, la récidive ne s'est produite et pour cause ; l'ongle ne s'était pas reformé, et, à sa place, on trouvait, sur la portion respectée du derme unguéal, des couches épaisses de lamelles épidermiques cornées ; la forme générale de l'orteil était bien conservée, les tissus étaient souples, sans cicatrice adhérente ou déprimée. Surtout la guérison a été obtenue beaucoup plus rapidement qu'avec le procédé de Follin, qui réclame quarante jours au moins dans les cas d'onyxis bilatéraux. Or, chez les opérés de M. Quénu, la cicatrisation s'est fait attendre un mois dans un cas exceptionnel où une faute avait été commise, mais, dans les autres, elle est survenue du troisième au vingt-deuxième jour.

Aussi est-ce au procédé de Quénu que nous avons eu recours pour les deux jeunes garçons couchés dans nos salles, et que l'on a opérés il y a dix jours. Le premier est un garçon de magasin, âgé de dix-neuf ans, blond, frêle, lymphatique, atteint d'une otorrhée chronique; il est porteur d'un onyxis ulcéreux bilatéral caractérisé par un double bourrelet fongueux, saignant et sanieux. L'orteil malade est étalé, aplati, en forme de spatule; la peau en est œdémateuse; la moindre pression y réveille de vives douleurs, et la marche est à peu près impossible; le 18 février M. Quénu l'opère devant nous, et hier, dix jours après l'intervention, vous avez vu que la réunion est complète, sauf au point où existe une petite ligne rougeâtre, et où exubèrent quelques bourgeons charnus, trop insignifiants même, pour nécessiter un crayonnage au nitrate d'argent.

Le lendemain, j'ai opéré un jeune homme de dix-huit ans, aussi strumeux que le précédent : il est bouffi, ses lèvres sont épaisses; sa région sous-mentonnière est déformée par deux gros ganglions empâtés. Le gros orteil gauche est le siège d'une double incarnation, remarquable en ce que le bourrelet interne est plus accusé que le bourrelet externe. Il y a deux ans que cette affection s'est développée; les deux orteils étant pris, on opéra le droit; mais les lésions, alors peu profondes du côté gauche, firent de grands progrès, et lorsque le malade nous consulta, la marche était à peu près impossible. Nous intervenons d'après le procédé de Quénu, et hier, lorsque neuf jours pleins s'étaient à peine écoulés, nous constations une guérison à peu près complète : le fil de suture de l'angle antéro-externe a cédé, et il y a là une dépression bourgeonnante qui ne logerait certainement pas un grain de chènevis.

Je me résume, Messieurs, car je vous ai tenus bien

longtemps sur le traitement d'une affection sans gravité, et je vous dirai : Lorsque l'onyxis ulcéreux débute à peine, qu'il n'y a pas de bourrelet fongueux, de décollement étendu de l'ongle, des soins de propreté, des bains fréquents et surtout la taille correcte de l'ongle pourront amener la guérison, si le malade soigneux et patient sait et veut insinuer vers l'angle de l'ongle, entre son bord et la rainure entamée, des brins de charpie, un peu de ouate, qui relève l'organe, combat son incarnation et en définitive s'oppose à la pénétration dans les chairs : chez les jeunes filles de la classe aisée, dont la coquetterie connaît le prix d'un pied intact, vous obtiendrez par ce simple moyen des résultats excellents.

L'incarnation est plus accentuée, il y a suppuration et décollement du derme sous-unguéal, bourrelet calleux et bourgeonnant... s'il s'agit d'une personne qui peut se soigner, d'une femme attentive et propre, extirpez simplement l'ongle ; il repoussera, mais on en surveillera la croissance, on le coupera en ligne droite et non pas en rond, et, si besoin est, on interposera des brins de charpie entre lui et la rainure, selon la méthode dont nous avons parlé. Nous avons opéré l'année dernière une repasseuse de quarante ans, dont l'incarnation avait cinq ans de date pour un orteil et quelques mois pour l'autre : les deux ongles ont été arrachés, et les bourgeons charnus réprimés par une cautérisation au thermocautère. Or, à cette heure, malgré le métier fatigant de cette femme, et grâce à des soins minutieux, les deux ongles repoussés ne provoquent ni douleur ni gêne.

Chez les manœuvres, chez les journaliers, chez ceux dont le métier nécessite de longues courses ou une station verticale prolongée, lorsque d'ailleurs les soins de propreté sont négligés d'ordinaire, vous détruirez la portion sécrétante de l'ongle, et, ici, deux cas se présentent : l'un, le plus fréquent, vous offre une incarnation unilatérale, et le plus souvent externe : arrachez la moitié correspondante de l'ongle, et, au lieu d'extirper comme Follin toute la partie dénudée de la matrice, détruisez seulement au thermocautère le bourrelet fongueux et une partie du derme qui comprendra la moitié de la lunule et la moitié de la gouttière rétro-unguéale. Ce procédé, qui exige à peine quelques secondes, m'a donné d'excellents résultats.

Enfin l'incarnation est bilatérale : vous arracherez l'ongle; vous pourrez alors, comme je l'ai fait une fois, détruire au thermocautère les bourrelets fongueux et la partie postérieure du derme unguéal, la lunule et la gouttière rétro-unguéale. J'ai ainsi obtenu un beau succès; la cicatrisation sous l'iodoforme m'a paru rapide, mais je ne puis vous fixer exactement un terme, car l'observation s'est perdue. Malgré ce bon résultat, je vous conseille le procédé autoplastique de Quénu, d'une exécution presque aussi rapide, d'une guérison plus prompte, et d'une incontestable élégance.

STATISTIQUE GÉNÉRALE

DES OPÉRATIONS PRATIQUÉES DANS LE SERVICE.

Messieurs,

La coutume commence à s'établir, parmi les chirurgiens, de publier chaque année la statistique des opérations pratiquées dans leur service. De passage dans ces salles que je vais remettre à leur titulaire, j'établirai mon bilan, non sur douze, mais à peine sur neuf mois d'exercice. Je n'en veux pas moins souscrire à ce récent usage, qui n'est, au fond, qu'une sorte de confession publique. Sous le couvert de l'antisepsie, en effet, la chirurgie opératoire est devenue assez sûre dans ses moyens, pour qu'on soit presque en droit d'attribuer à une faute ou à une ignorance les complications qui pourraient maintenant s'abattre sur les plaies : suppurations profuses, érysipèles, lymphangites, infections purulentes. Dire ses revers, c'est proclamer ses erreurs.

Une telle statistique ne renseigne évidemment que sur les seuls résultats opératoires; il ne saurait s'agir des succès ou des insuccès thérapeutiques : une cuisse a été coupée, un sein a été enlevé.... la plaie se cicatrise régulièrement, j'enregistre la guérison : c'est un succès opératoire et je n'ai pas à vous dire s'il y a eu succès thérapeutique, c'est-à-dire si la lésion qui a nécessité cette intervention radicale a ou n'a pas reparu. Nous montrons, non si nous avons été utile, mais si nous n'avons pas été nuisible à notre malade, et si nous nous sommes rappelé le premier précepte de notre art : *primo non nocere*.

Voyons d'abord les cas où l'acte opératoire a été des plus simples ; nous n'insisterons pas d'ailleurs sur ce premier groupe qui comprend les injections d'éther iodoformé dans les abcès froids ; du 13 novembre au 1ᵉʳ août nous avons eu 25 fois recours à ce traitement, avec des succès thérapeutiques sur lesquels je me suis longuement étendu dans une clinique précédente ; nous n'avons eu à déplorer aucune complication, car je veux laisser de côté une petite eschare limitée qu'a provoquée, deux fois, la sur-distension de la poche par les vapeurs d'éther ; la guérison du malade en fut, du reste, plutôt avancée. Ce premier groupe, malgré l'insignifiance de la brèche cutanée, devait entrer dans notre statistique intégrale, ne fût-ce qu'en se souvenant des interventions si graves auxquelles cette opération si simple s'est substituée.

Notre deuxième groupe renferme les incisions d'abcès ; elles sont au nombre de 39 : ici encore nous ne comptons que des succès ; quelque large qu'ait été la section des téguments, la guérison n'a pas tardé. A ces 39 cas nous ajouterons 6 cautérisations profondes pratiquées avec des fers de vétérinaire contre des tumeurs blanches du genou. Ici l'intervention a été vraiment importante, puisque mes raies de feu ont ouvert de larges abcès, pénétré dans des clapiers étendus et détruit, jusqu'en plein tissu osseux, des foyers tuberculeux suppurés.

Notre troisième groupe a trait à des opérations de gravité diverse et assez difficiles à classer ; il s'agit, pour la plupart, de tumeurs de la peau ou du tissu cellulaire sous-cutané. En voici d'ailleurs l'énumération : 9 ongles incarnés, 3 sections ou sutures de tendons, 11 kystes sébacés, 3 hygromas prérotuliens ou préolécraniens, 1 chondrome ossifiant des doigts, 2 kystes synoviaux du poignet et du creux poplité, 2 molluscums fibreux de la région ano-rectale, 1 molluscum de la région lombaire, 3 circoncisions, 1 uréthrotomie interne, 5 lipomes de la mamelle, de la région sus-claviculaire et de la racine de la cuisse, 3 kystes dermoïdes du sourcil, de la région mastoïdienne et du plancher de la bouche, 9 sarcomes situés dans la paroi de l'abdomen, dans les régions cervicale, lombaire, parotidienne et sous-maxillaire, 1 kyste hydatique du pli de l'aine, 1 amputation partielle de la langue pour tuberculose, 7 cancers épithéliaux de la lèvre inférieure, de la joue, de la région sous-maxillaire, préauriculaire et axillaire.

Soit 62 opérations dont quelques-unes délicates, étendues, et dans des régions dangereuses ; or, dans aucun de ces 58 cas, nous n'avons observé la moindre complication ; certainement la réunion immédiate n'a pas toujours été obtenue, — nous reviendrons tout au long sur ce point important, — mais il n'y a eu ni suppuration diffuse, ni érysipèle, ni septicémie, et la cicatrisation a toujours été obtenue. Il en a été de même dans 4 débridements d'anthrax, véritable extirpation au thermocautère qui nous a donné 4 succès, 3 ignipunctures pour des tumeurs érectiles de la joue, de la lèvre et de l'avant-bras, 1 périnéorraphie, 1 fistule vésico-vaginale, 22 fistules à l'anus, 8 dilatations pour fissures.

Passons au quatrième groupe où nous rangeons les amputations, les résections, les évidements et les désarticulations. Nous avons 2 amputations de l'avant-bras pour traumatisme et du bras pour tumeur blanche, avec 2 guérisons; 4 désarticulations de doigts pour panaris profond et nécrose traumatique, 3 guérisons et 1 mort; 4 résections de l'astragale, de l'articulation tibio-tarsienne, du coude et du maxillaire inférieur, 3 guérisons et 1 mort; 4 évidements pour ostéomyélite prolongée et tuberculose, 4 guérisons; 2 trépanations de l'apophyse mastoïde, 2 guérisons, enfin une ostéoclasie double avec 1 guérison, soit 17 opérations avec 15 guérisons et 2 morts.

Dans un cinquième groupe nous mettrons des opérations très diverses, mais que l'ancienne chirurgie considérait comme très graves : 2 cures radicales de varicocèle, 7 cures radicales d'hydrocèle, 1 cure radicale de hernie, 1 opération de Syme pour fongus tuberculeux, 3 castrations, 2 laparotomies pour kyste hydatique du foie et hernie propéritonéale, 8 kélotomies, 1 ligature de l'humérale pour anévrysme, 2 trachéotomies, 12 amputations de la mamelle, 2 amputations de la verge, 2 anus iliaques; soit 43 interventions avec 42 guérisons et 1 mort, l'un de nos deux anus iliaques.

Si maintenant nous prenons ces opérations en bloc, nous voyons que sur 231 interventions légères ou graves nous avons 228 succès et 3 morts, soit une léthalité qui n'atteint pas 1,50 p. 100, c'est là une statistique excellente, une des meilleures, je crois, que l'on puisse produire; encore avons-nous fait large mesure et, lorsque nous allons faire le décompte de nos morts, nous verrons que l'un seulement a vu sa vie abrégée par notre intervention qui, dans les deux autres cas, doit être, ce nous semble, absolument innocentée.

Vous vous rappelez ce vieillard de soixante-seize ans, descendant d'une des plus anciennes familles de France; toutes les débauches et toutes les misères l'avaient mené à l'hôpital pour des maladies dont la moindre était encore une nécrose d'une phalange de l'index gauche provoquée par un panaris mal soigné. Notre malheureux avait de la fièvre, de l'excitation cérébrale, de la manie; nous avons amputé le doigt; les accidents généraux ont continué; mais, au bout de huit jours, lorsque notre opéré est mort, sa plaie opératoire était déjà aux trois quarts cicatrisée.

Le deuxième cas a trait à un brave campagnard opéré une première fois par M. Richet pour un épithélioma de la lèvre inférieure; il nous revint en pleine récidive, et notre intervention dut être fort étendue; il nous fallut enlever toute la lèvre et, à cause des adhérences de la tumeur, la partie correspondante du maxillaire inférieur. Une lèvre nouvelle fut faite aux dépens de la joue, et la guérison paraissait assurée, lorsque notre malade est pris d'accidents assez bizarres qui semblaient se rapporter surtout à une congestion pulmonaire intense : malgré l'état excellent de la plaie, nous pensions à une broncho-pneumonie septique. La mort survient et nous trouvons à l'autopsie un étranglement crural que l'absence de vomissements, de douleur localisée et de tumeur appréciable nous avait fait méconnaître.

Quant à la troisième mort, la chirurgie en est plus responsable. Il s'agit d'un malheureux, entré dans nos salles pour un épithélioma de la partie moyenne du rectum; il y avait déjà des accidents péritonéaux et, lorsque nous pratiquons l'anus artificiel, suivant la méthode de Littre, nous voyons s'écouler, dès l'incision, une assez grande quantité de liquide ; l'S iliaque, retirée au dehors, était dure, épaissie, piquetée de points rouges. Après notre opération, le tympanisme n'est pas tombé, la douleur s'est accrue, le pouls est devenu rapide et petit, et, au huitième jour, notre opéré mourait d'une sorte de péritonite subaiguë. Les accidents, au début, étaient si peu nets, que nous pensions à un empoisonnement par l'iodoforme.

Que nous mettions ou que nous ne mettions pas les deux premiers cas de mort au passif de l'intervention, que notre mortalité soit de près de 1,50 ou de moins de 0,50 p. 100, nos résultats restent toujours remarquables et nous n'avons qu'à nous réjouir de cette campagne chirurgicale entreprise et menée ensemble. Je m'en félicite et je vous en remercie, car la bonne tenue et la propreté du service, conditions nécessaires et presque suffisantes de tout succès opératoire, dépendent autant des aides que du chef.

N'avons-nous cependant qu'à nous féliciter? Et pouvons-nous proclamer que, dans notre service, l'asepsie a été parfaite? Évidemment non, et, après examen de conscience, nous devons déclarer qu'il nous reste encore de grands progrès à accomplir. Les grandes complications des plaies ont été évitées ; nous n'avons pas eu d'érysipèles, — les 6 cas observés en avril, et dont je vous ai longuement entretenus, n'ont point atteint nos opérés — pas de phlegmon diffus post-opératoire, de tétanos ou de septicémie; mais nous avons eu 2 cas de lymphangites légères et un grand nombre de nos plaies ont suppuré; si la réunion primitive a été la règle, reconnaissons humblement que les exceptions se sont montrées trop fréquentes.

Mais comme sous ce rapport nos statistiques sont intéressantes ! Nous y voyons qu'au début, lors de notre entrée dans le service, les cas de suppuration ont été plus nombreux ; nous ne nous connaissions pas encore ; nous n'étions pas faits à nos habitudes, disons à nos manies réciproques, et les pansements étaient moins corrects. Au mois de février, notre entente parfaite se traduisait par des réunions immédiates superbes, et plusieurs de nos plaies, drainées au crin de Florence, guérissaient sous un seul pansement; c'est ce que nous avons observé entre autres pour nos 4 castrations, pour nos 7 cures radicales d'hydrocèle, pour 6 de nos kélotomies, et pour la plupart de nos amputations du sein.

Vers le mois de mai, quelques-unes de nos plaies se sont mises à suppurer. Nous avions, à cette époque, remplacé nos pansements au bichlorure par des solutions de bi-iodure qui donnait d'excellents résultats au professeur Panas ; nos solutions étaient-elles mauvaises, inexactement titrées? était-il entré par mégarde quelques bon-

bonnes d'eau, prises faussement pour un liquide antiseptique? Je ne sais; mais dès que nous sommes revenu au bichlorure, les succès ont reparu. Depuis, nous nous sommes bien gardé de modifier nos pansements : l'eau chaude, le bichlorure et l'iodoforme en constituent la base immuable.

Nos exigences, d'ailleurs, doivent s'accroître avec nos succès. Non seulement nous voulons guérir nos opérés, mais nous voulons les guérir vite ; la suppuration, considérée autrefois comme la condition nécessaire de la cicatrisation, comme une « fonction » de toute plaie ouverte, est maintenant regardée, à juste titre, comme une complication que le chirurgien peut et doit éviter ; si elle survient, une faute a été commise, qu'il faut rechercher et trouver pour ne plus s'en rendre coupable.

Que le temps nous semble loin de nos premières années d'hôpital, où toute incision à la peau était une porte ouverte à la mort! En 1869, j'ai vu l'infection purulente emporter deux malades à la suite d'une incision de furoncle et d'une opération d'ongle incarné ; tout était prétexte à la septicémie et, à la Charité, Gosselin comptait 9 morts sur 9 amputés de cuisse. A Lariboisière, Verneuil luttait désespérément ; à la Pitié, Broca déposait son bistouri et devait fermer ses salles; Trélat quittait Saint-Louis, fuyant les désastres de la pyohémie. Toute chirurgie semblait morte, et, seules, les opérations d'urgence étaient encore pratiquées. On étreignait par un fil une artère qu'avait ouverte un traumatisme, on incisait un sac pour un étranglement, et c'étaient là toutes les audaces ; il fal-

lait que la mort, une mort inévitable et à brève échéance
fût imminente pour qu'on osât courir les risques
d'une intervention considérée comme presque aussi
redoutable que le mal lui-même. N'entraînait-elle pas
après elle l'érysipèle, les hémorragies secondaires, la
pourriture d'hôpital et toutes les variétés de la septicémie?

Maintenant, nous pratiquons 231 opérations, et, une
fois seulement, l'intervention peut être accusée, non
d'avoir provoqué la mort, — le cancer initial et la péritonite consécutive y auraient suffi, — mais de l'avoir
avancée de quelques jours ou de quelques semaines.
Les pansements antiseptiques ont fait ce miracle. Aussi,
à cette heure, l'opérateur peut tout oser dans les limites que lui trace la physiologie, et s'il n'y avait pas irré-
vérence envers un Père de l'Église, je serais tenté de vous
répéter, en le modifiant à l'usage de la chirurgie, un
grand mot de saint Augustin : « Sois propre et fais ce
que tu voudras. »

TABLE DES MATIÈRES

CHAPITRE PREMIER

PATHOLOGIE GÉNÉRALE

CHAPITRE II

MALADIES DE LA PEAU ET DU TISSU CELLULAIRE

CHAPITRE III

MALADIES DES OS

CHAPITRE IV

MALADIES DE LA BOUCHE ET DU COU

CHAPITRE V

MALADIES DU TUBE DIGESTIF ET DE SES ANNEXES

CHAPITRE VI

MALADIES DE LA RÉGION ANO-RECTALE

CHAPITRE VII

MALADIES DE LA MAMELLE

CHAPITRE VIII

MALADIES DES ORGANES GÉNITAUX

CHAPITRE IX

MALADIES DES MEMBRES

Paris. — Typ. Georges Chamerot, 19, rue des Saints-Pères. — 21390.

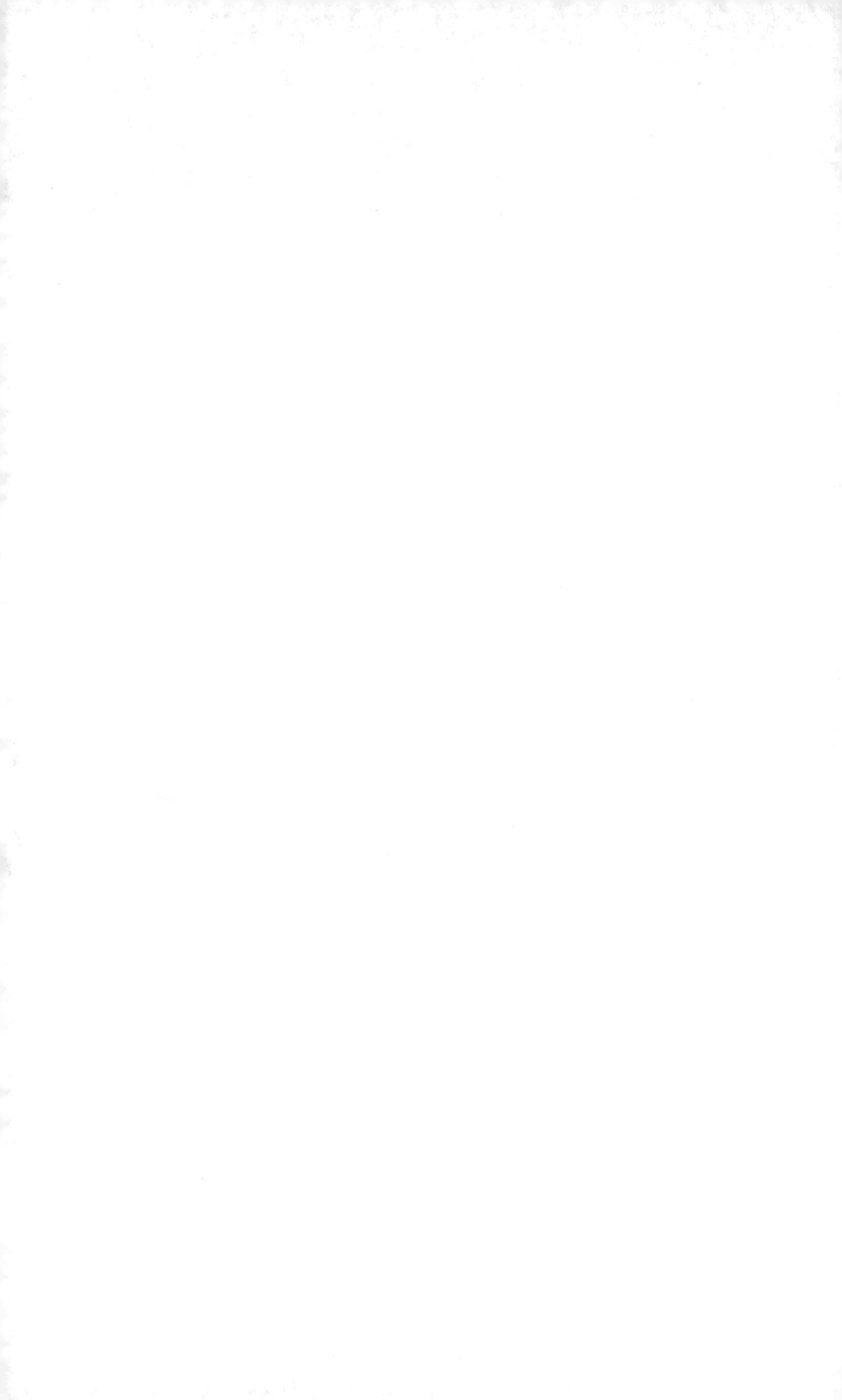